整脊技术学

宋一同 等◎编著

中国纺织出版社有限公司 | 国家一级出版社
全国百佳图书出版单位

内 容 提 要

整脊疗法是治疗脊柱及脊柱相关疾病的一种方法，具有收效快、疗效好、运用方便等优点，深受广大患者的欢迎。《整脊技术学》既适应了目前社会的需求，又可作为整脊疗法医师的教材，并能使广大读者了解整脊疗法，遇到脊柱相关疾病时能够针对性地选择治疗。本书共分为10章，核心内容是各种整脊技术的操作，并广泛汲取了国内外整脊技术的精华，同时介绍了国外整脊技术的发展概况。我们希望整脊疗法能为更多的患者解除痛苦，提高人们的生活质量。

图书在版编目（CIP）数据

整脊技术学 / 宋一同等编著. --北京：中国纺织出版社有限公司，2021.3（2025.1重印）
ISBN 978-7-5180-6373-4

Ⅰ. ①整… Ⅱ. ①宋… Ⅲ. ①脊椎病—按摩疗法（中医） Ⅳ. ①R244.1

中国版本图书馆CIP数据核字（2019）第138334号

策划编辑：于磊岚　　特约编辑：王慧艳　　责任印制：储志伟

中国纺织出版社有限公司出版发行
地址：北京市朝阳区百子湾东里 A407 号楼　邮政编码：100124
销售电话：010—67004422　传真：010—87155801
http：//www.c-textilep.com
中国纺织出版社天猫旗舰店
官方微博 http：//weibo.com/2119887771
三河市悦鑫印务有限公司印刷　各地新华书店经销
2021年3月第1版　　2025年1月第2次印刷
开本：787×1092　1/16　印张：15.5
字数：291千字　　定价：96.00元

《整脊技术学》编委会

丛书主编： 宋一同　宋永忠　王选民

主　　编： 陈国辉　肖振华　黄小进

副 主 编： 陶绍南　杨　桦　钟晓波　张德东　宋　杨　黎　汉　吴汉卿
朱劲松　郑伟强　任秋兰　唐晓虎　于牧虹　张典学　曾宪浪
张启新　欧阳辉　张青云　牛凤煌　胡兴福　牛元旦　张青云
张国仪　杨富松　刘永宝　李秀莲　孙圣惠　林照明　刘远东
刘　华　魏长来　史广进　李　友

编　　者：（以姓氏笔画为序）

于牧虹　北京禹桥生物科技有限公司

牛凤煌　长沙加延华中医名医馆

牛元旦　牛元旦道医正骨

王选民　北京裔昆和善中医研究院

包　思　北京市昌平区中西医结合医院

史广进　深圳美芙科技有限公司

刘远东　北京寿茂中医研究院

刘永宝　香港整脊师工会

刘　华　南昌市西湖秦建华中医诊所

任秋兰　内蒙古医学院中医学院

孙　旭　空军特色医学中心中医科

孙圣惠　香港整脊师工会

朱劲松　浙江省慈溪市人民医院医疗健康集团逍林分院

齐朝阳　北京宋一同国际骨伤医学研究院

宋一同　北京宋一同国际骨伤医学研究院

宋永忠　北京北苑中医门诊部

宋　杨　北京市昌平区中西医结合医院

李　友　深圳美芙科技有限公司

李秀莲　香港整脊师工会
吴达祥　广东省中山市三乡镇理工学校
吴汉卿　河南南阳水针刀新针法研究院
肖振华　武汉体育学院校医院
张青云　国际瑜伽教育学院
张启新　阜阳市颍东区第三人民医院
张典学　北京福来山智慧医疗科技有限公司
张德东　内蒙古阿荣旗那吉镇大河湾骨科医院
张国仪　香港整脊师工会
欧阳辉　美国休斯敦针灸整脊诊所
杨　桦　宁夏医科大学中医学院
杨富松　香港整脊师工会
陈国辉　兰州平心堂国医馆
林照明　香港整脊师工会
胡兴福　北京古今易医学研究院
钟晓波　北京利君莎健康管理有限公司
郑伟强　香港仲维堂综合治疗中心
唐晓虎　成都唐人一手科技有限公司
袁　方　北京宋一同国际骨伤医学研究院
黄小进　北京易医缘中医药研究院
曾宪浪　深圳美芙科技有限公司
黎　汉　广州黎汉养骨
魏长来　天津市滨海新区甘草堂和筋保健按摩馆

作者简介

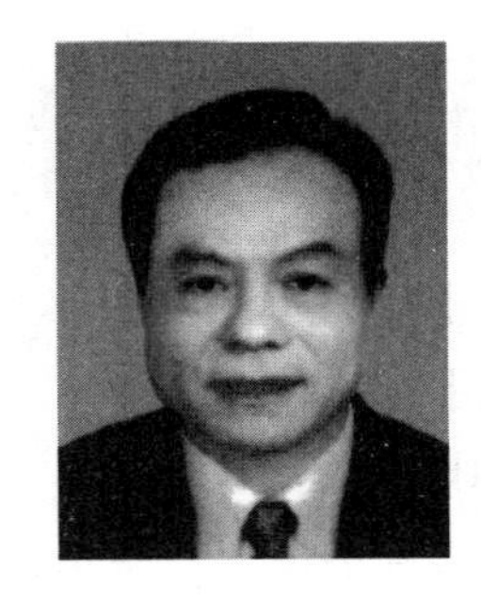

宋一同会长，1935年10月24日出生，汉族，江苏省淮安市人。中共党员，北京中医药大学教授，研究生导师，主任医师。现任职务：美国国际华佗中医学院院长，博士研究生导师，国际高等中医药联合会主席，国际亚健康专业委员会主席，国际高等中医药集团董事长，全国高等中医院校骨伤教育研究会会长，全国高等中医院校骨伤专业教材14本系列本科教材编审委员会秘书长兼办公室主任，全国高等中医院骨伤专业研究生8本系列教材总编，世界非物质文化遗产中医类系列丛书——国际高等中医药（中英文版）19本系列教材总主编，世界骨伤专家协会主席，世界杰出人才学会主席，世界针灸推拿骨伤学会主席，《中国正骨》杂志顾问，《世界骨伤杂志》总编。中华人民共和国国务院授予有特殊贡献专家，享受政府特殊津贴。

（一）学历：1951—1954年安徽合肥医专毕业；1960—1961年安徽省立弋矶山医院（安徽皖南医学院附院）骨科进修；1970—1972年北京中医学院（现北京中医药大学）新医研究生班学习；1974—1975年安徽医学院西学中研究生班学习；1975—1976年北京积水潭医院卫生部举办骨科医师进修班进修学习；1979—1980年上海第二医学院新华医院小儿骨科进修。

（二）主要经历：1954—1958年，安徽省泾县人民医院外科主任；1958—1962年，安徽省晏公煤矿医院院长、骨外科主任；1962—1971年，安徽省芜湖地区人民医院骨科医师；1972—1976年，安徽医学院（现安徽医科大学）中医系、新医针灸推拿、正骨教研室主任；1976—1987年，安徽中医学院第一附属医院副主任医师、副教授、医教处副主任、骨伤科主任；1987—1990年，北京针灸骨伤学院骨伤系副教授、副主任医师；1991—2001年，北京针灸骨伤学院骨伤系主任医师、教授、教研室主任；2001—2012年，北京中医药大学教授、主任医师。

（三）主要著作（国家级出版社正式出版著作）：

1. 主编《软组织损伤学》，人民卫生出版社1990年4月出版。
2. 主编《头针与耳针》，中国中医药出版社1990年12月出版。
3. 主编《当代中国骨伤人才》，中国中医药出版社1991年7月出版。
4. 《中医筋伤学》副主编，人民卫生出版社1990年6月出版。
5. 合编《中医骨伤科学》，人民卫生出版社1988年2月出版。
6. 合编《耳穴诊断学》，人民卫生出版社1990年9月出版。

7. 主编《软组织损伤名家手法荟萃》，人民卫生出版社 1994 年 5 月出版。

8. 主编《推拿按摩手法 180 种》，中国华侨出版社 1992 年 5 月出版。

9. 主编《实验骨伤科学》，人民卫生出版社 1993 年出版，2000 年第 2 版。

10. 主编《中国推拿治疗学》，人民卫生出版社 2003 年 10 月出版。

11. 主编《国际骨伤推拿医师交流手册》，中国华侨出版社 1995 年出版。

12. 主编《足部推拿疗法》，中国华侨出版社 1994 年 10 月出版。

13. 主编《腰痛的最新疗法》，中国中医药科技出版社 1993 年 2 月出版。

14. 主编《当代骨伤与康复学》，中国医药科技出版社 1995 年 7 月出版。

15. 主编《骨伤科药膳 425 种》，中国华侨出版社 1995 年 10 月出版。

16. 主持中国高等中医院校骨伤专业系列教材 14 本，担任编审委员会秘书长及主任，人民卫生出版社 1992 年全套出版发行。

17. 编审《中国骨伤老年医学丛书》6 本，担任主任委员，中国中医药科技出版社 1995 年 4 月出版。

18. 编审《中国骨科新技术》，中国科学技术出版社 1995 年 4 月出版。

19. 主审《颈肩腰腿痛治疗学》，中国华侨出版社 1995 年 10 月出版。

20. 主审《软组织疼痛治疗学》，中国人民军医出版社出版。

21. 合编《中医骨伤科基础》，上海科学技术出版社 1996 年 5 月出版。

22. 总编中西结合治疗骨病丛书：《肩周炎》《颈椎病》《腰椎间盘突出症》《股骨头坏死》《慢性腰腿痛》《骨质增生症与骨质疏松症》《强直性脊柱炎》《骨髓炎、骨与关节结核》《风湿与类风湿性关节炎》《骨肿瘤》，2002 年中国华侨出版社全部出版。

23. 2003 年担任全国高等中医院校骨伤专业研究生系列教材（8 本）总主编。《骨伤科基础研究》《骨与关节损伤临床研究》《软组织损伤临床研究》《骨病临床研究》《骨伤科手术研究》《骨伤科生物力学研究》《骨伤科实验研究》《骨伤科文献研究》，北京科技出版社出版。

24. 2002 年担任全国高等中医院校骨伤影像教材总主审，2005 年北京科技出版社出版。

25. 中医骨伤科学（高等中医院校中医专业本科教材）主审。

26. 保健推拿教材主编，《欧式日式韩式按摩推拿》《推拿按摩 180 招》《足部推拿按摩》《全身各部位推拿按摩》《经穴按摩瘦身美容》，2005 年中国海洋出版社出版。

27. 2009 年担任新世纪全国整脊医学系列教材（8 本）总主编：《整脊基础与脊柱病诊断》《整脊技术学》《颈椎整脊学》《胸椎整脊学》《腰椎整脊学》《骶尾椎整脊学》《整脊保健学》《国外整脊技术》，海洋出版社出版。

28. 2010 年担任全国微创医学系列教材（15 本）总主编：《头针学》《耳针学》《液体拨针学》《拨针学》《套管针刀学》《激光针刀学》《骨三刀学》《水针刀学》《刀中刀》

《九针刀学》《射频学》《激光减压（PLDD）学》《臭氧学》《关节镜学》《拇外翻微创学》，海洋出版社出版。

29. 2011年担任《实用软组织损伤学》主编，海洋出版社出版。

30. 2011年担任世界非物质文化遗产中医类丛书，国际高等中医院校系列教材（中英文版）（19本）总主编：《中医骨伤科学》《推拿功法学》《中医基础学》《经络腧穴学》《针灸治疗学》《推拿基础学》《推拿治疗学》《刺法灸法学》《中医诊断学》《中医内科学》《中医外科学》《中药学》《方剂学》《实验针灸学》《针灸医籍选》《中医康复学》《中医养生学》《中医整脊学》《中医手法整形学》。

31. 2016年担任“十三五”国家级、部委级规划教材整脊系列及中医骨伤系列总主编。

整脊系列包括《整脊基础与脊柱病诊断学》《整脊技术学》《颈椎整脊学》《胸椎整脊学》《腰椎整脊学》《骶尾椎整脊学》《整脊保健学》《国外整脊技术学》。

骨伤系列包括《骨科基础学》《骨病临床诊疗学》《软组织损伤诊疗学》《骨与关节损伤诊疗学》《骨科手术学》《骨科内伤学》。

（四）科研成果（主持获省部级重大科研成果）：

1. 主持“耳穴诊断颈椎病临床实验研究”，1988年获安徽省科委授予省级重大科技成果（国家科委公报，总83期）。

2. 主持“中西医结合治疗亚急性慢性骨髓炎”，1989年获安徽省科委授予省级重大科技成果。

3. 主持“耳穴诊治胆石症临床实验研究”，1988年安徽省科委授予省级重大科技成果。

4. 主持“外伤性截瘫中医结合康复研究”，1991年山东省科委通过专家鉴定，该项研究居国内领先水平。山东淄博科委评科技一等奖。1992年获国家科委评新技术金奖。

5. 本人创造“中药电热托板腰围”，1990年5月获国家专利，参加国际博览会获好评，1991年获国家银质奖，1992年11月获世界科技和平周国际金奖，美国国际传统医学大会金奖。

6. 主持“中西结合治疗骨关节核研究”通过河南科委鉴定，1993年获中国驻马店地区科技一等奖，河南省科委评省科技二等奖。

（五）1954年3月开始从事临床医学高等中医药教育工作近55年，解决专业疑难病症的中西医两法的诊断治疗，认真指导培养下级医生，主持病房工作及专家门诊。对骨坏死、风湿病、腰腿痛、颈椎病、软组织损伤、偏瘫、胆石症、骨与关节损伤有独特治疗方法。

（六）在中医学院教学与临床工作中担任教研室主任，讲授《中医骨伤科学》《中医骨伤科基础》《中医正骨学》《中医骨病学》《骨伤手术学》《推拿与按摩》《头针与耳针》

《耳穴诊断学》等教学工作。

（七）1989 年 4 月被福建中医学院聘请担任该院 86 级中医骨伤科硕士研究生学位答辩委员会副主任委员。1989 年 6 月被中国中医研究院聘请担任骨研所 86 级骨伤科硕士研究生学位答辩委员会委员。1991 年 6 月被福建中医学院聘请担任该院 88 届中医骨伤科硕士学位研究生论文答辩委员会主任委员。2008 年被中国中医科学院望京医院聘请担任博士学位论文答辩委员会委员。2009 年被中国中医科学院中医基础医学研究所聘请担任博士后研究生论文答辩委员会主任委员。2010 年被中国中医科学院望京医院聘请担任博士学位论文答辩委员会委员。

（八）多次被省部级科委聘请担任科研鉴定委员会主任委员，副主任委员。

（九）1999 年以来与中国长春中医学院合作担任新加坡、美国及中国台湾地区硕士、博士研究生导师。

（十）1999 年以来担任美国华佗中医学院院长，与安徽中医学院合作担任美国、新加坡和日本留学生硕士、博士研究生导师。

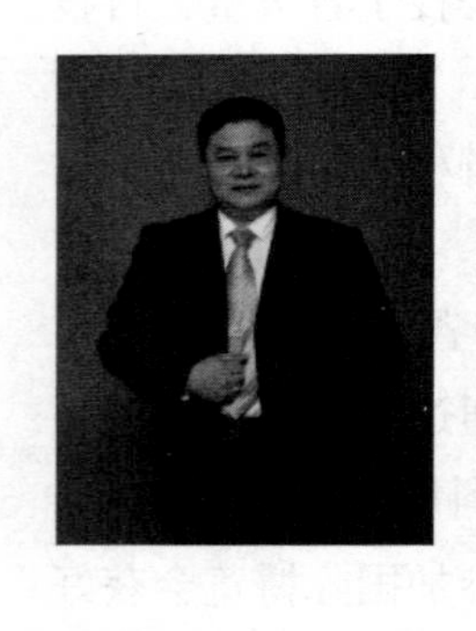

宋永忠，副主任医师，中医师承导师。出自江苏淮安名门望族、杏林世家。自幼耳濡目染父亲行医救人，受家族熏陶，医者仁心、救死扶伤、正己化人的从医理念深植于骨髓。经过了多年乐在其中的理论研究、临床实践及教学工作，终于自成一脉，一套全新的学术理论体系——“中式正骨”应运而生。在此期间，先后创建了北京北苑中医门诊部，牵头组建了“世界中医骨伤联盟”及“宋医堂健康管理集团”。近三十年来治疗的患者（十余万）、培养的正骨学生（上万人）以及栽培的拜师弟子（近三百人）遍布世界各地。

自成一脉：

“中式正骨”手法传承的核心内容是“宋氏正骨”和“宋氏气血调理”。

宋氏正骨：通过独特的手法对颈椎、胸椎、腰椎、骨盆、各骨关节以及椎间盘和脊柱周围软组织进行复位和调整，达到调正脊柱结构，恢复肌肉张力，调节气血运行，使脏腑器官、骨关节、肌肉、肌腱、软组织恢复正常功能的效果。

宋氏气血调理手法：运用大道至简的手法调达周身气血、经络，从而改善亚健康症状。

出版著作：

《中国推拿治疗学》《实用骨伤痛症学》《颈椎病》《肩周炎》《腰椎间盘突出》《慢性腰腿痛》《骨质增生症与骨质疏松症》《股骨头坏死》《耳针学》《头针学》《国际中医骨

伤推拿医师交流手册》《当代中国骨伤人才》《整脊基础与脊柱病诊断》《整脊技术学》《颈椎整脊学》《胸椎整脊学》《腰椎整脊学》《骶尾椎整脊学》《整脊保健学》《国外整脊技术》《捏捏揉揉小儿安》及《中医养生学》等三十余部。

获得荣誉：

1991 年 入职于北京针灸骨伤学院（现北京中医药大学）

1992 年 任中国人才研究会骨伤专业委员会常务理事兼秘书长

1995 年 主笔的论文《平衡疗法治疗颈椎病》在美国荣获“中国传统医学杰出论文奖”

2001 年 前往欧洲巴塞罗那医学院讲学

2004 年 荣获“中国百名杰出骨伤专家”称号

2005 年 荣获“世纪骨伤优秀人才”称号

2006 年 获任《团中央青年企业家》副秘书长

2009 年 前往日本医学院讲学

2011 年 获聘中央视电视台 CCTV-1 健康顾问

2013 年 任中国骨伤人才研究会执行主席

2013 年 任全国高等院校骨伤教育研究会执行主席

2014 年“中国青年企业家协会”表彰为中国经济做出贡献

2014 年 当选“世界中医骨伤联盟”主席

2015 年 担任《深圳天天养生堂节目》健康嘉宾

2017 年 获聘广州中医药大学金沙洲医院特聘专家

2018 年 创建“宋医堂健康管理集团”至今

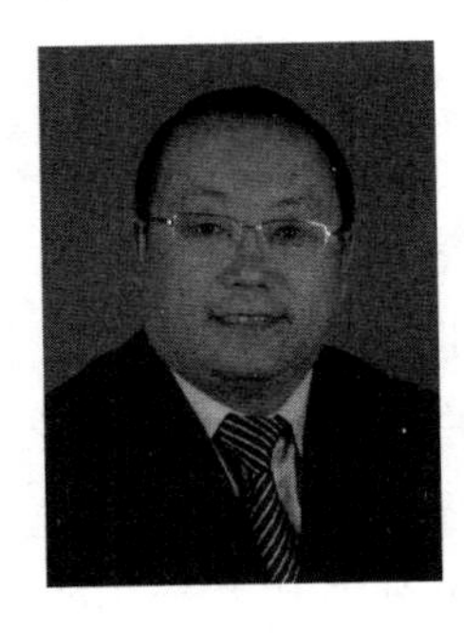

王选民，男，1963 年出生，主任医师，骨科教授，中医学博士，恒美筋骨养护联盟创始人，现任德馨美体易筋骨拓展有限公司董事长，北京裔莨和善中医研究院院长，国际特色诊疗技术执业医师，全国高级康复理疗师指导师，中华脊柱微创专家，世界脊柱联盟中国人体姿势评估及施术专业委员会主任委员，世界中医骨伤联盟副主席兼执行秘书长，颈肩腰腿痛研究会副理事长，中华特色医疗学术研究会研究员，中华中医药学会中医微创专家委员会常务委员，中华针刀医师学会会员，中华针刀医师学会河北分会副会长，大连中医药学会针刀专业委员等。任《中华误诊学》杂志编辑、《中华脊柱健康医学》杂志编委、世界非物质文化遗产研究生系列教材《中医外科学》《整脊技术学》（中英文对照版）硕士、博士研究生教材主编。通过 30 余年大量的临床工作实践循证了许多医学理论，在

工作中，不断推陈出新，更新知识，娴熟技术，创出了一条适合自身发展和百姓渴求的、创伤小、花销少、痛苦小、多方位、多技能、多品牌、高技能、高素质、人文、和谐、博爱、双赢的“医学—社会—心理—健康”新型经营理念。积极参加国内、国际学术交流与协作，先后与中国香港、澳门、台湾地区及美国、俄罗斯、日本、韩国、马来西亚、新加坡、加拿大、南非等60余个国家和地区的学术团体以“合作，诚信，和谐，共赢，传承，传播”等形式进行交流，取人之长，补己之短，已发表医学学术论文48篇，开展市级以上新技术、新项目10项。尤其是在脊柱健康管理领域中，知识广博，师古不泥，整合了一套集“中医正骨、整脊、理筋、手法、推拿、养生、康复、整脊枪、筋骨通”为一体的新型脊柱量化、评估技术（简称“王氏整脊理筋推拿整合手法”），同时，开发了配合“三氧”“中医微创”“筋膜链理论”等的“多位一体、医养互动”模式，应用于颈肩腰腿痛、筋骨养护、脊柱矫正、气血与脏腑调理、经络疏通等领域，科学评估，准确施术，认真搞好“平衡—和谐—稳态”之间的关系，为医养互动新型诊疗理念之开发与实施奠定了雄厚基础。

【擅长领域】

中医、中医正骨、推拿、整脊、养生、中西医结合，熟练运用中医针灸，银质针、浮针、松筋针、针刀探测仪、各类针刀、拨针、穴位埋线及臭氧溶核，“临床大自血”等临床特色技术，充分利用中医理论，发扬祖国医学遗产，应用中药治疗临床领域中各类疑难杂症及开展治未病项目研究，因人、因时、因地、因病和因症制宜，医养互动、整体全面、辨证治疗颈源性疾病，不断研发颈肩腰腿痛等疼痛领域的治疗新技术，拓展中医针灸治疗领域，广泛用于临床。运用针刀探测仪和臭氧治疗技术对颈椎病、肩周炎、网球肘、退行性膝关节疾病、弹响指、股骨头无菌坏死、腰椎间盘病变、椎管狭窄、坐骨神经痛、风湿及类风湿性关节炎、强直性脊柱炎、系统性红斑狼疮、硬皮病等疾病进行定位、定点、定向、定时等综合、系统性治疗。

【获奖情况】

“五位一体”技法治疗强直性脊柱炎的临床研究获中华中医药学会2010年度优秀学术论文一等奖，《脊柱健康管理发展方向的思考与探讨》荣获第一届世界脊柱健康联盟大会暨第八届中华脊柱健康论坛十佳论文二等奖，穴位植入药物蛋白体治疗颈源性疾病获中国中医科学院传统诊疗技术创新奖，特殊表现的渗出性胸膜炎研究获卫生部疑难病症二等奖，经皮穿斯氏针内固定治疗股骨颈及粗隆间骨折的临床X线分析获“华佗杯”二等奖，先后获得“当代华佗”“中华特色医疗名医”“当代中国百佳中医特效名医”“中国民间优秀名中医”“中华特色骨科名医”“张仲景医圣奖”（祖国传统医学与中医微创学领域），入编《中国专家大辞典》，被授予“中国医学专家”称号，入编《中国中医名医名科名院品牌博览》大型丛书，被授予“中华名中医”称号等。

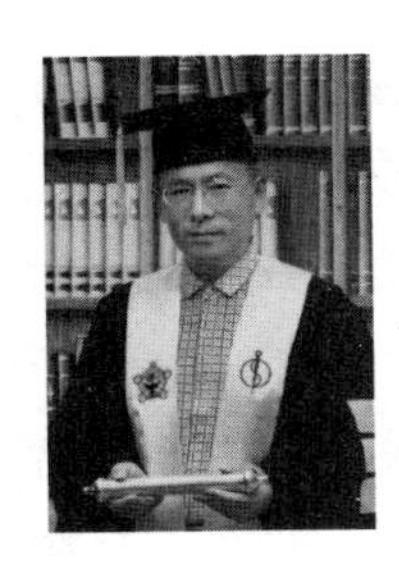

陈国辉，男，汉族，1975年1月生，中国甘肃省永昌县人，阿育吠陀医学博士（获学位），国际华佗中医学院中医学博士（获学位），兰州平心堂国医馆创始人。现任国际华佗中医学院教授，中国南阳张仲景博物馆国医公益讲师团宣讲专家，兼任全国高等中医院校骨伤教育研究会副会长，中国医药教育协会会员，世界中医药学会联合会一技之长专业委员会常务理事。曾多次出席全国性、国际性学术研讨会。先后毕业于兰州大学（药学专业），甘肃中医学院（中医学专业），北京中医药大学（中医学专业），国际华佗中医学院（中医学专业）。于2019年获得世界中医药协会国际基层名中医专家委员会授予"传承导师"荣誉称号。现专注于古中医学和阿育吠陀医学的临床和研究工作。

有幸先后师从陇上大医兰州中医药学会黄秉中先生，甘肃中医学院医古文教授吴正中先生，安徽中医药大学教授周逸平先生，以及骨伤泰斗一代宗师北京中医药大学教授宋一同先生。于2019年成为北京中医药大学教授郝万山先生《伤寒论》学术传承弟子。继承众恩师的学术思想和临床医疗技术，在人类"无病一身轻"大健康事业的道路上笃定前行，奋斗终生。在《健康世界》《中国中医药杂志》和《中国结合医学杂志》等医学杂志发表学术论文一百六十余篇。参编多部教材："十三五"普通高等教育本科部委级规划教材分册《骨科基础学》《中医康复学》和《整脊技术学》任主编，分册《整脊基础与脊柱病诊断学》《软组织损伤诊疗学》和《骨与关节损伤诊疗学》任副主编。在《健康中国——大医精诚》典籍和《健康中国——岐黄大医师》典籍中担任特邀副主编。

从事中医临床工作20余年中，秉承传统古中医理论，中医内证观，升降思想及象思维，合理运用将息法，临床疗效甚高。对哮喘病、牛皮癣、银屑病、过敏性紫癜、静脉曲张、脉管炎、骨股头坏死、类风湿性关节炎、强直性脊柱炎、白癜风、颈椎病变、腰椎病变、坐骨神经痛、痹症、甲亢、甲减、肾炎、再障、贫血、鼻炎、男女不育不孕症、乳腺病、乙型肝炎、脑梗死、帕金森病、顽固性便秘、脱发症、抑郁症、小儿遗尿、小儿脑瘫及各种癌症肿瘤等疑难杂症疗效显著。临床中对糖尿病、高血压病有一定的临床经验总结，探索出独到的治疗用药思路。

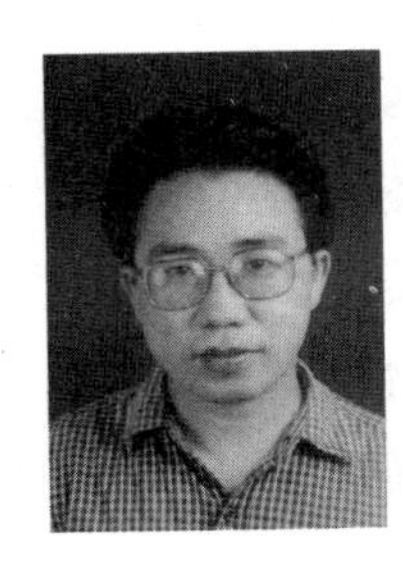

肖振华，男，副主任医师，国家注册执业医师。1991年毕业于湖北医科大学临床医疗系。现任武汉体育学院校医院疼痛科主任。中国医师协会会员，中国骨伤人才研究会会员，全国高等中医院校骨伤教育研究会会员，全国手法医学学术委员会副主席。

长期从事临床麻醉及疼痛病诊治工作，曾遍访名师，多处进修学习。先后掌握了臭氧注射治疗、胶原酶溶核注射治疗、射频治疗等微创技术以及银质针、小针刀、超微针刀、脉法针灸、徒手均衡整膜、颅颈椎治疗等核心技术。对各种颈肩腰腿等急慢性疼痛、运动损伤性疼痛以及偏头疼、三叉神经疼、带状疱疹性疼痛、痛风等疑难疼痛有较深入的研究，且临床取得显著疗效。

近年来专注于整脊技术的研究与脊柱相关疾病的治疗和研究，博采各家之长提出了"三调三正"治疗理念，摸索出了一套相应的治疗体系。认为一种疾病的产生存在着形体、气血、精神（心理、情绪等）层面的病变或异常表现。因此，治疗疾病应从这三个层面同时着手，应用适宜的方法进行调适与归正，才能使疾病得到全方位立体的治疗，也就是让人体归于正，恢复自愈力而康复。依此理念应用于临床实践，收效显著且复发率较低，让广大患者重获健康。

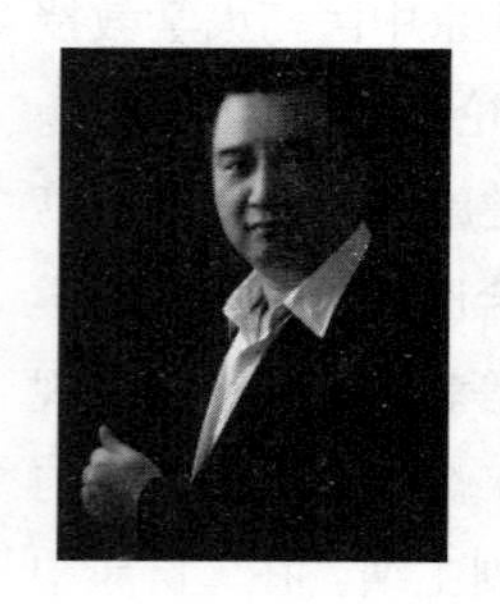

黄小进，高级康复科医师、健康管理师、高级徒手塑形师、国家职业技能鉴定高级考评员。

中国医药教育协会中医健康规范化管理中心主任，北京圣思邈文化发展公司常务副总经理，西安生物医药技术学院脊柱康复学院副院长，张仲景博物馆国医公益讲师团宣讲专家，全国职业信用网信息采集中心主任，上海睿缘康管理咨询有限公司创始人，北京易医缘中医药研究院院长，首届国医文化节国手大师赛评委，第一、第二、第三届全国脊柱医学高峰论坛暨中医养生产业大会主席，全国首届中医手法交流大会暨中医养生产业论坛主席，第二届全球脊柱医学领袖高峰论坛副主席，世界中医骨伤联盟成立大会嘉宾主持，全国中医手法整形医学学术委员会成立大会嘉宾主持，《中国中医养生大百科全书》编委，"十三五"普通高等教育本科部委级规划教材《整脊技术学》主编，全国中医科技成果论坛贡献奖、第二届全国脊柱医学高峰论坛暨中医产业交流大会功勋人物奖、2015 年度"中医药科技人才进步奖"获得者，全国服盲脊柱调理公益活动发起人，全国青少年脊柱健康公益行发起人，全国青少年近视眼调理公益行发起人。

自幼接受祖辈私塾熏陶，对祖国传统医学热爱，经多位名家指点，反复研究并整合传统正骨、整脊、徒手塑性、中医养生等技法，紧密围绕"无痛调理"的宗旨，展开骨型不正、面部重塑、中医健康调养等各种健康问题的调理。深度融合中医学、易学、形体学、人体构造学、美学、行为学等多种学科的精髓，并通过技法为人体带来整体保养的同时，还致力于向现代人提供对机体无干扰、无损伤，对健康、形体美等双向有益的内外同调保养方案。坚持用传统医学与现代医学相融合的理念研究解决慢性病、疑难病。以传承规范中医技术为准则，以传播中医传统理念为己任，将是其毕生的追求！

前　言

中国整脊疗法有着悠久的历史、深厚的理论基础和丰富的治疗经验。脊柱及脊柱相关疾病的发病率在不断提高，根据世界卫生组织（WHO）统计，这类疾患的病人已占总人口的10%。在中国这个拥有14亿人口的大国，脊柱病患者多达1.8亿人，严重影响着人民的生活健康水平与国民经济的发展。因此，采用经济有效的方法治疗这类疾患，是骨伤医生的首要任务。整脊疗法是治疗脊柱及脊柱相关疾病的一种方法，具有收效快、疗效好、运用方便等优点，深受广大患者的欢迎。《整脊技术学》既适应了目前社会的需求，又可作为整脊疗法医师的教材，并能使广大读者了解整脊疗法，遇到脊柱相关疾病时能够针对性地选择治疗。

本书共分为10章。核心内容是各种整脊技术的操作，并广泛汲取了国内外整脊技术的精华，同时介绍了国外整脊技术的发展概况。

本书在编写过程中，借鉴和引用了许多专家、学者的有关论文、著作，在主编宋一同教授制定的编写大纲指导下，组织全国有关专家、学者分工编写，在此一并表示感谢。我们希望中国整脊技术能够发扬光大，并为大众所接受和喜爱，使人们认识到脊柱健康决定了人的神经生理功能，决定了人的体质和活力，也决定了人的生活质量。脊柱健康可以延年益寿。整脊疗法能为更多的患者解除痛苦，为社会主义建设做出重大贡献。

由于经验有限和时间仓促，书中会有不尽完备之处。希望医界同仁和广大读者提出宝贵意见，以便进行修订。

《整脊技术学》编委会

2020年10月

前言

序　言

随着脊柱及脊柱相关疾病发病率的不断提高和发病年龄的逐渐年轻化，整脊医学在世界范围内受到重视并得到迅速发展。进入21世纪后，我国的中西医骨伤、中医针灸推拿等专业的医、教、研工作者在挖掘中国整脊渊源的基础上积极汲取和引进国外整脊医学理论、知识和技能，初步形成了具有中医特色和国际先进诊疗水平的整脊医学体系，并在一定范围和层面上展开了医疗、教学和科研工作。为了总结经验，适应全国整脊医、教、研工作发展的迫切需要，我们组织全国40所高等中医院校及整脊医疗、专家机构的专家学者编写了本套整脊医学系列教材。

本系列教材包括《整脊基础与脊柱病诊断》《整脊技术学》《颈椎整脊学》《胸椎整脊学》《腰椎整脊学》《骶尾椎整脊学》《整脊保健学》《国外整脊技术》八门课程。根据整脊专业教育的教学计划和教学大纲的要求及我国目前整脊医、教、研的实际需要，我们在编写中尽量照顾到不同教学层次和读者的需要，尽量使教材既具有广泛适用性，又具有一定的深度和广度，以满足现阶段我国整脊医学发展的需要。在编写方法上，我们采用分工撰写、集体统稿、专家审定的模式，尽量使教材内容既符合医、教、研工作的规范，又充分反映目前整脊医学的发展水平。

本套整脊医学教材是我国第一套整脊医学教材，无前人经验可资借鉴。同时由于整脊学是一门古老而又新兴的边缘学科，涉及面广，病症繁多，加之编写时间紧迫，要求较高，任务繁重而参考资料有限，故不足之处在所难免。诚恳希望全国整脊医、教、研工作者在使用过程中提出宝贵意见，以便进一步修订，早日完善我国整脊学科体系，为脊柱病患者解除痛苦，为全人类健康长寿服务。

北京中医药大学教授
宋一同
2020年10月

目　录

第一章　绪论

第一节　概述

一、整脊技术学的基本概念

整脊技术是调整脊柱的治疗技术，狭义地讲，就是医者在脊柱两侧，查找阳性反应点，判断脊柱及周围组织发生的异常变化，施以手法整复调理位置结构异常的脊柱，从而达到防治脊柱及脊柱相关疾病的一种独特治疗技术，属中医外治法的范畴。广义地讲，凡是能够达到调整脊柱内外环境平衡，消除临床症状的方法都可称为整脊技术。这个方法包括推拿手法（包括手法的延伸，如器械牵引等）、理疗、药物、针灸、药熏、导引等。

整脊技术学是在中医学和现代科学（包括现代医学）理论指导下研究整脊技术的流派、特点、操作方法、作用机制及应用规律的一门学科，是整脊专业的基础技能课程之一。

二、整脊技术学的基本内容

整脊技术学是整脊专业的基础技能课程之一，内容包括各种整脊技术、推拿整脊基础研究概况和作用机制假说、中国整脊技术发展史及国外整脊技术的发展概况。

三、整脊技术学的基本特点

整脊技术学作为一门临床医学学科，有异于其他临床医学学科，其基本特点有以下几方面。

（1）多元理论。整脊技术学属中医学分支学科之一，其理论依据呈现一种多元现象。以中医基础理论、现代医学知识为指导，重视运用现代解剖学、生物力学、运动生理学、生物物理学等理论。

（2）大整脊概念。整脊方法以整脊手法为基础，采用推拿、针刺、药物、理疗、熏蒸、刮痧、导引等多种临床治疗手段，提高临床治疗脊柱相关疾病的疗效，更加科学、实用、有效地发展整脊技术。

（3）亦医亦防。整脊技术除了广泛用于临床治疗外，其预防疾病、保健养生、美容健美等作用应用前景更为广阔，并且已成为新的保健产业。

（4）简便有效。整脊技术一般不需要特殊的医疗设备，因而基本不受设备条件和场所的限制，极其方便。

（5）舒适安全。规范、科学的整脊技术不仅具有医疗和保健作用，而且术后受术者感觉舒适、畅快，易于接受，也基本没有不良反应，是一种较为理想的祛病强身、延年益寿的自然疗法。

四、学习《整脊技术学》的要求和方法

《整脊技术学》是一门极具特色的技能课程，要求学员在掌握相关医学基本理论、基本知识的基础上练就适应整脊工作的基本技能，并能将其熟练地运用于医疗和保健工作。所以，在学习方法上要把握两个重要环节：一是掌握中医学、现代科学（包括现代医学）的基础理论知识，打好解剖学、生理学、生物力学、生物物理学、病理学、中医诊断学和西医诊断学等基础；二是刻苦地进行各种整脊技术的学习和锻炼，掌握好整脊的基本技能和临床应用。尤其是推拿整脊手法的学习和训练更为重要，需要潜心练习，切忌浮躁。学习的主要方法是临摹，根据老师的示范，反复临摹老师的动作并仔细体会其中的要领。总之，学习整脊技术学，要勤学苦练，多动手、多实践，才可以促进感性认识向理性知识的转化，提高学习的效果，理论与实践相辅相成，互相促进，缺一不可。

第二节　整脊技术学的发展概况

整脊技术是人类在长期与疾病作斗争的过程中逐渐认识、总结和发展起来的一种古老的治疗、保健方法。中医过去虽然没有“整脊”这一专有名称和论著，但关于脊柱及其相关疾病治疗与保健方法的记载历史悠久。中国传统整脊技术，包括了整脊手法（包括辅助器具）、练功疗法、针灸疗法、内外用药等综合疗法，经2000多年的不断发展，已成为现代中医学的重要组成部分。

一、先秦时期

先秦时期按摩、导引是主要的治病、保健手段。推拿手法治疗疾病的文字记载，始于殷商甲骨文，当时称之为“拊”。反复出现“拊”和用“拊”来治疗小腹部疾病的记载。同时还记载了专门从事“拊”的医师姓名。《史记·扁鹊仓公列传》中也说：“上古之时，医有俞跗，治病不以汤液、醴酒而以镵石、橋引、案扤、毒熨等法。”这些记载中的“橋引”“案扤”指的就是按摩。1973年长沙马王堆出土的《五十二病方》中记载的推拿手法有按、摩、抚、蚤挈、中指搔、刮、捏七种。《淮南子》介绍了“六禽戏”，有“熊经、鸟申、凫浴、猿蠼、虎顾”的锻炼动作。《庄子·刻意》中提出“熊经鸟伸，为寿而已矣”，即是导引调理脊柱及四肢关节。《庄子》《韩非子》还记载有效龟引颈吐纳，其对脊柱尤其是颈椎有显著的整复调理作用。马王堆出土的帛画《导引图》，是目前发现的中国乃至世界医学史上第一幅彩绘医疗保健体操图。图中绘有44个人物全身导引图像，有坐式、站式、徒手、执械等不同形式。其中有9幅用于治疗颈椎、腰脊和四肢关节疼痛等脊柱及脊柱相关疾病。除导引整脊外，还有捶背、搓腰、揉膝等按摩整脊方法。湖北省江陵县张家山出土的简书《引书》是一本导引术专著，其中也描写了治疗落枕的仰卧位颈椎拔伸法、治疗肠澼的腰部踩踏法和腰部后伸扳法、治疗喉痹的颈椎后伸扳法等骨伤、脊柱及脊柱相关疾病的推拿疗法。

针灸治疗脊椎病，始自《五十二病方·足臂十一脉灸经》对臂厥、踝厥运用灸法。

二、秦汉时期

秦汉时期是我国历史发展的一个重要时期，按摩、导引、针灸等来自经验积累的治疗方法摆脱了经验医学的桎梏，形成了具有理论基础的学科。

推拿整脊方面，汉代将按摩称为按跷、跷摩，可见其手法擅长用足，即今日主要用于脊柱及其周围软组织疾病防治的踩跷法。其次，这一时期成书的《黄帝岐伯按摩十卷》，晋·葛洪《抱朴子·遐览》又称其为《按摩经导引经十卷》，是推拿学最早的专著，虽已亡佚，但顾名思义，其应是汉以前推拿学和导引养生学的全面总结。同一时期的《黄帝内经》，是中医学的奠基之作，对推拿和导引的发展也做出了历史性的贡献。该书首次将按摩作为一种疗法和学科，比较系统地论述了推拿理论、治疗手法、治疗工具和适应病症。其中《举痛论》按背俞治疗寒气客于脊背引起的心胸疼痛是关于运用推拿整脊治疗脊柱相关内脏病的记载。张仲景在《金匮要略》中记载用颈部牵引救治自缢“一人以脚踏其两肩，手少挽其发，常弦弦，勿纵之”及诊治腰痛，董奉用端提摇转头项手法配合药物治交州刺史杜燮暴死，华佗用按摩法治举体风残等。此外，《汉书·苏武传》还记载了用足踩背救醒昏迷的苏武。

导引整脊方面，《黄帝内经》在肯定了导引为一种主要的防治疾病的方法的基础上，运用导引治疗腰肾顽疾（《素问遗篇·刺法论》），张仲景用导引治疗肌肉四肢重滞（《金匮要略》），华佗创编了“五禽戏”，“熊经鸱顾，引挽腰体，动诸关节，以求难老”。

针灸药物整脊方面，《内经》“刺腰痛”专篇论述针灸治腰背痛。特别是《素问·缪刺篇》中：“令人拘挛背急，引胁而痛，刺之从项始，数脊椎侠脊，疾按之应手如痛，刺之傍之痏，立已。”华佗治“足躄不能行”，“点背数十处，相去或一寸……灸此各一壮，灸创愈即行”。后世称此名“华佗夹脊灸”。针灸疗法是治疗腰腿痛行之有效的疗法，至今还应用于临床。药熨疗法也是当时的治疗方法，如《素问·调经论》：“病在骨，焠针药熨。”张仲景在《伤寒杂病论》中已介绍药物内服治“肾着腰痛”“虚劳腰痛”，创著名的“肾气丸”。张仲景的辨证论治内服药物和外敷摩膏疗法，成为后世治疗脊椎疾病的重要疗法。

三、晋唐时期

晋唐时期我国的临床医学得到了蓬勃发展。推拿导引整脊方面，在晋时期，有不少将推拿应用于抢救的记载，如葛洪的《肘后救卒方》中记载捏脊法和抄腹法治疗卒腹痛，用背法急救溺死，用捏肩井调整椎旁总筋（开总筋）以流通气血，调畅脏腑。隋唐时期按摩导引成为宫廷医学教育的四大科目之一，与医药、针灸并列。梁·陶弘景《养性延命录》记载推拿与导引对脊柱病的防治。《太清道林摄生论》强调了踏法（踩跷法）的全身保健作用。隋·巢元方《诸病源候论》书中“养生方导引法”，介绍用引、伸、摇、振、压、努、挽等治疗颈腰病痛，首次记载应用旋转法治疗颈椎病。唐·孙思邈《千金方》在“老子按摩法”中也介绍用抱头旋转法治腰背痛，牵引屈伸法治疗急性腰扭伤，介绍了腰背痛导引法和踏背（踩跷）保健法等整脊方法。王焘《外治秘要》的捏脊加拔罐治疗痨瘵。蔺道人《仙授理伤续断秘方》的“拔伸”“撙捺”“捺正”等正骨整脊手法，及用仙正散熏洗治疗“筋脉拘急不得屈伸，步行艰苦”等，均集中反映了此时期整脊疗法的成就。尤其是《唐六典·太常寺》概括地提出了用按摩导引整脊：“是以消息导引之法，以除人之八疾：一曰风，二曰寒，三曰暑，四曰湿，五曰饥，六曰饱，七曰劳，八曰逸。凡人肢节腑脏积而疾生，宜导而宣之，使内疾不留，外邪不生；若损伤折跌者，以法正之。”临床上，大多数脊柱病与过度劳逸和损伤有关，其防治以按摩导引为主。

针灸药物整脊方面，王叔和《脉经》和皇甫谧《针灸甲乙经》更详尽论述了脊柱疾病的辨证选穴和针灸疗法。如：“腰痛怏怏不可以俯仰，腰以下至足不仁，入脊，腰背寒，次髎主之。”葛洪《肘后救卒方》介绍用药物配合按摩治疗颈腰痛，称之为“摩膏”，还发明了多种“摩膏”。同时，葛洪首创后世称为“独活寄生汤”之药物内服，治：“肾气虚衰、腰脊疼痛或当卧湿，为冷所中。不速治，流入腿膝为偏枯冷痹。”还介绍用捣烂杜仲酒调外配治外伤腰痛。

四、宋金元时期

宋金元时期是我国封建社会进入稳定发展的中期阶段，经济和科技文化高度繁荣。整脊方面，有《普济方》的导引治腰背颈项痛、摩腰膏治腰脊痛，《圣济总录》的“神仙导引法”“膏摩方”，《圣惠方》的摩腰丸（散）。元代·危亦林的《世医得效方》，主要记载治疗脊椎骨折用悬吊过伸法复位，在脊柱手法治疗上也有所创新，如“摆摇手法”“屈伸手法”“牵拉手法”至今仍应用于临床。李仲南著《永类钤方》，首次记载应用“兜颈坐罂法”的布带悬吊牵引快速复位颈椎骨折脱位以及“攀门拽伸”的过伸牵引复位腰椎骨折，并进一步发展了张仲景的颈椎拔伸法：“令患人卧床上，以人挤其头，双足踏两肩，即出。”元代太医院回回医编写的《回回药方》，介绍卧位牵引治疗颈椎损伤，其治法：令病人俯卧，一人扯其头向前，一人于骨节上缓揉令至软，然后入本处，对脊椎骨折复位，主张杠抬按压法，用夹板固定或腰背垫枕保持过伸位。《左今图书集成医部全录·医学名流列传·宋一》记有宋代名医庞安用按摩法催产“为人治病率十愈八九……有民家妇孕将产，七日而子不下，百术未得其效……令其家人以汤温其腰腹，自为上下拊摩，孕者觉肠胃微痛，呻吟间生一男子”。《保生要录》中的左右转腰、时俯时仰，《云笈七签》中的诸多导引法，无名氏的“八段锦”等均有整脊的良好作用。朱丹溪将摩腰膏的应用推向了一个新的高潮，延至清代不衰。

五、明清时期

明清时期推拿导引分支越来越细，小儿推拿日益发展，自成体系。正骨推拿、一指禅推拿、内功推拿、保健推拿等都相继取得了很大成就。从明代开始，按摩逐渐演称为推拿，并在正骨整脊方面有了很大发展。现存最早的推拿专著《按摩经》中用“摇动河山”“飞结积气”“推倒泰山”等手法治疗背腰腿膝疼痛。明代刘基《秘传刘伯温家藏接骨金疮禁方》书中：“将带悬之梁上，以人扶起，患者倒背，将两条脚带从两胁兜转，脚带从臂上兜起，悬空吊起……”进一步发展了脊柱重力悬吊法。郑芝龙《金疮跌打接骨药性秘书》介绍了颈椎斜扳法：“失枕有卧而失者，有一时之误而失者，使其低处坐定，一手扳其头，一手扳其下颈，伸之直也。”此法目前临床仍然在使用。吴谦等编辑的《医宗金鉴·正骨心法要旨》提出正骨八法：摸、接、端、提、按、摩、推、拿，不仅用于骨折的整复，而且广泛用于脊柱错缝、脱位等的整复调理；此外，书中还载有攀索叠砖法整复胸腰椎脱位、错缝、骨折等病变。胡廷光的《伤科汇纂》，介绍了牵头踏肩法治疗颈椎损伤，并首次记载脊椎伸直型骨折脱位，用“腹部枕缸法”屈曲复位，书中有 14 幅手法复位图，其中 3 幅是脊柱推拿手法。陈士铎《石室秘录》“摩治法”“动治法”中记载用手法和推拿器械治疗脊柱和四肢关节疾病，如治疗颈项强痛

“颈项强直，乃风也，以一人抱住下身，以一人手拳而摇之，至数千下放手，深按其风门之穴，久之，则其中酸痛乃止……”沈金鳌《杂病源流犀烛》用整脊治痧胀：“若犯痧，先循其七节骨缝中，将大指甲重掐入，候骨节内响方止。”现今在胸1~8椎体棘突上寻找压痛点按压治疟疾，是沈氏整脊治痧的发展。《少林寺跌打损伤奇验全书》介绍了脊柱过伸性损伤采用脊柱过屈整复方法。《捏骨秘法》中的复位手法可以说是短杠杆手法的应用：“用大指在脊骨高处略略一按，与上下脊骨相平即愈……凡颈项错捩俱是向后错，头必俯而不直。治法用左手托住前边，右手向疼处略稍按，按左手稍有知觉即止。”并记载了尾椎半脱位的复位方法：“自病人侧面，用左手扳住身前，右手扣住尻骨往下一拽，遂即往外一撇，则尻骨仍然直上直下。”这些都发展了推拿整脊方法。

导引整脊方面，明《普济方》详细记载了背腰颈项强痛的导引防治方法。李时珍的鹿运尾闾以通督脉、摩肾堂、按摩导引，祝澄元《心医集》中的端坐伸腰、热擦肾俞、颈部导引、双转辘轳，马齐《陆地仙经》的猿臂、熊经、托踏，佚名《养生密旨》八段导引法中的撼天柱、摩精门、转辘轳、双虚托、攀足，王祖源《内动图说·分行外功法》中的身、首、手、足、肩、背、腰、肾功，方开“延年九转法”的捏腰、活动肢体，汪启贤等《济世全书》中的掐、摩、搓、擦配合导引，尤其是将脊柱病症分类为肩背指症、腰肾足膝症、腰背疼痛，使中医对脊柱病的认识更接近现代医学的脊神经节段理论。《易筋经》《敬慎山房导引图》等均具有显著的整脊效果，对脊柱病的防治有积极意义。

值得一提的是，明清时期除按摩导引、针灸药熨等外治法外，还重视内服药物。如张璐《张氏医通·肩背痛》概括了历代对颈肩背痛的辨证论治方法，认为：“肩背痛，脊强，腰似折，项似拔，此足太阳经气不行也，羌活胜湿汤……湿热相搏，肩背沉重而痛，当归拈痛汤。当肩背一片冷痛，背膂疼痛，古方用神保丸愈者，此有寒积也；有因寒饮伏结者，近效白术附子汤……或观书对弈久坐而致背痛者，补中益气加羌、防。”对于腰腿痛，张景岳认为：“腰痛证凡悠悠戚戚、屡发不已者，肾之虚也。”主张用当归地黄饮、左归丸、右归丸和煨肾散等治疗。

六、近代整脊技术的发展

由于西方文化的冲击和国民党政府废止旧医的政策，使中医饱受摧残。但是推拿导引因为简、便、验、廉的优点，深受人民喜爱，广泛地活跃于民间和武林，还是得到了一定发展。整脊方面，1935年谢剑新《按脊术专刊》扼要介绍了西方按脊术史略、治病原理、疾病与脊柱、神经与脊柱病变、伤科推拿与按脊术等内容，使我国的脊柱病治疗在传统推拿导引方法的基础上融入了西方的按脊术。

此外，随着近代医学在中国的传播，使推拿导引与人体解剖、生理病理紧密联系，强调手法与各部组织相结合，对整脊技术的发展产生了积极影响。

七、现代整脊技术的发展

中华人民共和国成立以后，政府十分重视中医学的继承和发扬工作，整脊也得到蓬勃发展。1956 年上海成立了中国第一所推拿专科学校——上海中医学院推拿附属学校，此后编辑出第一本推拿学讲义，其中包括脊柱疾病的推拿治疗。20 世纪 60 年代整理出版了推拿专业教材和专著，70 年代推拿的临床、教学、科研逐步走向正轨，推拿导引著作大量出版，队伍建设空前繁荣，并开展了整脊手法的研究，例如尚天裕、顾云伍对攀索叠砖法、腰背垫枕法的生物力学研究；冯天有等对旋转复位法的研究等，使传统的整脊疗法得到了发扬光大。其中冯天有继承和发展了北京罗有名的脊柱整复手法，并广泛用于脊柱疾病的治疗，提出“椎骨错位”假说和脊柱手法整复理论。临床对颈椎病、腰椎间盘突出症的推拿治疗也逐渐形成标准程式，如推拿治疗腰椎间盘突出症的“三步八法”。到 20 世纪 80 年代，对颈腰椎等脊柱病的研究已有了成熟的经验和多方面的成果，出版了多部颈腰椎病专著，翻译了一些美国、苏联脊柱病研究书刊，并于 1984 年 4 月 4 日至 6 日在北京召开了全国脊柱相关疾病学术研讨会。在现代整脊领域中有代表性的有魏征、龙层花夫妇，龙层花结合现代脊柱解剖学、生理力学对手法进行改进，形成一套伤科正骨和内科推拿相结合的治疗脊柱疾病的独特手法。魏征等人编著的《脊柱病因治疗学》是我国脊柱疾病研究的重要著作。冯天有《中西医结合治疗软组织损伤》中的脊柱旋转复位法，沈国权提出应用短杠杆微调手法治疗脊柱原性疾病的观点，王燮荣的现代整脊手法，王中衡等人的通督按摩法，陈中和的沿颈椎矢状轴行小角度整复手法，吴汉卿的水针刀疗法；韦以宗、吕选民等人也相继编写了有关中国整脊术的书籍，还有众多有关脊柱疾病治疗著作的出版，这些都推进了中国整脊技术的繁荣和发展。

随着人们工作、生活条件的不断改善，体力劳动、外出行走愈来愈少，坐位工作愈来愈多，脊柱及其相关疾病发病率急剧上升，诸如颈椎病、胸椎病、腰椎病已成为困扰人们的常见病、多发病。而整脊是这些疾病的有效疗法，因而受到医学研究者、医生和患者的重视，各种整脊方法应运而生。这一切将促进中国整脊学水平的进一步提高，为我国及世界人民的健康做出更大的贡献。

第二章　推拿整脊术

脊柱是人体最重要的支柱，是脊髓、脊神经和自主神经的必要通路，也是中医经络的督脉和足太阳膀胱经的分布区。生理状态下，脊柱由骨、关节、椎间盘及椎体周围的软组织组成一个动态而完整的生物力学平衡系统，脊柱的任何组成单位出现异常，都可能造成其生物力学平衡系统被打破，进而引起脊柱疾病及脊柱相关疾病的发生，表现为临床多种综合征。推拿是中医的外治法，在我国有数千年的历史。因其操作方便，无须特别设备、能重复施行、疗效迅速而深受患者的欢迎，具有舒筋通络、理筋整复、活血祛瘀作用，是治疗脊柱疾病的重要手段之一。推拿整脊术是指运用中医推拿手法，对各种脊柱病及脊柱相关疾病进行治疗的方法。

第一节　推拿整脊的作用和生理机制

一、推拿整脊的作用

临床实践和实验研究表明，推拿对人体各系统均有不同的作用。这方面的内容相当丰富，根据相关报道，将推拿整脊的作用总结如下。

（一）对心血管系统的影响

（1）促进血液流动。推拿后能使血流速度加快，并能改变血液高凝、黏、浓聚状态，从而促进血液循环。

（2）改善微循环和脑循环。在头面部、颈项部应用推拿手法后，脑血流量显著增加，故患者常在推拿治疗后感到神清目爽，精神饱满，疲劳消除。

（3）降低外周阻力，改善心脏功能。推拿能扩张小血管管径，降低血流阻力。在心俞、厥阴俞等穴位上推拿，可以改善冠心病患者心肌缺血状态，使心绞痛缓解。何新荣等通过临床观察发现穴位按摩改善冠心病效果显著。

（二）对呼吸系统的影响

按揉肺俞、定喘、风门等穴位能改善呼吸道的通气功能和换气功能，常用于防治慢性支气管炎、肺气肿等。

（三）对消化系统的影响

按揉脾俞、胃俞可调整胃肠道的蠕动，对胃液分泌机能有加强及调整作用，从而增强消化和吸收功能。捏脊疗法可使宿积患儿血中胃泌素水平下降至正常，提高小肠对营养物质的吸收。推拿还可提高慢性胆囊炎患者胆囊的排空，缓解胆道平滑肌痉挛。

（四）对泌尿系统的影响

推拿可调节膀胱张力和括约肌功能，故既可治疗尿潴留，又可治疗遗尿症。

（五）对血液系统的影响

推拿后可使血液中白细胞总数不同程度增加；白细胞分类中淋巴细胞比例增高而中性粒细胞比例相对减少；白细胞的吞噬能力提高。红细胞总数在推拿后也有少量增加。

（六）对内分泌系统的影响

按揉脾俞、胃俞、足三里，擦背部膀胱经能提高部分糖尿病患者的胰岛功能，使血糖降低，尿糖化验转阴。推拿还具有增高血钙的作用，治疗因血钙过低所引起的痉挛。

（七）对免疫系统的影响

动物实验表明，推拿能抑制实验性小白鼠移植肿瘤细胞的增殖，并使小白鼠自然杀伤细胞增多。

（八）对神经系统的影响

推拿可调整大脑皮层的兴奋与抑制过程，在头颈部施用有节律性的轻柔手法可使实验者脑电图出现 α 波增强的变化，这表明大脑皮层的电活动趋向同步化，有较好的镇静作用，能解除大脑的紧张和疲劳状态。一般来说，缓慢轻柔而有节律性的手法反复刺激，对神经系统具有镇静、抑制作用；而急速沉重刺激强的手法则有兴奋作用。推拿还有较好的镇痛作用。

（九）对运动系统的影响

（1）改善肌肉的营养代谢。推拿后可增加血流量，促进血液循环，能调整肌肉弹性，使肌肉力量增强。对关节能增加滑液分泌，改善软骨营养。对肌组织因运动过度而发生的变性、坏死、结构紊乱等病理改变能发挥明显的保护作用。

（2）解除肌肉痉挛。肌肉痉挛是一种自然的保护机制，但持续旷久的肌肉痉挛可挤压穿行于其间的神经、血管而形成疼痛源。推拿既可通过肌肉牵张反射直接抑制肌痉挛，又可通过消除疼痛源而间接地解除肌痉挛。由于消除了肌痉挛这一中间病理环节，使软组织损伤得以痊愈。

（3）纠正解剖位置异常。因急性损伤所造成的关节错位或肌腱滑脱，应用手法整复可使关节、肌腱各顺其位，解除对组织的牵拉、扭转或压迫刺激，使疼痛消失。

（4）促使突出物移位。推拿可使腰椎间盘突出症患者的突出物左右移位，改变突出物与神经根的空间关系，从而使疼痛得到消除或减轻。

（十）对皮肤及皮下组织的影响

在面部施用推拿，可以去除皮肤表面的排泄物，促使已死亡的表面细胞的脱落和延长表面细胞的衰老过程，改善皮肤的呼吸，有利于汗腺及皮脂腺的分泌，能使浅表血管扩张，增加皮肤血液供应，改善皮肤的营养状态。推拿还能促进皮下脂肪的消耗和肌肉的运动，提高肌肉的收缩力，从而使皮肤的光泽度和弹性增加，减少皮下脂肪的堆积。据观察，经常做面部健肤按摩，可使面部皱褶减轻，富有弹性。

（十一）对损伤—修复过程的影响

推拿手法能积极促进损伤—修复过程，以利康复。

1. 促进炎症介质分解、稀释

软组织损伤后，血浆及血小板分解产物形成许多炎症介质，这些炎症介质具有强烈的致炎、致痛作用。推拿手法能促进静脉、淋巴回流，加快物质的运动，也能促进炎症介质的分解、稀释，使局部损伤性炎症消退。

2. 促进水肿、血肿吸收

推拿具有良好的活血化瘀作用，能加快静脉回流，有利于水肿、血肿的吸收。

3. 促进组织修复

推拿能促使胶原纤维排列方向接近正常，结构强度提高。

4. 松解软组织周围粘连

软组织损伤后，疤痕组织增生、互相粘连，对神经血管束产生卡压，是导致疼痛与运动障碍的重要原因。运动关节类手法可间接撕离粘连；而按、揉、弹拨等手法则可直接松解粘连。

5. 解除滑膜嵌顿

脊柱小关节间的滑膜嵌入是造成脊柱活动受限和疼痛的主要原因。因为脊柱椎间小关节各有自己独立的关节囊，当脊柱做各个方向的运动，椎间关节间隙增大时，关节囊内层的滑膜或滑膜皱襞就有可能嵌入，成为疼痛源，此时患者疼痛剧烈。运用脊柱推扳或旋转手法可使嵌入的滑膜或滑膜皱襞得到解除，从而达到治疗目的。

6. 解除肌肉痉挛

骨骼肌张力的异常升高以及肌肉痉挛时，肌肉的形态结构、解剖位置、组织性质和生化等方面并无病理改变，只是功能上出现非协调性的异常收缩。临床触诊时常可摸到收缩变硬的肌肉或僵硬无弹性的条索状肌腹。脊柱推拿时的快速推扳和旋转，可突然牵拉松解高张力的肌肉，使异常的肌肉张力恢复正常。

7. 松解神经根周围粘连

椎体关节突关节、神经根周围以及颈椎管内的某些粘连是造成临床症状的原因之一。神经根的肿胀、粘连促使椎间孔狭小，引发神经症状。关节周围的软组织粘连，致使关节活动受限和疼痛。快速的运动关节类推拿手法可使神经根和关节周围的粘连得到一定程度的松解。

8. 纠正关节位移

脊椎关节位置异常致使椎间孔变小和横突孔狭窄扭转位移，使神经根受压以及椎动脉管腔狭窄和扭曲，出现神经根和椎动脉受损的症状。推拿可调整椎间盘与神经根的位置，恢复正常的颈椎关节解剖序列，有利于椎间盘、韧带和关节囊等处组织水肿的消退，静脉回流的改善，促使神经根周围炎症减退，增加椎动脉血供，从而达到治疗目的。

二、推拿整脊的生理机制

传统中医理论认为，人体组成由外而内依次为皮部、络脉、经络、经筋、肉和骨，这与现代解剖学的认识相似，皮肤、皮下组织、肌肉和骨组织构建了人体的基本框架，神经和血管穿行其中。人的一切生命活动和生理功能，是以这些框架组织完整及功能正常为基础的。推拿手法直接作用于人体，以力为作用特征，手法治疗过程大致分为三个步骤：第一步，手法力的发动，指医生通过各种规范的肢体操作，产生四维推拿动态曲线；第二步，手法力的传递，指手法动力通过其接触部位深部及周围组织以压力梯度或波动方式传导，或通过手法握持部位向肢体远隔关节传递；第三步，组织接受力后产生生物效应，指手法的机械刺激对局部组织的兴奋性、生理病理状态发生改变，并通过人体固有的整体调节机制影响各系统的功能而起到防病治病的作用。因而，推拿治疗具有多层次、多环节、多靶器官作用的特点。

手法的作用层次，有两方面的含义：其一是指手法力或手法刺激所直接达到的组织层次；其二是指人体组织对手法应力的应答层次，推拿整脊的作用机理也遵循这一层次观。

（一）推拿手法作用组织层次

手法操作要求持久、有力、均匀、柔和，从而达到“深透”。其中所谓“有力”，是指手法必须具有一定的力量，这种力量应根据患者的病症、体质、部位等相应情况来决定。具有良好“深透”性的手法，不仅可达到很好的疗效，而且操作时，患者会感到非常舒适。手法作用于组织，其“深透”程度如何，医生可根据手法选择、用力大小、用力方向来控制；组织接受手法作用力，如何产生相适应的生物效应以达到良好疗效，却是手法“深透”到的不同层次组织的生物特性所决定的。如此断定，推拿手法直接作用所涉及的组织层次，以及该层次所能接收到多少手法作用力能，是推拿疗效产生的关键。

疾病的多样性，导致了推拿临床需要考虑“手法最佳作用层次、次要作用层次、辅助作用层次、不适宜作用层次”的问题。如果在对疾病的推拿治疗过程中，任意和无序地不分组织层次予以手法力能的释放，不但会大量消耗医生的体力及时间，而且不能集中手法力能产生的最佳作用，还可能引发各种干扰反应，最终达不到好的疗效，甚至发生推拿意外。因此，组织有不同层次之分，手法亦应根据作用力所能达到的层次，或者说“深透”程度而有所区别。随着运用现代生物力学等学科的理论和方法研究推拿治疗机理，使得我们对推拿手法作用的认识，亦从操作形式逐步深入并立体化。无论是以传统中医理论的皮部、络脉、经络、经筋、肉和骨分度认识，还是以现代解剖学的皮肤、皮下组织、肌肉和骨组织结构分层认识来审视人体，都不应忽视其不同层次组织所具有的固有的生物学特性，和其接受手法的最大承受能力，或者说最佳承受量。

（1）表层组织作用手法：如抚法、捋顺法，小儿推拿中的直推法、运法等。此类手法的共同特点是指向组织深部的垂直压力很轻，与皮肤表面平行的摩擦力亦较轻，由于手法的垂直压力很轻，主要对皮肤及皮下组织内的机械感受器形成机械刺激，或主要影响皮肤及皮下组织中的组织间液、淋巴液、血液的流动。表层组织作用手法刺激强度弱，通常用于推拿治疗的前导手法，或应用于小儿疾病的治疗，或手法操作局部存在挫伤、瘀肿、疼痛等情况时。

（2）浅层组织作用手法：如摩法、揉法、推法、搓法、捻法等。此类手法的共同特点是指向组织深部的垂直压力较轻，而与皮肤表面平行的摩擦力较大，主要对皮肤、皮下组织及浅层肌肉组织内的机械感受器形成机械刺激，影响其间的组织间液、淋巴液、血液的流动。浅层组织作用手法刺激强度适中，适应人群及疾病谱广，为推拿治疗的主导手法。

（3）深层组织作用手法：如一指禅推法、按法、拿法、弹拨法等。此类手法的共同特点是指向组织深部的垂直压力较大，而与皮肤表面平行的摩擦力较小，不仅影响皮肤、皮下组织及浅层肌肉组织，甚至对深层肌群、骨膜、韧带、关节囊内的机械感受器形成机械刺激，影响其间的组织间液、淋巴液、血液的流动。深层组织作用手法刺激强度较高，操作过度，可能会出现较明显的手法后反应，需注意操作的柔和性。深层组织作用手法的深透性较强，对人体深部感受器的作用明显，推拿疗效也相应显著，适应人群及疾病谱亦较广，也是推拿治疗的主导手法。此外，振法和擦法则是两种较特殊的深层组织手法，尽管这两种手法的垂直压力均不高，但它们并不依赖压力梯度来影响深层组织，而是通过机械振动来影响深层组织，具有比上述深层组织作用手法更好的深透性。

（4）运动关节类手法：如拔伸法（拔伸颈项、髋关节、膝关节、踝关节）、摇法（摇颈、肩、肘、腕、腰、髋、膝、踝）、扳法（扳颈、肩、肘、腕、腰、髋、膝、踝）、抖法等。运动关节类手法还可根据对关节运动的影响范围而区分为矫正性手法和松动性手法，前者的关节运动度和力度要远大于后者。

以上的层次区分是建立在手法分类基础之上的，按照多数专业工作者对手法的理解和掌握上划分的。具体到每个不同操作者之间，由于操作差异性的影响，可能部分人群浅层组织作用手法的作用层次要比部分人群的深层组织作用手法更深，反之亦然。此外，在手法具体操作时，传统手法及其临床实践中的变化很多，所能达到的层次有可能比较模糊，随着研究水平的不断提高，这一认识将会变得清晰明了。更主要的是，建立这种观念，有助于推拿医生在临床上更加合理地选择手法、分配体力、掌握时间，以达到最佳功效。

（二）手法应答属性层次

推拿治疗本质上属于以手法力为传递介质的物理疗法，但手法力传递于人体后其相互作用范畴则不再限于物理学层次，手法力客体必然要对这一外来物理能量应答，从而出现治疗效果。故机体对推拿手法的应答过程，可分为物理学应答和生物学应答两个不同层次。

1. 物理学应答层次

（1）手法的机械应答。撇开人体生物学的特性，考察手法力与人体组织的相互作用过程，则人体组织与其他物体一样，会产生形态的变化、应力的变化和运动的变化。

①组织形态变化。按压类手法施术于体表，局部的组织在手法的压力下凹陷变形；若手法同时还伴有横向移动，则可引起皮肤及皮下组织出现褶皱及不同深层组织间的剪切变形。关节运动手法作用于关节及周围软组织，则主要造成关节囊及肌腱、韧带的拉伸变形、弯曲变形及剪切变形。当手法力超过一定的阈值，这种变形就会从可恢复的弹性变形转变为不可恢复的结构破坏。结构破坏又可区分为表观尚正常的而组织的显微结构出现缺陷的显微性破坏和组织的表观就可观察到的显著破坏。若手法力在低阈值下持续施压超过一定的时间，还可引起组织形态的蠕变。

②组织结构形态的变化必然伴随着组织内部应力的变化，按压类手法接触处的组织内压上升，并向周围及深部组织扩散，形成以手法接触为中心的压力差梯度分布，局部组织内压出现以手法接触中心皮肤最高，向中心周围和深部逐渐衰减的三维不均衡分布。

③流体运动的改变。测试结果表明，在手法力的刺激下，按抑皮肉手法接触处组织会受迫振动，组织内压也会随手法力的波动而波动，并将此压力波动传递到周围和深部。据测定，在中等力的一指禅推法下，活体动物 4cm 深处肌肉内可产生 3kPa 以上的

压力波动。这一数量级的压力波动，足以显著影响包括血液、组织间液、淋巴液及细胞质等各种体液的运动状态。

④组织结构空间位置的改变。人体的肌肉—骨骼—神经—血管系统结构在手法，特别是关节运动性手法的作用下，空间位置关系会发生显著变化。

有目的地将关节面向错位相反的方向运动，突破因关节周围韧带肌腱弹性回缩力所造成的关节面交锁，即可恢复组成关节的两关节软骨面的正常解剖位置，产生复位。矫正性手法不仅整复了关节，同时解除了关节面的交锁，使因错位而被动拉长紧张的关节囊、韧带、肌腱松解，解除了存在于这些组织中的深感受器的张力性刺激。

有目的地将脊柱向某一特定方向运动，不仅可整复脊椎后关节的错位，还可引起椎间盘结构内压力和髓核位置的变化。在外层纤维环结构尚保持完整且有一定弹性回缩力的情况下，脊柱前屈性手法可引起椎间盘后部压力上升并迫使髓核向后移动，从而加重对神经根的压迫；脊柱后伸性手法则引起椎间盘前部压力的上升并迫使髓核向前移动，有利于椎间盘膨出物的回纳，解除神经根压迫。但在外层纤维环已破裂、弹性回缩力丧失的情况下，后伸性手法不能引起髓核的向前运动，反而可能因椎间隙后缘的狭窄而将突出物更严重地挤向后方。脊柱旋转性手法可使突出或膨出的间盘组织向一侧移动，有利于改变突出物与神经根之间的关系，解除压迫或减轻压迫的程度。同理，旋转性手法引起骨赘及炎变肿胀软组织向某一方向移动而解除对神经根、马尾的压迫、刺激。脊柱手法可改变椎间孔的上下径和前后径，使椎间孔内容积和内容物体积之间的矛盾得到一定程度的缓解。

脊柱手法产生的骨结构位置改变，不但可解除或减轻神经根的压迫，也可减轻或解除对血管的压迫。椎动脉的椎骨段穿行于横突孔中，颈椎错位，特别是上颈段的错位，改变了上下横突孔之间的位置，使椎动脉急剧扭曲而血流受阻。颈椎矫正性手法则可使颈椎横突孔之间的位置恢复正常关系，椎动脉扭曲得以纠正，血流通畅。颈椎间盘变性后高度降低，椎动脉往往因其与颈椎的相对长度发生变化而出现扭曲。颈椎拔伸手法则可使颈椎长度延伸而消除椎动脉的扭曲，从而解除椎动脉血流受阻。

（2）手法的能量转化应答。手法力动能引起各种组织界面的摩擦、组织内压的波动和流体运动的加速，还可导致能量转换的进行，动能转化为热能，使局部组织的温度升高。局部组织温度的升高，进一步促进局部血管扩张，血液灌注增加；局部血流增加以及酶促反应的加强，又进一步促进局部温度的提高，使局部体温在更高的水平上达到新的平衡。

（3）手法的物理化学应答。人体原生质存在凝胶和溶胶两种不同的生理状态。凝胶状态下，由于溶质分子运动降低，生物活性物质（如各种酶）的活性要减小。在溶胶状态下，溶质的分子运动增强，各种酶促反应显著加快。推拿手法下组织内压的波动，使原生质产生振荡，由凝胶状态转化为溶胶状态，同时物质分子的布朗运动增强，增加了酶和底物接触的几率，加快酶促反应的进行。由于生命现象的化学本质是各种酶促反应，故酶促反应的加快有利于生命活动的有序化。现代实验已经证明，推拿可促进对生命活动有着广泛而重要影响的细胞 Na-K 泵 ATP 酶的活性及 SOD 的代谢过程。

2. 生物学应答层次

作为生物发展的最高级形式，人体不仅被动地接受手法的物理效应，而且对手法所造成的内外环境变化必然做出进一步的应答，属于手法的生物学效应。

（1）细胞应答层次。手法力引起的组织内压和形态改变，必然兴奋对机械刺激有感应性的细胞成分，如皮肤中的触压觉感受器，肌肉系统内的肌梭、腱梭感受器，关节囊、韧带中的本体感受器，血管壁的平滑肌细胞以及对刺激特异性选择性不高的传导痛觉的 A6 纤维、C 纤维和属于自主神经系统的交感神经感觉纤维，引起这些可兴奋细胞成分的兴奋。神经感受器在接受手法的机械性刺激后，引起局部电位变化，也称发生器电位，其特点是电位幅度与刺激强度相一致，无潜伏期，不被局麻药物所影响。当发生器电位活动积累到阈值水平时即产生神经末梢的动作电位，动作电位是神经末梢的自动除极化过程，是感受器在外界刺激下的膜电位变化，并非刺激能量的直接转换。按机械刺激的强度序列排列，手法压力依次兴奋的感觉序列是触觉→压觉→振动觉→烧灼痛→锐痛→钝痛。

手法应力变化除了对细胞兴奋性具有影响外，还可影响细胞膜结构的功能，已有实验证实推拿手法可影响细胞膜 Na-K 泵及其活动耦合的 ATP 酶活性。

（2）局部组织、器官应答层次。即使没有中枢神经系统的参与，部分组织，特别是血管和内脏的平滑肌细胞也可对手法力的作用产生反应，发挥自身调节的能力，起到改善局部组织功能的效应。手法力透过胸壁作用到刚刚停止跳动的心脏自律组织，可直接刺激自律细胞产生动作电位，引起心脏复苏。手法力作用于血管壁上，减小了血管的跨壁压力差，使管壁平滑肌细胞紧张性降低，局部血管管径扩张，血流增加。手法力透过腹壁作用于胃肠道管壁上，可直接刺激平滑肌兴奋，或通过刺激管壁内的植物神经丛而兴奋胃肠平滑肌，引起平滑肌的收缩蠕动，胃肠运动功能得以增强。手法力刺激肠壁神经丛，还可促进肠腺分泌消化酶，增强消化功能。

（3）系统应答层次。

①神经系统应答。身体内外环境的变化只要达到一定的阈值，就引起相应感觉神经纤维电位的除极化，并向脊髓发放传入性冲动。手法力变化所引发的感觉冲动到脊髓后，可直接或通过中间神经元与脊髓前角和侧角的躯体运动、内脏运动神经元发生突触传递，引起同节段或近节段神经反射，对躯体运动和内脏运动进行调整。感觉冲动还可通过复杂的神经机制，对躯体感觉信号进行调整。

a. 脊髓水平应答。由推拿手法引起的深部感觉冲动，沿外周神经传入脊髓后，在脊髓水平就可与来源于疾病或损伤部位的伤害性刺激冲动发生相互作用。实验证实，感觉传入冲动在脊髓灰质的不同层次，与不同的中间神经元发生突触传递，引起中间神经元的放电。在 Rexel 第 I 板层存在着只对痛刺激反应的神经元。在第 V 板层有一种神经元，对触、压、温度及伤害性刺激都能产生反应，但对伤害性刺激的放电反应具有特殊性，表现为高频持续放电。这种伤害性刺激引起的特殊高频放电，可被机械性刺激穴位或神经干引起的传入冲动所抑制。由于牵拉肌梭及穴区的各类纤维均可诱发脊髓背根电位超极化，所以可以有效地通过突触前抑制的方式产生镇痛作用。

三叉神经脊束核是头面部感觉传入的初级中枢。在三叉神经脊束核中有一种神经元，来自疼痛部位的痛信号和来自穴位良性刺激的信号可会聚在同一神经元上，并且来自穴位的良性刺激信号可以抑制痛传入信号的放电反应。这种抑制也以突触前抑制为主。

在脊髓和三叉神经脊束核水平，病理信号因穴位良性刺激传入信号所抑制的现象，与高级中枢的痛信号调制，有两个显著的特点：一是这种异源信号的相互作用有明显的节段性，即伤害性刺激与良性刺激源属于相同或相近节段时，这一抑制作用就强，反之则抑制作用就弱。脊髓和三叉神经脊束核水平痛信号调制作用的节段性，可能就是临床上“以痛为俞”、局部取穴、邻近取穴或采用背俞取穴治疗内脏痛的神经生理学基础。二是无论抑制效应还是其消退过程都是比较迅速和短暂的。往往穴位刺激刚刚开始，痛放电反应几乎立即减弱或完全消失；穴位刺激停止后，痛放电即迅速重现。这一现象提示，那些需要通过一定的诱导时间，并且有延时效应的治疗作用的出现部位并不在脊髓，而是在脊髓以上的中枢。

b. 脑干水平应答。由脊髓反射介导的调整机能所产生的治疗效应由于参与调整的神经元数量较少，作用的持续时间较短，故并不是推拿治疗效果产生的主体环节。推拿和其他物理性外治法的治疗效果主要依赖于由脊髓上高级神经中枢参与的多突触反射。由于脊髓上高级神经中枢调控的多突触反射不仅可影响与外界刺激源同节段及近节段体神经所支配区域组织、器官的功能，而且通过下丘脑、边缘系统、脑干网状系统对呼吸、循环、消化、内分泌系统功能活动发挥更有力的调控，使生命活动有序化，从而恢复人体健康。

感觉冲动信号在脊髓由 T 细胞换元后，除了经新脊髓丘脑束这一长神经通路向丘脑及大脑皮层直接投射外，尚可经脊髓网状束、脊髓顶盖束和旧脊髓丘脑束的短神经通路与沿途的神经核团发生广泛的联系。由于这一非特异性感觉投射系统为多源、多感觉特性的传入信号提供了广泛的会聚机会，从而在高等动物的痛调制机制及针灸、推拿治疗机制中发挥着远比脊髓和三叉神经脊束核更为重要的作用。

c. 丘脑、下丘脑水平应答。丘脑则是上行感觉传入冲动发生会聚的另一重要结构，丘脑的中央中核具备远道取穴刺激镇痛所必备的一切条件：中央中核是身体上不同来源感觉传入冲动的会聚中心，一个中央中核神经元细胞可对身体上任何部位的刺激发生反应，不论刺激发生在上肢还是下肢，也无论出现于腰背还是胸腹部，甚至视觉和听觉信号，都能传递到同一结构。中央中核不能直接接受来自脊髓的有髓鞘纤维，肌肉传入神经的第 1 类纤维也不能到达该区域。相反，来自皮肤和肌肉的Ⅱ、Ⅲ纤维通过脑干网状结构大量地间接投射到该核团。实验证实，内脏大神经的伤害性刺激传入信号通过脊髓丘脑束激活丘脑后核的神经元单位，而来自躯体感觉神经的传入信号同样可以激活丘脑后核的同一单位，并抑制或消除内脏大神经伤害性传入冲动引起的放电反应。

下丘脑是植物神经的高级中枢，又是与内分泌系统联系的纽带。穴位刺激信号的传入冲动可通过激活下丘脑视前区的内阿片系统而抑制视前区去甲肾上腺素系统而产生镇痛作用。视前区也与 PAG 及蓝斑有着功能上的联系，视前区内侧区具有激活 PAG 的作用，而视前区外侧区有激活蓝斑，对脑干去甲肾上腺素能神经元进行调控的作用。下丘脑的弓状核是 *p*– 内啡肽能神经元的集中地，与脑内中缝背核、蓝斑有交叉纤维支配。兴奋下丘脑弓状核可通过下述途径参与镇痛效应：激活 PAG—中缝大核系统；兴奋中缝背核，通过 5– 羟色胺能上行系统抑制束旁核的活动；抑制蓝斑的活动；参与 PAG 到边缘系统的镇痛环路。僵核是前脑边缘系统与低位脑干之间的一个重要中继站，僵核一方面通过 *y*– 氨基丁酸抑制中缝大核，通过乙酰胆碱兴奋蓝斑，而对脑干核团发挥调控作用。另一方面接受边缘系统的重要结构如海马、隔区、伏核等的传出冲动，当前脑的这些结构接受穴位刺激冲动后，抑制僵核的活动，从而发挥镇痛效应。

d. 大脑皮层水平应答。边缘系统是大脑中较古老的结构，是植物神经和情绪活动的高级中枢，也与痛调整功能有关。实验证明了穴位刺激信号及痛信号都能到达边缘系统的伏核海马、隔区、扣带回和杏仁核等区域，并发生相互作用。海马由于其与新大脑皮层、丘脑、隔区、前脑、脑干存在着广泛的突触联系，并对情感活动、内脏自主神经活动起着重要的作用。有人用微电极胞外记录法记录背侧海马的神经电活动，并通过电刺激内脏大神经和隐神经观测对海马神经元活动的影响。结果发现，躯体感觉信号和内脏感觉传入可在海马发生会聚或相互阻塞。躯体、内脏感觉传入冲动对海马电活动的抑制反应、异源信息的会聚及阻塞提示海马能对传入信息进行整合调制，并有可能通过其对内脏自主神经的控制、情感反应的作用而进一步调整人体的机能，产生各种治疗效应。

除了信号会聚引起的整合，在中枢神经系统内信号整合的另一形式是信号的多向投射，同源的传入信息还可被投射到大脑皮层的不同分区和不同部分。实验证明，躯体“内关”穴在大脑皮层感觉区有其固有投射区，而来自“内关”穴的躯体传入信号不仅可达到该投射区，同时可传递到内脏大神经的皮层投射区，并与内脏伤害性传入信息在同一个神经元会聚，两者所引起的放电形式和潜伏期各不相同，故可加以分辨。若同时给予两种刺激，则多数神经元因同时接受“内关”穴的躯体刺激信号，抑制了内脏伤害性刺激的放电反应。表明躯体非伤害性刺激与内脏伤害性刺激、躯体伤害性刺激的信息在皮层相互作用，皮层神经元对这些信号进行整合，抑制了对异源伤害性刺激的反应，提高了人体的抗痛和抗病能力。一般认为，皮层躯体感觉Ⅱ区神经元感受野较躯体感觉Ⅰ区更广泛，能够接受双侧躯体的感觉传入信息，能够接受多种感觉形式。这种异位、异觉的信号投射和信号会聚方式，更有利于大脑皮层对信息的整合与功能的调节。

手法刺激信号引起的中枢神经系统整合机能仅等同于镇痛方面显然是过于狭隘的，同样，非伤害性刺激产生的体内内源性吗啡样物质释放仅仅理解为镇痛能力的提高也是不适当的。内啡肽不仅存在于中枢神经系统中，而且存在于其他许多器官和组织，如垂体和胃肠道中，它们的作用不仅限于镇痛，而且能调节平滑肌的活动、人的情绪、行为等完全不同的功能。又如，β－内啡肽的前体前阿黑皮素中就含有重要的激素促肾上腺皮质激素（ACTH）及其他的一些具有重要生物活性作用的多肽。许多实验已经证实，当伤害性刺激和非伤害性刺激信息传到海马、丘脑、僵核等结构时，除了中枢神经元本身的电活动发生变化外，还可伴有血压、心率、呼吸等内脏活动、变化，对内脏、血管、腺体的功能发挥有力调控。

②内分泌系统应答。手法的适度刺激将感觉传入，上行冲动经内侧传导系统传至下丘脑和边缘系统，人体处于一种良性应激状态中，促进β－内啡肽及促激素（如ACTH）的合成、释放，通过下丘脑—垂体—肾上腺皮质轴、下丘脑—垂体—性腺轴、下丘脑—交感—肾上腺髓质轴及其他尚未明了的内分泌轴，对全身各种靶细胞的功能进行广泛调整。由于内分泌激素的参与，使整体调整能力得到了极大提高，并使神经调整这一反应较为快捷而时间延续较短的整体调整作用得到内分泌调整的补充、放大，并能延续较长时期，在手法治疗的延时效应中发挥更为重要的作用，手法治疗效果也更为稳定。

③免疫系统应答。现已知道，神经系统可以通过控制去甲肾上腺素、5－羟色胺等递质作用于免疫细胞上的受体，还可通过下丘脑通过释放促皮质激素释放因子（CRF），使垂体释放ACTH并伴随β－内啡肽的释放，再与淋巴细胞表面的受体结合而影响免疫，ACTH还可通过释放皮质醇而抑制免疫。免疫系统在上述体液因子的作用下释放免疫反应性激素，如irACTH、ir内啡肽、irTSH及其他淋巴因子，通过它们又将免疫系统的信息反馈到中枢神经系统，构成了内分泌系统和中枢神经系统的调节环路。

推拿不仅具有治疗疾病的作用，还具有提高人体抗病能力和健康水平的作用，故在养生保健中有着重要的地位。如小儿推拿保健能使一些免疫系统功能不健全、反复发生上呼吸道感染和消化道疾患的患儿在短时期内增强体质和抗病能力，减少发病率。另外，推拿对许多免疫紊乱性疾病如哮喘、类风湿性关节炎、强直性脊柱炎具有很好的治疗效果，表明手法的良性刺激对免疫系统具有一定的调整作用。

④心理应答。临床工作证实，一方面，病人的心理情绪对推拿、针灸等物理疗法的治疗效果有正负影响力。情绪紧张者对物理治疗的反应较差，而情绪放松者往往能产生较好的治疗效果。另一方面，推拿、针灸治疗对病人的不良情绪有很强的疏导、调整作用，生理治疗效果越好，对病人不良情绪的调整作用也越强。临床上有些长期病痛者，在初次接受推拿治疗时，往往对推拿治疗抱有怀疑的态度，对自己疾病的预后也抱着悲观的心态，而只是因为“无奈”才前来就诊。因而医生在实施推拿治疗前应向患者说明疾病的性质及推拿治疗作用的机理，先赢得患者的信任，再进行推拿手法操作，就容易得到患者的配合，也能提高治疗的效果。此外，初次推拿治疗给病人症状、体征带来的改善，使患者对医生产生了信赖，以积极的心态来接受推拿治疗，也能积极地配合医生注意生活起居上的调摄及功能锻炼，从而有助于发挥医患两方面的主观因素，提高手法治疗的效果。

在推拿临床工作中，颈椎病患者，尤其是交感型颈椎病患者，较其他脊柱疾病患者具有高合并心理障碍发病率的特点。而这些合并心理障碍者，往往存在寰枢、寰枕关节错位的体征和X线影像学征象，同时具有明显的头晕失眠、胸闷心悸等种种以功能障碍为特征的临床表现，经手法调整后，这些症状可同时减轻。应用颈交感神经节封闭术后在交感神经紊乱症状消除的同时，其心理障碍往往随之消失。

推拿疗法以其直接在患者身体表面进行操作的特殊方式对其肌肤进行适度的机械刺激。现代实验及临床治疗实践表明，灵长类动物天性喜欢同类的肌肤接触，这种肌肤接触有助于增强个体间的友好感情，提高社会相容性。手法尽管与肌肤相亲间存在着本质的区别，但手法的适度压力同样能使患者的潜意识中产生心理或生理上的良性反应。故推拿医生与患者之间，较应用其他疗法的医患之间更容易建立良好的友谊和信任关系，更容易在治疗过程中发挥对患者消极心理的调摄作用，从而提高综合治疗效果。

3. 整体应答层次

（1）疏通经络。经络是人体气血运行的通路，内属脏腑，外络肢节，通达表里，贯串上下，像网络一样地分布全身，将人体各部分联系成一个统一的、协调而稳定的有机整体。具有“行血气而营阴阳，濡筋骨，利关节”之功能。人体依赖经络系统以运行气血，发挥着营内卫外的作用，使脏腑之间及其与四肢百骸之间保持着动态平衡，并使机体与外界环境协调一致。当经络的生理功能发生障碍，就会导致气血失调，流通不畅，正常的营内卫外功能受到影响，导致脏腑功能及其相互间协调功能失常，百病由此而生。推拿具有疏通经络的作用，当推拿手法作用于体表，就能引起局部经络反应，主要表现为能起到激发和调整经气的作用，并通过经络途径从而影响到所连属的脏腑、组织的功能活动，从而调节机体的生理、病理状况，使百脉疏通，五脏安和，达到治疗效果。历代文献对此均有论述，如《素问·血气形志篇》中说："形数惊恐，经络不通，病生于不仁，治之以按摩醪药。"《素问·举痛论篇》载："寒气客于背俞之脉则脉泣，脉泣则血虚，血虚则痛，其俞注于心，故相引而痛。按之则热气至，热气至则痛止矣。"《医宗金鉴·正骨心法要旨》中亦载："因跌扑闪失，以致骨缝开错，气血郁滞，为肿为痛，宜用按摩法。按其经络，以通郁闭之气，摩其壅聚，以散瘀结之肿，其患可愈。"

（2）促进气血运行。气血是构成人体的基本物质，是脏腑、经络、组织、器官进行生理活动的基础，人体的一切组织都需要气血的供养和调节才能发挥其功能。气血周流全身运行不息，不断地进行新陈代谢，促进人体的生长发育和进行正常的生理活动。人体一切疾病的发生、发展无不与气血有关，气血调和则能使阳气温煦，阴精滋养。若气血失和则皮肉筋骨、五脏六腑均将失去濡养，以致脏器、组织的功能活动发生异常，而产生一系列的病理变化。《素问·调经论篇》指出"血气不和，百病乃变化而生"。推拿具有调和气血，促进气血运行的作用，其途径有二：其一是健运脾胃。脾胃有主管消化饮食和运输水谷精微的功能，而饮食水谷是生成气血的重要物质基础，故有脾胃是"后天之本"和"气血生成之源"之说，脾胃健运则气血充足，从而保证全身的需要。其二是疏通经络和加强肝的疏泄功能。气血的运行有赖于经络的传注，经络畅通则气血得以通达全身，发挥其营养组织、器官，抵御外邪，保卫机体的作用。肝的疏泄功能，关系着人体气机的调畅，气机条达舒畅，则气血调和而不致发生瘀滞。

（3）调整脏腑功能。脏腑是化生气血，通调经络，主持人体生命活动的主要器官。推拿具有调整脏腑功能的作用。例如：点按脾俞、胃俞穴能缓解胃肠痉挛、止腹痛；在肺俞、肩中俞施用一指禅推法能止哮喘；而且不论是阴虚还是阴盛，阳虚还是阳亢，也不论是虚证或实证，热证或是寒证，只要选用相宜的手法治疗，均可得到不同程度的调整。临床实践还表明，推拿对脏腑的不同状态，有着双向的良性调整作用。如按揉或一指禅推法在足三里治疗，既能使分泌过多的胃液减少，也可使分泌不足的胃液增多；推挤后按揉内关穴既能使高血压患者的动脉压下降，也可使处于休克状态患者的动脉压上升。推拿对脏腑的调节作用，是通过手法刺激体表直接影响脏腑功能，以及经络与脏腑间的联系来实现的。

（4）滑利关节。关节属筋骨范畴，亦需气血的温煦濡养。筋骨损伤必累及气血，致脉络受损，气滞血瘀，为肿为痛，影响肢体的活动。推拿滑利关节的作用表现为三个方面：一是通过手法促进局部气血运行，消肿祛瘀，改善局部营养，促进新陈代谢；二是运用适当的活动关节的手法松解粘连；三是应用整复手法纠正筋出槽、关节错缝，从而起到滑利关节的作用。《灵枢·本脏》指出"是故血和则经脉流利，营复阴阳，筋复劲强，关节滑利也”。

（5）强体抗病。疾病的发生、发展及其转归的全过程，就是正气与邪气相互斗争盛衰消长的过程。“正气存内，邪不可干”，只要机体有充分的抗病能力，致病因素就不能使机体发病；“邪之所凑，其气必虚”，疾病之所以发生和发展，就是因为机体的抗病能力处于相对劣势，邪气乘虚而入。临床实践表明，推拿能增强人体的抗病能力，具有扶正祛邪的作用。如推拿能预防感冒，推拿后能增强人体的免疫功能等。推拿之所以能增强人体的抗病能力；其一是通过刺激经络，直接激发、增强机体的抗病能力；其二是通过疏通经络，调和气血，有利于正气发挥其固有的作用；其三是通过调整脏腑功能，使机体处于最佳的功能状态，有利于调动所有的抗病手段和积极因素，一致对抗邪气。

从上述方面可以看出推拿的基本作用是彼此关联，密不可分的。通过疏通经络，促进气血运行，调整脏腑功能，滑利关节，强体健身能力，最终达到调和阴阳的作用，使机体处于“阴平阳秘”的状态。正如《素问·阴阳应象大论》说：“阴阳者，天地之道也，万物之纲纪，变化之父母，生杀之本始，神明之府也，治病必求于本。”

第二节　推拿整脊手法的基本技术要求

一、松解类手法的基本技术要求

松解类手法的种类较多，每一种手法都有其特定的技术要求，但一般认为均必须符合持久、有力、均匀、柔和的基本技术要求，从而达到深透的作用效果。

（一）持久

持久是指手法能够严格按照规定的技术要求和操作规范，持续操作足够时间而不变形，保持动作的连贯性。因为不少推拿手法在临床应用时，需要操作较长的时间才能取得预期疗效，如果缺乏持久性，势必影响疗效。

（二）有力

有力是指手法必须具备一定力量、功力和技巧力。力量是基础，功力和技巧力需通过功法训练和手法练习才能获得。在力的运用上需根据治疗对象、施治部位、病症虚实而灵活掌握。其基本原则是既保证治疗效果，又避免发生不良反应。

（三）均匀

均匀是指手法的操作必须具有节律性，不可时快时慢；二是指手法的作用力在一般情况下保持相对稳定，不可忽轻忽重。当然，操作时根据治疗对象、部位、疾病的性质不同，手法的轻重应有所不同，手法操作时也有先轻后重的，如拿法等。

（四）柔和

柔和是指手法操作应做到轻而不浮，重而不滞，刚中有柔，刚柔相济。动作应稳柔灵活，用力和缓，讲究技巧性，变换动作自然流畅，毫无涩滞。

（五）深透

深透是指手法作用的最终效果不能局限于体表，而要达到组织深处的筋脉、骨肉，功力达于脏腑，使手法的效应能传之于内，如小儿推拿广义所说的"外呼内应"，即是此意。要做到这一点，必须保持上述四个方面技术要求的协调统一。首先，手法操作应具有一定的力量、功力和技巧力，不能失于柔和，一般都是采用逐渐加力的施力方式，要符合均匀的要求，然后通过一定时间的积累，最终达到"深透"的作用效果。所以说手法是一种技术难度大、技巧性高的操作技能，只有通过刻苦训练，细心体会，才能逐步掌握，娴熟运用。

二、整复类手法的基本技术要求

由于关节周围软组织的保护作用，特别是在病理情况下，错缝关节周围的软组织多呈紧张状态，给手法操作带来一定难度，因此，为了保证手法的安全性和有效性，整复类手法的操作应符合稳、准、巧、快的基本技术要求。

（一）稳

稳是对整复类手法安全性方面的要求，强调在施行手法整复时，首先要考虑到安全问题，它包括排除整复手法的禁忌证和具体手法的选择应用两个方面。就手法操作本身而言，应做到平稳自然、因势利导，避免生硬粗暴。一般来说，某一个关节可以通过多种手法来实现整复目的，可根据具体病情、患者适宜的体位以及手法的特异性作用而选择安全性相对高的手法，不能过分依赖单一的扳法。此外，也不可一味地追求手法整复时"咔嗒"声的出现，它并不是判断手法整复成败的唯一标准。

（二）准

准是对整复类手法有效性方面的要求，强调进行关节整复时，一定要有针对性。首先必须具有明确的手法应用指征，即明确诊断，做到有是症方用是法；其次，在手法操作过程中，定位要准确，如施行拔伸类手法时，通过变换拔伸力的方向和作用点，可以使应力更好地集中于所要整复的关节部位，而在施行脊柱旋转扳法时，则可以通过改变脊椎屈伸和旋转的角度及手指的支点位置，使应力集中于需要整复的关节部位。

（三）巧

巧是对整复类手法施力方面的要求，强调运用巧力，以柔克刚，以巧制胜，即所谓的“四两拨千斤”，不可使用蛮力、暴力。从力学角度分析，大多数整复类手法是运用了杠杆原理，因此，在施行关节整复时，力的支点选择和力的组合运用十分重要，同时还要考虑到不同体位下的灵活变化，要尽可能地借患者自身之力完成手法操作，只有这样，才能符合“巧”的技术要求。正如《医宗金鉴·正骨心法要旨》所说：“一旦临证，机触于外，巧生于内，手随心转，法从手出。”

（四）快

快是对整复类手法发力方面的要求，强调发力时要疾发疾收。首先，需要对发力时机做出判断，它主要依靠手下的感觉，一般是在关节活动到极限位而又没有明显阻力的时候发力；其次，术者无论采用哪一个部位发力，一般都是运用自身肌肉的等长收缩方式进行，即所谓的“寸劲”，极少有形体和关节大幅度的运动；再次，需要对发力时间和力的大小进行控制，不能过长过大。

以上四个方面的技术要求应贯穿于每一个整复手法操作的全过程，只有这样，才能确保手法的安全性和有效性。明·张介宾在《类经·官能》中告诫说：“导引者，但欲运行血气而不欲有所伤也，故唯缓节柔筋而心和调者乃胜是任，其义可知。今见按摩之流，不知利害，专用刚强手法，极力困人，开人关节，走人元气，莫此为甚。病者亦以谓法所当然，即有不堪，勉强忍受，多见强者致弱，弱者不起，非唯不能去病，而适以增害。用若辈者，不可不慎。”而《医宗金鉴·正骨心法要旨》则明确指出：“法之所施，使患者不知其苦，方称为手法也。”这里的手法，实则指的便是整复手法。

第三节　影响推拿整脊疗效的常见因素和注意事项

一、影响推拿整脊疗效的常见因素

影响推拿整脊疗效的因素可从手法本身和手法作用对象两方面加以分析。

（一）手法操作因素

手法因素又可分为手法操作方式、关节运动幅度和手法力三个方面。

1．手法操作方式

手法操作方式及对这一操作方式技能掌握上的高低是影响治疗效果的最主要因素。若手法操作方式本身不科学，不仅不能实现矫正或松动关节的目的，反而可引起健康组织的破坏。即使手法操作方式本身是科学的，符合人体关节运动生物力学，不同的操作方式也会影响手法的效果。整脊手法中有所谓的间接手法（或称之为非特异性长杠杆手法，以旋转扳法为代表）、直接手法（或称之为特异性短杠杆手法，以按压复位法为代表）和半间接手法（以对抗复位法为代表）。间接手法容易学习、掌握及临床应用，容易控制手法的力量和脊柱整体运动幅度，但若未掌握操作技巧，则难以准确地控制整复的节段。直接手法不易学习和掌握，不易控制按压力量的大小和方向，但若掌握操作技巧，却能准确地控制所要整复的节段。

此外，操作方式的不同，又可影响到所需关节运动的幅度和手法力的大小。间接手法操作时，手法力作用到目标节段，有一应力传递的过程。如以颈椎旋转扳法整复颈5～6节段时，施加于颅骨上的扭转力首先使得寰枕关节发生旋转，然后这一扭转应力通过关节囊和短韧带逐节应力传递，传递至下颈椎。而当下颈椎活动节段的旋转幅度超过其弹性限制位时，才造成复位的节段运动。显然，上颈椎活动节段的旋转运动并不是颈椎旋转扳法的目的，而是旋转扳法这一操作方式要达到旋转整复的必要生物力学过程。而直接手法只对错位节段的椎骨进行施压，故节段运动仅存在于错位节段上，避免了不必要的节段运动。

2．关节被动运动幅度

矫正性手法和松动性手法只有将关节运动幅度限制在一定的范围内，才能保证满意的治疗效果而不致造成不良作用。松动性手法的关节被动运动幅度限制应在超过病理限制位的3°~5°范围内。若关节运动幅度小于这一范围，则手法将达不到松解关节的目的。若运动幅度超过这一范围，则可能会对病变组织产生强烈的牵拉刺激，引起患者剧烈疼痛及反射性肌痉挛，反而降低手法治疗效果。若运动幅度明显逾越这一限制，则将造成软组织创伤，给患者带来巨大痛苦及遗留再次粘连的可能。矫正性手法的关节被动运动幅度是超过弹性限制位的3°~5°，但必须小于解剖限制位。如果矫正性手法的关节运动幅度过小，不足以使关节囊、韧带的张力提高到能克服关节软骨面交锁所产生的静摩擦力，便难以恢复关节的正常解剖对应关系。而如关节运动幅度超过解剖限制位，则关节囊、韧带的张力将增高到使其屈服的阶段，出现松弛，引起关节失稳。若关节运动幅度进一步增高，则必将引起关节囊、韧带结构的隐性断裂甚至显性断裂，造成医源性损伤。

3．手法力

矫正性手法和松动性手法力的大小对治疗效果的影响应从以下三个方面认识。

（1）一定的力量是完成手法操作的前提。据国内外实验资料，完成颈椎整复需要达到90~140N的力，而颈椎松动需要40~80N的力，实现胸椎整复需要200~400N的力，对骶髂关节进行松解需300~500N的力。若手法力未达到这一阈值，则不能完成手法操作。

（2）特定的操作方式可降低关节复位的阻力。关节复位阻力主要来自三个方面，即关节囊、韧带的弹性张力，关节面的摩擦阻力和肌肉的张力。考察关节被动运动阻力诸因素为：

①关节面摩擦阻力是由关节软骨摩擦系数和关节面压力所决定的，即 $F=\mu N$。尽管关节软骨摩擦系数 μ 在不同个体、不同年龄组之间有一定的变动范围，但对同一个体的同一关节在特定时间内却是一常数。故摩擦阻力主要由变量关节面载荷 N 的大小所决定。影响关节面载荷大小的因素有体位、关节胶原组织的弹性张力和关节周围肌肉的收缩力。

②关节囊和韧带的弹性张力是被动力，主要取决于关节的运动状态。对关节复位运动有两方面的作用，与关节面呈切向的分力是引起关节面相互滑动，进而恢复正常解剖关系的中间应力传递环节，而其与关节面呈法向的分力则增加关节面负荷而造成关节摩擦阻力增大。

③肌张力是其中最活跃的变化因素，在关节矫正性手法和松动性手法操作过程中一方面增加关节面载荷，对关节复位造成困难，另一方面直接对抗手法的操作，影响手法的顺利进行。采用卧位操作，一般都有利于降低关节面负荷及减轻肌肉的紧张程度；对关节进行拔伸、将脊柱处于前屈状态都有助于增加关节间隙，降低关节面的接触压；在矫正性手法和松动性手法应用前先施加刺激性手法，或通过体位调整使关节的主要肌群处于放松状态，均可降低肌肉张力。降低了关节被动运动的负荷，就可在较小的手法力下顺利地完成手法操作。

（3）特定的操作方式可提高手法的杠杆效应。手法操作者个体的力量素质有一定的生理限制，但利用骨关节的省力杠杆效应，可将直接的手法力转化成放大的骨杠杆力，从而增加复位的动力。如推扳类手法一般都利用骨骼的长杠杆效应进行整复，尽管整复腰椎及骶髂关节时，除了需要克服活动节段（关节）本身的阻力以外，还需要克服强大的肌肉收缩力对抗，由于骨盆和肩膀的动力臂要远长于后关节及骶髂关节的阻力臂，故作用于活动节段（关节）的动力成倍增加，若操作正确，一般只要中等的力量就可完成手法操作。

（二）作用对象因素

手法作用对象因素可细分为病程、病理差异和骨质改变。

1．病程

病程的长短对矫正性手法和松动性手法治疗效果有直接影响。对于同样的腰椎后关节紊乱患者，发病时间在一两天之内者，只要纠正关节错位，其疼痛、腰部活动障碍会迅速消除。而病程一旦超过 3 天之后，由于长时间的肌肉反射性痉挛所引发的一系列病理改变，即使整复了节段的错位，其疼痛和腰部活动障碍也只能出现部分改善，往往需要进一步的手法治疗才能治愈损伤。而如果关节错位长期得不到整复，骨和关节周围软组织将因错位的异常应力作用而逐步出现重新塑性，以适应改变了的关节生物力学平衡。此时，即使正确整复了关节位置，这种位置也不易长期保持下去，往往会在下一诊治过程中发现已整复的关节又发生了错位。

2. 病理差异

对于同一种疾病或损伤，因病理特性的不同，可带来治疗效果的巨大差异，甚至出现完全相反的结果。如腰椎间盘突出症的病理分型有张力型、退变失稳型和增生狭窄型的不同。对于张力型和退变失稳型患者均可采用矫正性手法以促进椎间盘内压下降、突出物回纳或移动，消除神经根压迫。但对于增生狭窄型的患者，因突出物早已钙化、骨化，矫正性手法并不能使之回纳或移位，操作不当反而会对神经根及周围组织产生损伤作用，只能采用小幅度的脊柱松动性手法松解椎管内外组织，促进局部血液循环和炎症消散，才能缓解其临床症状。

3. 骨质改变

矫正性手法和松动性手法要对骨关节施加负荷及使之发生空间位置的改变，故骨质的改变将对手法产生反作用。骨质疏松是老年人，特别是老年妇女的常见骨骼改变，疏松的骨质使骨骼的机械强度大幅度下降，容易在外来力量甚至自身重力的作用下折断。故对于骨质疏松的患者，切忌使用矫正性手法，必要时可用动作柔缓、用力轻巧的松动性手法代替，反而能起到较好的治疗作用。骨质增生是中老年患者的普遍现象，轻度的骨质增生并不会引起严重的临床症状，但中度以上的骨质增生使椎间孔、椎管的缓冲空间和节段运动的安全范围减小，在同样的运动幅度内，坚硬的骨质结构容易对周围的神经、血管、脂肪等软组织造成机械损伤。故对于骨质明显增生的患者，就要注意控制矫正性手法和松动性手法的关节运动幅度。对重度骨质增生的患者，应避免应用矫正性手法。

二、推拿整脊的注意事项

推拿整脊手法应用得当，可立即消除引起疾病的机械性因素而达到治疗目的，但应用不当则可能造成严重的神经和血管损伤，严重威胁患者身体健康以致生命安全，故在临床应用中要注意以下几点。

（一）严格掌握适应证

矫正性手法和松动性手法都有自己特殊的应用范围，或对特殊的关节或特殊的节段发挥作用，或对特殊的病理状态加以矫正。若手法应用的范围超过这些限定，就起不到应有的治疗作用，而且可能产生不良反应以致手法意外。如颈椎旋转扳法对于上颈椎旋转性错位具有较好整复作用，但若应用于整复下颈椎的错位就不一定有效，如勉强用旋转扳法整复难复位的下颈椎错位有可能引起寰枢关节损伤、椎动脉损伤及脊髓损伤。又如对于张力型腰椎间盘突出症，脊柱后伸按压手法有助于髓核在完整包膜的牵拉下向前滚动回纳，从而减轻或消除对神经根的机械压迫，有利损伤修复。但对于退变失稳而膨出的椎间盘，脊柱后伸按压手法将使椎间隙后缘变窄，反而使膨出的纤维环结构变形后突，不能减轻对神经根及马尾的机械压迫，对治疗并无积极意义。而对于继发椎管、侧隐窝增生狭窄的患者，脊柱后伸按压手法则会导致后纵韧带及黄韧带的皱缩和椎管、神经根管的进一步狭窄，增加对神经、血管的机械压迫，加重临床症状。

（二）重视手法的安全性

医生的责任是减轻病人的痛苦，手法应用的目的是治疗疾病。与刺激性手法相比，矫正性和松动性手法由于要对关节进行较大幅度运动的操作，更易于引起意外情况的发生。根据文献报道，常见的手法意外有：骨折、周围神经损伤、脊髓损伤、椎动脉或颈内动脉损伤及脑梗塞。由于脊柱矫正性手法可能引起的神经、血管损伤往往造成患者不可逆的运动感觉功能丧失，甚至威胁生命，故该类手法的安全性更应引起临床工作者的高度重视。

重视手法的安全性，首先必须纠正以下两个尚未明确的认识。

1．脊椎解剖位置完全整复是否必要

临床实践经验告诉我们，脊椎错位是一种相当普遍的现象，多数健康人尽管存在明确的错位体征，如椎骨棘突、横突的偏凸，棘突旁的压痛及 X 线正位片上两侧椎弓根阴影的明显不对称等，但其中的许多人并没有任何不适。另外，在应用手法整复的过程中，部分病例并没有出现典型的弹响声或弹跳感，棘突和横突也并没有恢复平整，但患者的临床症状及体征可在手法实施前后发生显著改善。这些情况表明，脊椎解剖位置的异常并不一定导致临床症状的出现，临床症状的改善也并不一定依赖解剖关系的完全整复。

2．脊椎解剖位置的完全整复是否可行

除了少数年轻患者的急性脊椎错位经整复后可长期保持于正常位置外，临床上常可见到已整复的节段在下次推拿诊治中又重新偏离解剖对应关系。事实上，当一个关节或节段长期处于偏离正常解剖状态后，周围的韧带很快会发生适应性变化而逐渐伸长松弛，随后骨骼结构也发生相应变化，以适合改变后的应力分布。特别在中老年患者中，由于椎间盘组织的退行性变化，活动节段稳定性的下降，即使通过一次或多次手法整复错位的节段，该节段还是会因日常生活中不可避免的脊柱运动而再次偏离正常解剖位置。故可以认为，完全整复脊椎的解剖位置并保持于严格的解剖对位状态在实践上也存在一定的困难性。

在其他因素同样的条件下，矫正性手法的安全性与脊柱运动幅度及手法力量的大小呈反比关系，即运动幅度越小、手法力越轻，安全性就越高。实际上，由于椎间孔、椎管、侧隐窝、横突孔等重要的骨性结构都有一定的缓冲空间，有时即使椎骨仅出现很小尺度的空间位置移动，也可使神经根、韧带、血管、滑膜组织的压力或张力发生巨大变化，导致临床症状、体征的明显改善或恶化。既然脊柱解剖位置的完全整复既无必要，在实践中的可行性也很差，手法治疗的目的又是减轻及消除患者痛苦，就不能以手法操作过程中是否有弹响声发出，棘突和横突是否恢复平整作为判断手法实施成功的标志，而要以手法前后患者的临床症状和体征是否在瞬间发生了显著改善为标志。这样，就能以最小的脊柱运动幅度和最小的手法力来完成手法操作，保证手法的安全性。

（三）关节运动幅度及手法力量的精确控制

推拿界老前辈丁季峰主任医师在关于关节被动运动操作时说："差之毫厘，失之千里。"他认为推拿手法，特别是矫正性手法和松动性手法并不是外行人所以为的只要有力气就行的粗糙动作，而是一种精细的治疗技术。如同外科手术有普外科和显微外科之分一样，手法操作技能亦有初级和高级之分。高级的手法操作要能够像显微外科一样精细，对关节运动幅度和手法力度进行精确控制。具体地说，就是关节运动幅度误差不能超过1°，力量误差不能大于1N，既能保证手法操作目标的实现，又绝不会出现运动过度而引起患者的暂时痛苦和医源性损伤。

矫正性手法和松动性手法是治疗软组织损伤、运动系统疾病和神经系统疾病的主要手段，手法操作的质量往往决定整个手法治疗过程的效果。运动障碍是这些疾病或损伤的主要临床表现，被动运动操作又要在出现运动障碍的关节上实施，病变关节往往存在着种种病理限制因素如炎症、粘连、软组织挛缩、肌肉痉挛等，而手法操作的实施又必须突破关节的病理、生理限制位置。若操作不当，不仅不能取得良好的治疗效果，反而引起患者剧烈疼痛及各种不良影响。为了把对患者的不良影响限制在最低程度，也为了手法操作的顺利实施，矫正性手法和松动性手法在操作技能上必须满足轻巧、短促、随发随收三要点。

矫正性手法和松动性手法的操作过程一般分为两个阶段。第一阶段是医生在无痛的范围内引导患者关节脊柱逐渐由松弛状态运动至弹性限制位，然后医生以突发、短促、有控制的力量使关节运动幅度突破紧张限制位少许，整复关节的正常解剖关系或扩大受限的关节活动幅度。

在手法的第一阶段中，医生应仔细观察患者的反应，准确地测量或估计关节活动所达到的幅度。鉴于人体解剖结构数据上的随机变化性病理变化的不同，尽管从统计学的角度来看，各个关节有其正常的生理运动幅度，但每一个具体要操作的关节的生理及病理运动范围，并不是固定不变的，而有相当大的变动范围。因而实施手法的第一阶段操作的目的，实际上在于较精确地探索该关节的生理或病理限制幅度。在第一操作阶段中，医生若感觉出现异常现象，应立即中止手法操作。实施手法操作的第二阶段时，医生已经对所要施加的力量、所要突破的运动限制范围的幅度及手法操作后患者应该得到的症状改善了如指掌，心中有数，并具有随意控制的能力，故能避免手法操作上的失误，保证治疗效果。

由于矫正性手法和松动性手法操作的第一阶段是在无痛的关节生理运动或病理运动限制范围内进行的，动作又较为和缓，一般不至于引起危害。而手法操作的第二阶段是在运动限制范围之外进行的，操作技能掌握不当，容易引起失误。故对矫正性手法和松动性手法第二阶段的加力动作提出以下三要点。

1. 轻巧

所谓轻巧，是指医生控制关节被动运动操作的力量宜轻不宜重，适可而止。轻，是建立在巧的基础上得以实现的，无巧就不能轻。巧，就是要注重研究科学的关节被动运动操作方式。

2. 短促

所谓短促，是指医生在突发、有控制的加力推扳动作的时程应十分短暂，应控制在1/10~1/5s之间，一般关节运动幅度超过弹性限制位3°~5°，应迅速放松该关节。手法操作中要杜绝把两个阶段的操作合并成一次连续的动作，更要杜绝突然的大幅度推扳动作。连续的动作或大幅度推扳动作实际上忽视了对关节运动范围进行精确的测量和估计，也就难以控制关节运动幅度和手法力的强弱，容易使关节运动超过病理、生理许可的范围，从而造成手法损伤。如在肩关节周围炎粘连期的手法治疗上，历来有两种分歧，一派观点主张在麻醉下用一次性大幅度的关节被动运动完全解除关节囊的粘连，以期加快治疗过程。但临床实践证明，大多数患者经一次性手法撕离粘连后，因关节囊广泛的内损伤，引起术后的剧烈疼痛，也影响到术后的自主性功能锻炼。且撕离粘连必然引起关节囊内大面积的内出血，大量瘀血及其炎症反应产物吸收不全，反而为手法后再次粘连留下了隐患。而小幅度的关节被动运动，其幅度容易被精确地测量，力量大小容易为操作者加以控制，粘连撕离产生的创面较小，手法后疼痛不明显，甚至有所减轻，不影响患者自主性功能锻炼。这样，积小幅度运动成大幅度运动，关节功能障碍反而能在较短的时期内消失。

3. 随发随收

正确的关节被动运动要求在手法操作的第二阶段以突发、有控制的推扳动作完成操作目标后，立即将该关节放松，恢复到无痛的位置。因为，突然扩大病变关节的运动幅度必然会刺激病灶敏感的神经末梢，引起剧烈疼痛并产生保护性肌肉收缩。若将关节长时间保持在该位置，无疑会增加患者痛苦，并可能因长时间的肌肉保护性收缩而不利于疾病和损伤的修复。故在突发推扳动作完成后，必须立即将关节恢复到中立位置，把被动运动对病灶的刺激时间降低到最短，应尽可能减轻患者的疼痛。

要能够精确控制关节运动的幅度和手法力大小，必须在操作过程中集中注意力，仔细体会患者对手法操作的反应。一般来说，当患者的肌肉仍处于松弛状态，对关节被动运动没有抵抗时，尚未达到弹性限制位，可继续引导患者关节运动。当患者肌肉并不紧张，而运动逐渐出现阻力时，已接近弹性限制位。当患者肌肉处于紧张状态时，因难以准确判断关节运动处于何种范围，应暂停手法操作，待应用其他方法，使肌紧张缓解后再予以整复或松解。

（四）在患者肌肉放松状态下操作

考察影响关节被动运动操作的主动因素为：操作者的力量是引起关节运动的动力，力量的大小决定关节被动运动的幅度和速度，发力方向及与患者身体的相对关系决定关节运动的方向。

肌张力是引起关节复位运动前负荷增高的主要因素。在肌肉基本放松的情况下，关节被动运动的前负荷降低到最低限度，关节可在很小的外力驱动下在生理运动范围内自由地运动。手法操作者亦可以比较容易地判断关节运动幅度是否达到了弹性限制位，然后在此基础上再以突发短促的加力动作，引起关节复位运动或对关节囊、韧带等胶原组织施加拉伸负载，松解软组织。但在肌肉高度紧张的状态下，关节运动负荷的增加迫使手法操作者要以较大的力量驱动关节在生理活动范围内运动，难以判断关节运动是否达到了生理限制位。结果不是在弹性限制位以前做加力推扳动作而达不到整复或松解的目的，就是在弹性限制位之外做强制的超关节运动而导致关节损伤。其次，高度的肌紧张必然要对抗手法操作者的力量，而手法操作者为了达到操作目的就有可能竭尽全力去驱动关节运动。因这种操作已经接近手法操作者的体力极限，就必然影响操作者的灵敏素质，难以对动作和力量进行精确的控制，容易出现操作失误。

肌张力同样影响到关节被动运动的后负荷。在患者肌肉放松、顺着关节生理运动切线方向进行的被动运动中，关节面摩擦阻力降低到最低限度。但当肌肉处于保护性痉挛状态时，关节软骨面的压力显著上升，滑动摩擦力也随之增高，甚至引起目标作用节段关节面交锁，操作者必须以额外的力量克服上述阻力因素，才能达到预定的关节运动幅度。若有关节面交锁，这一加大的力量则因失去关节面空间位置移动的应力松弛效应，全部加载于软组织上，容易导致软组织的撕裂（主体为韧带和关节囊，也可包括神经、血管组织），引起损伤。

因此，在关节被动运动操作过程中，若发现阻力很大，手法没能到达预定目的时，很可能在操作方式、患者体位、关节运动方向上存在问题，或手法的时机不适宜。应仔细寻找原因，再做处理，而不应盲目加大手法的力量及关节运动的幅度，以免造成医源性损伤。如做颈椎旋转复位手法时，上颈椎宜采用轻度后伸位下操作。但下颈椎复位采用后伸位操作，则引起关节面交锁、颈椎生理弧度增大、椎动脉绷紧、寰枕间隙减小等变化，有可能损伤椎动脉、颈内动脉及神经根。若采用自然低头、自然弯腰的体位下操作，由于竖脊肌处于最放松的状态，后关节间隙扩大，使颈椎关节运动的阻力降低到最大的限度，在此基础上以持续拔伸力配合旋转运动，只需很小的扭转力和旋转幅度就可实现整复的目的，且整复时关节往往无弹响声。

此外，在推拿治疗时，一般先要采用刺激性手法对伤病局部及相关经络、穴位进行刺激，以初步减轻疼痛及由疼痛引起的反射性肌痉挛，再实施矫正性手法和松动性手法。也可使患者身体处于某种特殊体位，使全身或局部肌肉容易放松，如卧位状态下肌肉比坐位和立位更容易放松。脊柱处于自然前屈位时，骶棘肌的张力可降低到最低限度，有利于脊柱手法操作的实施。若以上措施仍不能达到使肌肉放松的目的，还可应用麻醉剂进行神经阻滞和局部封闭，再应用手法矫正或松解。

第四节　推拿整脊的适应证和禁忌证

推拿整脊治疗脊柱病及脊柱相关疾病的适应证较广泛，但不是任何脊柱病都可进行推拿治疗，因此选择推拿治疗之前必须明确诊断，严格掌握推拿整脊的适应证和禁忌证。

一、推拿整脊的适应证

各种慢性劳损所引起的一些伤病多数为适应证。

直接暴力或间接暴力导致软组织损伤中后期。

脊柱退行性病变所致的各类脊柱疾病及脊柱相关疾病。

二、推拿整脊的禁忌证

（1）诊断不明的某些可疑骨折、肿瘤、结核、骨髓炎等。

（2）各种急性损伤早期，疼痛、肿胀严重者慎用。

（3）出血性疾病。包括有出血现象、出血趋势以及施术后极有可能引发出血的各种疾病。

（4）感染性病症。各种脓肿、败血症或脓毒血症等均属推拿治疗禁忌；另外，部分感染轻微的患者，推拿治疗后有加重病症感染的趋势，也要慎用或禁用。

（5）骨折早期，截瘫初期。

（6）孕妇的腰骶部、臀部、腹部。

（7）女性的经期不宜用或慎用。

（8）年老体弱、久病体虚、过度疲劳、过饥过饱、醉酒之后、严重心脏病及病情危重者禁用或慎用。

（9）皮肤病变的局部，如烫伤与溃疡性皮炎的局部。

（10）某些感染性的运动器官病症，如骨结核、丹毒、骨髓炎、化脓性关节炎等。

（11）某些急性传染病，如肝炎、肺结核等。

（12）开放性的软组织损伤。

第五节　推拿整脊手法

一、脊柱及脊柱区松解类基本手法

1．按法

以拇指指腹、掌根或肘在治疗部位或穴位上，按照轻—重—轻的顺序有节律地垂直按压至患者耐受为度。以掌根部着力按时既可用单手操作，也可以双手相叠，协同操作，以增加按压力量。

【临床应用】

在患者背部、臀部及股部等，尤其适用于肌肉丰厚处操作，具有较好的温中散寒、舒筋通络作用，常用于腰痛而腰背肌肉拘紧挛急者、功能性脊柱侧突或脊柱后突等。

落枕：拇指按天宗穴 2~3min，使患者产生较强的局部酸胀感，并有上肢无力的感觉，然后在指按下嘱患者主动缓缓转动头部，转动幅度越大越好。轻症患者经过此操作，其症状即可缓解。重症患者还需配合其他手法操作。

腰痛：掌按竖脊肌，以双手掌根部交叉后自上而下按压两侧竖脊肌。注意，呼气时双手同时向外下方按压，吸气时掌根向腰骶部移动 3cm 左右。掌按后，患者腰背肌肉可感到明显放松，腰痛减轻，再行其他操作。

2．压法

以拇指或肘在治疗部位或穴位上施以较强的平稳力持续压力刺激。用肘部按压时，肘关节屈曲，以前臂和肘尖平置于体表某部位，身体下坠，使躯干的力量通过上臂骨的传递，垂直作用于患者肌肤。

【临床应用】

压法压力极大，刺激强烈，一般仅用于身体壮实者肌肉发达的下腰部及臀部操作，治疗顽固性的腰腿痛及腰肌高度僵硬。

3. 推法

以上肢某一部位着力于体表后做单方向向前推移。按操作者与患者体表接触部位的不同可分为掌推法、拳推法及肘推法。

掌推法：手指伸直并拢，以掌根部着力于体表。为了增加掌推法的压力也可将另一手掌按压于掌背上。以肩、肘关节的力量带动手掌和缓地在皮肤上保持中等的压力下沿肌纤维方向移动至所推路线的尽头，然后在保持与皮肤接触但无压力下回到动作的开始处。将以上动作连续起来操作 10~15 遍。

拳推法：一手握拳，以食、中、无名和小指的近侧指间关节着力于体表。以肩、肘关节的力量带动拳头和缓地在皮肤上保持中等压力下沿经络或肌纤维方向移至所推路线的尽头，然后在保持与皮肤接触但无压力下回到动作的开始处。将以上动作连续起来操作 10~15 遍。

肘推法：肘关节屈曲，以肘尖部着力于体表。以肩部和躯干力量带动肘尖部沉缓地在皮肤上保持较大的压力下沿经络和肌纤维方向移动至所推路线的尽头，然后在保持与皮肤接触但无压力下回到动作的起点。将以上动作连续起来操作 10~15 遍。

【临床应用】

掌推法适用于肩背、腰臀较为平坦部位的操作。拳推法主要用于腰臀和大腿肌肉丰厚处的操作，特别是对于这些部位的陈伤宿疾，风寒湿痹而又感觉迟钝，较为适用。肘推法是推法中刺激最强的手法，临床上仅对身体十分壮实者使用。

推法具有促进气血流通，理筋顺络的作用。关节扭伤时多在关节拔伸下以拇指平推法沿关节间隙上下推移，以解除嵌顿的关节滑膜，理顺断裂的韧带、肌腱，使其断端对合，有利于组织修复。腰背扭伤，肌肉风湿多用掌平推法，以手掌沿骶棘肌方向自上而下推移，使肌肉放松，督脉和膀胱经经气疏通，风湿得除。

4. 擦法

腕关节伸直，前臂和手掌接近一直线，以全掌或小鱼际着力于患者皮肤，然后在保持稳定压力下以肩肘关节屈伸运动带动手掌在体表上直线往返匀速运动，使手掌与皮肤之间的摩擦热逐渐深透到身体内部。擦法操作时，患者的治疗部位皮肤应裸露出来。

【临床应用】

一般常用侧擦法用于腰背部，以消肿逐瘀，活血定痛，促进炎症消散，用以治疗软组织扭伤或挫伤的初期，或有明显的局限性压痛、肿胀等情况。

5. 刮法

以拇指桡侧缘或食、中指指腹蘸水后紧贴于治疗部位，在保持较重压力下从上而下或从内向外单向推移，直至治疗部位的皮肤出现紫色瘀血红斑。也可使用一些简单的用具，如边缘光滑的汤匙、竹片、牛角片做刮法的器具。

【临床应用】

刮法适用于颈项部、肩背部、脊柱两侧，民间主要用于治疗痧症，故又称刮痧。用以治疗颈椎病、肩周炎等骨伤科疾病。

6．拨法

用拇指指腹着力，垂直按压于治疗部位，做单向直线短距离的推动动作，拨动患者皮肤和深层组织。

【临床应用】

本法着力面积小，压力大，直达深层组织，渗透性强，具有分离粘连，舒筋解痉的作用，可治疗软组织挛缩、粘连及各种顽固性痛症。

7．揉法

腕关节背伸，用掌根粘附在患者皮肤的某一点，适度施加压力，带动患者皮下浅层组织在深层组织的界面上环转揉动的手法。

【临床应用】

掌根揉主要用于腰背表面平坦而面积较大部位的操作，尤其是软组织压痛和肿胀明显处，往返操作3~5min，可使局部压痛明显减轻。

8．按揉法

在按法的基础上增加缓慢的环转运动，或在揉法的基础上增大手法的压力，就成为按揉法。揉法的环转运动一般是在皮肤和皮下组织的界面上进行的，而按揉法的环转揉动一般是在皮下组织和深筋膜的界面上，甚至是在浅层肌肉和深层肌的界面上进行的。故揉法产生轻松舒适的感觉，而按揉法则出现明显的酸胀感觉。

【临床应用】

临床应用同揉法。

9．屈指推

又称跪推法。将拇指屈曲，以其指间关节背侧的桡侧缘着力于肌肤上，然后按一指禅推法的要领，以前臂的主动摆动带动拇指指间关节在体表来回滚动，则为屈指推。

【临床应用】

屈指推主要用于颈项部操作，当患者颈部肌肉僵硬而术者指力不足，一指禅推法难以深透时，可用屈指推操作。

10．㨰法

操作者上肢肩关节放松，呈自然前屈、外展状态；肘关节屈曲呈140°，肘部与胸侧壁保持约一个拳头的距离；手放松，手指自然弯曲，手背自然沿掌横弓方向排列呈弧面，以手掌第5掌指关节背面接触患者体表，以肩部力量带动肘关节略伸展，同时前臂旋外前摆，腕关节逐渐掌屈并向前方移动，带动手背弧面向前动，直至以第 3 掌骨背侧接触体表。紧接着，以肩部力量带动肘关节略屈曲，前臂旋内后摆，腕关节逐渐伸直并向后方移动，带动手背弧面向后动，直至以手小鱼际缘接触体表。如此连续不断，使手背对体表施加轻重交替、持续不断的压力滚动刺激。㨰法的操作频率应保持在每分钟 120~160 次。

【临床应用】

㨰法的接触面积大，压力也大，刺激刚柔相济，适用于对颈项部、肩背部、腰臀部及四肢大关节等肌肉丰厚处进行手法刺激，临床上常用以治疗软组织损伤及神经和运动系统疾病。在临床治疗时，要将㨰法与关节的被动运动手法有机地结合起来操作，发挥按抑皮肉手法与捷举手足手法的协同作用。

11．掌指关节法

掌指关节法操作时以第 2 至第 4 掌指关节背面骨突接触体表，以腕关节单纯屈伸运动代替腕关节屈伸和前臂旋转的复合运动，在操作上能获得更大的压力和刺激强度。

【临床应用】

掌指关节法适用于腰背肌僵硬、感觉迟钝者的治疗。

12．捏法

以拇指和其他手指相对将皮肤及少量皮下组织捏合提起再放松的操作，称捏法。捏法是捏拿类手法中着力最轻、刺激最柔和的手法，通常应用于对小儿脊柱两侧皮肤的刺激。临床上有拇、食指捏法和拇、食、中指捏法。

【临床应用】

捏法主要用于对脊柱两侧的皮肤进行刺激，称之为捏脊，在临床上有广泛的应用价值。捏脊是一种较为温和的刺激，主要刺激足太阳膀胱经的诸背俞穴，能促进内脏功能的调整，对各种内科疾病均有良好治疗效果，其治疗作用偏向于补益，以前主要用于小儿推拿，目前已推广应用于成人疾病如消化不良、月经不调的治疗。

13．拿法

操作者放松腕关节，手指伸直，以拇指掌指关节与其他手指由轻到重再由重到轻地交替变化相对用力，将肌肉连同皮肤、皮下组织一起慢慢向上提起，再逐渐放开，使肌肤从手指间滑出。然后不断沿肢体纵轴移动捏拿部位，动作连绵不断，相互衔接，使刺激逐步扩展。

【临床应用】

拿法适用于对颈项、肩部肌肉丰厚处进行刺激，通常与主治手法相配合，用以调换手法的刺激方式、强度及运动肌群，既避免人体对同一形式的刺激产生耐受性，又能避免同一肌群处于过度运动而造成疲劳。

14. 搓法

患者俯卧位，操作者双掌并列或重叠，沿脊柱两侧或脊柱中线上下移动搓动，带动腰或脊柱滚动。

【临床应用】

搓法适用腰部操作，常作为结束手法应用，有放松肌肉、减轻疼痛、促进组织修复的作用。

15. 点法

以拇指端或肘对患者进行点状持续性刺激的手法。

【临床应用】

点法适用于对全身各部穴位及经络路线的刺激，属强刺激手法，对严重的疼痛性疾病具有较高的治疗价值。

16. 击法

对局部组织进行击打刺激的手法。通常有以下操作方法。

（1）捶击法：双臂肘关节屈曲，腕关节放松，手握空拳，用拳尺侧缘交替击打治疗部位。

（2）掌侧击法：双臂肘关节屈曲，腕关节放松，手指伸直并拢，使手掌尺侧缘反复交替击打患者身体，操作频率均为每分钟 120 次左右。

（3）拳背击法：肘关节屈曲，腕关节伸直，手握空拳，保持拳背平整，以肘关节迅速伸直的力量，将拳背平整部分快速、短促、有节奏性地击打患者体表。

（4）掌根击法：手臂伸展，肘关节略屈曲，腕关节背伸，手指自然屈曲，以肩关节迅速屈曲的力量将掌根多肉部分快速、短促、有节奏地击打患者身体某一部分，迅速弹起。

（5）棒击法：腕关节放松，手握桑枝棒的一端，棒身保持与患者四肢纵轴相平行，视临床的需要，分别以肘关节屈伸的力量（较轻刺激）或肩关节屈伸的力量（更强刺激）使桑枝棒的棒身短促地击打患者身体某一部位。一般在身体同一部位可连续击打 2~3 次，也可一边击打，一边移动击打的部位。棒击的力量应由轻到重，逐步增加；击打时棒身与患者身体接触的面积要尽可能地大，使棒身平整地击打身体，不可用棒尖击打，也不可打出头棒；击打时棒的轴向应与肌纤维方向平行（腰骶部除外）；在肾区击打的力量切不可太大，以免造成肾脏损伤。

【临床应用】

捶击法和掌侧击法适用于颈项部、肩背部的操作，常与其他手法配合，治疗因肌肉过度疲劳或运动过度所致的肌肉紧张、酸痛。

拳背击法适用于背部和腰骶部操作，与其他手法配合治疗肌肉紧张、肩背风湿、感觉迟钝麻木等症。

掌根击法主要用于头顶、腰骶部及臀腿部操作，与其他手法配合治疗眩晕、头痛、头胀及感觉麻木迟钝等症。

棒击法适用于腰骶部和下肢操作，治疗陈伤痼疾引起的肢体疼痛麻木，感觉迟钝。

17．拍法

五指伸直并拢，使掌心凹陷，腕关节放松，然后以腕关节为运动中心，肘关节协调配合，用虚掌轻快地拍打治疗部位。

【临床应用】

拍法常用于肩背、腰骶部操作，有较好的放松肌肉、促进血液循环的作用。

二、脊椎整复类基本手法

（一）拔伸法

1．颈椎拔伸法

包括掌托拔伸法、肘托拔伸法和仰卧位拔伸法三种。

（1）掌托拔伸法：患者坐位，术者站于其后。以双手拇指端和罗纹面分别顶按住其两侧枕骨下方风池穴处，双掌分置于两侧下颌部以托挟助力。然后掌指及臂部同时协调用力，拇指上顶，双掌上托，缓慢地向上拔伸 1~2min，以使颈椎在较短时间内得到持续牵引。

（2）肘托拔伸法：患者坐位，术者站于其后方。以一手扶于其枕后部以固定助力，另一侧上肢的肘弯部托住其下颌部，手掌则扶住对侧颜面以加强固定。托住其下颌部的肘臂与扶枕后部一手协调用力，向上缓慢地拔伸 1~2min，以使颈椎在较短的时间内得到持续牵引。

（3）仰卧位拔伸法：患者仰卧位，术者置方凳坐于其头端。以一手托扶其枕后部，另一手扶托下颌部。双手臂协调施力，向其头端缓慢拔伸，拔伸时间可根据病情需要而定，使颈椎得到持续的水平位牵引。

2．腰部拔伸法

患者俯卧，双手用力抓住床头。术者立于其足端，以双手分别握住其两踝部，向下逐渐用力牵引。在牵引过程中，身体上半部应顺势后仰，以加强牵拉拔伸的力量。

3．骶髂关节拔伸法

患者仰卧位，患侧膝关节略屈，会阴部垫一软枕。术者立于其足端，以一手扶按其膝部，另一手臂穿过其腘后，握住扶膝一手的前臂下段，并用腋部夹住其小腿下段，再以一足跟部抵住其会阴部软枕处。然后手足协同用力，将其下肢向下方逐渐拔伸，身体亦同时随之后仰，以增强拔伸之力。

（二）扳法

1．颈部扳法

包括颈部斜扳法、颈椎旋转定位扳法、环枢关节旋转扳法。

（1）颈部斜扳法：受术者坐位，颈项部放松，头略前倾或中立位。术者站于其侧后方，以一手扶按头顶后部，另一手扶托其下颌部。双手协同动作，使其头部向侧方旋转，当旋转至有阻力时，略停顿片刻，随即用“巧力寸劲”，做一突发性的有控制的快速扳动，常可听到“喀”的弹响声，之后可按同法向另一侧方向扳动。颈部斜板法亦可在仰卧位情况下施用。患者仰卧位，全身放松。术者坐于其头端，以一手扶托于下颌部，另一手置于枕后部。双手协调施力，先缓慢地将颈椎向上牵引，在牵引的基础上将颈向一侧旋转，当遇到阻力时略停片刻，然后以“巧力寸劲”做一突然的、稍增大幅度的快速扳动，常可听到“喀”的弹响声。

（2）颈椎旋转定位扳法：患者坐位，颈项部放松。术者站于其侧后方。以一手拇指顶按住病变颈椎棘突旁，另一手托住对侧下颌部，令患者低头，屈颈至拇指下感到棘突活动、关节间隙张开时，即保持这一前屈幅度，再使其向患侧屈至最大限度。然后将其头部慢慢旋转，当旋转到有阻力时略为停顿一下，随即用“巧力寸劲”做一个有控制的增大幅度的快速扳动。此时常可听到“喀”的弹响声，同时拇指下亦有棘突弹跳感。

（3）环枢关节旋转扳法：患者坐于低凳上，颈微屈。术者站于其侧后方，以一手拇指顶按住第2颈椎棘突，另一手以肘弯部托住其下颌部。肘臂部协调用力，缓慢地将颈椎向上拔伸。在拔伸的基础上同时使颈椎向患侧旋转，当旋转到有阻力的位置时，随即用“巧力寸劲”，做一突然的、稍大幅度的快速扳动，而顶住棘突的拇指亦同时施力进行拨动。此时常可听到关节弹响声，拇指下亦有棘突跳动感，表明手法复位成功。

2．胸背部扳法

包括扩胸牵引扳法、胸椎对抗复位扳法、扳肩式胸椎扳法和仰卧压肘胸椎整复法。

（1）扩胸牵引扳法：患者坐位，双手十指交叉扣住并抱于枕后部。术者站于其后方，以一侧膝关节抵住其背部病变处，双手分别握扶住双肘部。先嘱患者做前俯后仰运动，并配合深呼吸。即前俯时呼气，后仰时吸气。如此活动数遍后，待患者身体后仰至最大限度时，术者随即用“巧力寸劲”将其双肘部向后方突然拉动，与此同时膝部向前顶抵，常可听到“喀”的弹响声。

（2）胸椎对抗复位扳法：患者坐位，双手交叉扣住并抱于枕后部。术者站其后方，双手臂自其两腋下伸入，并握住其双前臂下段，一侧膝部顶压住病变胸椎处。然后握住前臂的双手用力下压，而双前臂则用力上抬，将其脊柱向上向后牵引，而顶压住患椎的膝部也同时向前向下用力，与前臂的上抬形成对抗牵引。持续牵引片刻后，双手、双臂与膝部协同用力，以“巧力寸劲”做一突发性的、有控制的快速扳动，常可听到“喀喀”的弹响声。

（3）扳肩式胸椎扳法：患者俯卧位，全身放松。术者站于其健侧，以一手拉住对侧肩前上部，另一手以掌根部着力，按压在病变胸椎的棘突旁。拉肩一手将其肩部拉向后上方，同时按压胸椎一手将其病变处胸椎缓缓推向健侧，当遇到阻力时，略停片刻，随即以“巧力寸劲”做一快速有控制的扳动，常可听到“喀”的弹响声。

（4）仰卧压肘胸椎整复法：患者仰卧位，双臂交叉于胸前，双手分别抱住对侧肩部，全身自然放松。术者一手握拳，拳心朝上，将拳垫在其背脊柱的患椎处。另一手按压于其双肘部。嘱患者深呼吸，当呼气时，按肘一手随势下压，待呼气将尽未尽时，以“巧力寸劲”做一快速的、有控制的向下按压，常可闻及“喀喀”的弹响声。

3．腰部扳法

包括腰部斜扳法、腰椎旋转复位法、直腰旋转扳法和腰部后伸扳法。

（1）腰部斜扳法：患者侧卧位。患侧下肢在上，屈髋屈膝；健侧下肢在下，自然伸直。术者以一肘或手抵住其肩前部，另一肘或手抵于臀部。双肘或双手协调施力，先做数次腰部小幅度的扭转活动。即按于肩部的肘或手同按于臀部的另一肘或手同时施用较小的力使肩部向前下方、臀部向后下方按压，压后即松，使腰部形成连续的小幅度扭转而放松。待腰部完全放松后，再使腰部扭转至有明显阻力时，略停片刻，然后施以“巧力寸劲”，做一个突然的、增大幅度的快速扳动，常可听到“喀喀”的弹响声。

（2）腰椎旋转复位法：患者坐位，腰部放松，双臂自然下垂。以右侧病变向右侧旋转扳动为例。助手位于患者左前方，用双下肢夹住其左小腿部，双手按压于左下肢股上部，以确使其坐位情况下身体下半部姿势的固定。术者位于患者后侧右方，以左手拇指端或罗纹面顶按于腰椎偏歪的刺突侧方，右手臂从其右腋下穿过并以右掌按于颈后项部。右掌缓慢下压，并嘱患者做腰部前屈配合，至术者左拇指下感到棘突活动，棘突间隙张开时则其腰椎前屈活动停止，保持这一前屈幅度。然后右侧手臂缓慢施力，左拇指顶按住腰椎偏歪的棘突为支点，使其腰部向右屈至一定幅度后，再使其腰部向右旋转至最大限度。略停片刻后，右掌下压其项部，右肘部上抬，左手拇指则同时用力向对侧顶推偏歪的棘突，双手协调用力，以“巧力寸劲”做一增大幅度的快速扳动。常可听到“喀”的弹响声。

（3）直腰旋转扳法：以向右侧旋转扳动为例。患者坐位，双下肢分开，与肩同宽，腰部放松。术者以双下肢夹住患者的左小腿部及股部以固定。左手抵住其左肩后部，右臂从其右腋下伸入并以右手抵住肩前部。然后双手协调施力，以左手前推其左肩后部，右手向后拉其右肩，且右臂部同时施以上提之力，如此则使其腰部向右旋转。至有阻力时，以“巧力寸劲”，做一突然的、增大幅度的快速扳动，常可听到“喀”的弹响声。

直腰旋转扳法的另一种操作方法为：患者坐位，双下肢并拢。术者立于患者对面，以双下肢夹住其两小腿及股部。以一手抵于其肩前，另一手抵于另一肩后。双手协调用力，一推一拉，使其腰椎小幅度旋转数次，待腰部充分放松后，使其腰椎旋转至有阻力位时，略停片刻，然后以“巧力寸劲”，做一增大幅度的快速扳动，常可听到“喀”的弹响声。

（4）腰部后伸扳法：患者俯卧位，双下肢并拢。术者一手按压于腰部，另一手臂托抱住其双下肢膝关节上方并缓缓上抬，使其腰部后伸。当后伸至最大限度时，双手协调施力，以“巧力寸劲”，做一增大幅度的下按腰部与上抬下肢的相反方向的用力扳动。

腰部后伸扳法，另有以下三种操作方法。一是患者俯卧位，术者骑坐于患者的腰部，双手托抱住其双下肢或单侧下肢。先做数次小幅度的下肢上抬动作以使其腰部放松。待其充分放松后，臀部着力下坐，双手臂用力使其下肢上抬至最大幅度，然后以“巧力寸劲”，做一增大幅度的快速扳动。二是患者俯卧位，术者一手按压于其腰部，另一手臂托抱住患侧肢的膝上部。双手协调施力，下压腰部与上抬下肢并举，当下肢被上抬至最大限度时，以“巧力寸劲”，做一增大幅度的快速扳动。三是患者侧卧位，患侧下肢屈膝在上。术者一手抵住其腰骶部，另一手握住其足踝部。双手同时施力，向前抵按腰骶部和缓慢向后牵拉足踝部，至最大限度时，施以“巧力寸劲”，做一增大幅度的快速扳动。

（三）摇法

1．颈项部摇法

受术者坐位，颈项部放松。术者立于其背后或侧后方。以一手扶按其头顶后部，另一手托扶于下颌部，双手臂协调运动，反方向施力，使头颈部按顺时针或逆时针方向进行环形摇转，可反复摇转数次。

2．腰部摇法

包括仰卧位摇腰法、俯卧位摇腰法、站立位摇腰法和滚床摇腰法。

（1）仰卧位摇腰法：受术者仰卧位，双下肢并拢，屈髋屈膝。术者双手分按其两膝部或一手按膝，另一手按于足踝部，协调用力，做顺时针或逆时针方向的摇转运动。

（2）俯卧位摇腰法：受术者俯卧位，双下肢伸直。术者一手按压其腰部，另一手臂托抱住双下肢，做顺时针或逆时针方向的摇转。摇转其双下肢时，按压腰部的一手可根据具体情况施加压力，以决定腰部被带动摇转的幅度。

（3）站立位摇腰法：受术者站立位，双手扶墙。术者半蹲于侧，以一手扶按于其腰部，另一手扶按于脐部，双手臂协调施力，使其腰部做顺时针或逆时针方向的摇转运动。

（4）滚床摇腰法：受术者坐于诊察床上，术者立于其后方，助手扶按患者双膝以固定。以双手臂环抱胸部并双手锁定，按顺时针或逆时针方向缓慢摇转。

（四）背法

受术者站立位。术者与其背靠背站立，双足分开，与肩同宽。用双肘勾套住其双肘弯部，然后屈膝、弯腰、挺臀，将受术者反背起，使其双足离地悬空，短暂持续一段时间，利用其自身重力以牵伸其腰脊柱。然后术者臀部施力，做小幅度的左右晃动或上下抖动，以使其腰部放松。当其腰部完全处于放松状态时，做一突发性的、快速的伸膝屈髋挺臀动作，以使其脊柱突然加大后伸幅度。这一动作可连续操作 3 次，如其间稍有间歇进行调整，可辅以臀部的轻度颤抖动作。

三、临床常用整脊手法

（一）颈椎手法

1. 颈椎拔伸手法

（1）坐位操作。

基本操作方式：坐位颈椎拔伸法（双手）。

准备姿势：患者取坐位，微屈颈使颈部肌肉放松。术者双手手指张开，以手掌尺侧缘托住患者颜面和下颌骨，拇指及大鱼际托住枕骨下缘，其余四指托住面部，前臂压在患者两肩上。注意术者的手掌、手指与患者前面接触部位不要低于下颌骨，以免在拔伸过程中压迫患者喉咙及颈内动脉。

发力动作：术者双手向上用力托提，双肘部向下按压，利用前臂的杠杆作用将患者头颈纵向拔伸，持续拔伸 1~2min。在拔伸的过程中，还可将患者头部进行小幅度的屈伸、侧屈及旋转等被动运动，使得颈椎细微的位置偏移在运动中得到调整。

以上拔伸方法的优点是术者的双手握持患者头部，仍处于相对自由状态，故拔伸过程中可充分利用腕关节运动对患者头颈灵活地进行被动运动操作，便于微调颈椎解剖位置，其不足之处则是这种杠杆方式不能省力，因而上法操作时比较费力。

操作变化：坐位颈椎拔伸法（臂、手）。

该拔伸手法的特点则是利用省力杠杆的形式将头颈向上牵拉，改变拔伸方式，以一侧前臂托住患者下颌，手则按于肩上，另一手的虎口张开，托住其枕后部；然后托下颌一侧上肢的手下压，前臂上抬，将患者头颈向上提托，而托后枕之手则协同用力，起着保持头颈矢状轴稳定的作用。该操作方式较前一方式省力，也容易掌握，其缺点则在于对患者头部的被动运动操作不够灵活。

（2）仰卧位操作。

基本操作方式：仰卧位颈椎拔伸法（两侧）。

准备姿势：患者仰卧，头部不要垫枕，肌肉放松。术者双手相对握持患者头面部两侧。

发力动作：术者身体略后倾，将患者头颈沿水平向上方倾斜 15° 的方向持续拔伸。

在拔伸过程中，还可轻轻摇晃患者头部，以微调颈椎的解剖位置。

操作变化：仰卧位颈椎拔伸法（枕、颌）。

卧位颈椎拔伸法还可改为一手托患者下颌，另一手托住枕后部，然后身体略后倾，将头颈沿向后上方 15° 的方向持续拔伸操作。在拔伸过程中，也可轻轻摇晃患者头部，以微调颈椎的解剖位置。

2．颈椎按脊手法

（1）俯卧位操作。

基本操作方式：俯卧位寰枕关节按压整复法。

准备姿势：患者俯卧，胸前以软垫垫高，面部伏于留有呼吸洞的头垫上；若没有这种特殊的设备，可以将额部伏在患者自己的前臂上，保持颈部于前屈状态，并使颈胸椎处于同一条弧线上。术者双上肢肘关节处于轻度屈曲，以一手掌根豌豆骨抵住枕外隆突，另一手重叠于掌背之上。

发力动作：先将患者头部向前下方持续推压片刻，拉开寰枕间隙，并解除枕部诸小肌群的痉挛，然后术者的肘关节突然伸直，利用肘关节的弹性力量在患者寰椎关节处产生一推冲力，驱使寰枕关节产生前屈运动而微调解剖位置。

本法适用于整复寰枕关节错位、固定及松解枕下肌群的痉挛。

操作变化 1：俯卧位颈椎交叉按压整复法（横突）。

若患者颈部肌肉力量并不明显限制操作效应，颈椎按脊整复手法也可不必在持续牵引力下操作。患者仍取俯卧位，在其胸部及颈前垫以软枕，使颈部处于前屈中立。术者站于其头端，先以一手拇指按住错位颈椎后凸的横突后结节（位于棘突偏凸侧的对侧），另一手拇指则按于其下位椎骨对侧的横突后结节，先以较和缓的力量和节奏，将横突向下施加颤动；当患者肌肉放松时，适时以短促、轻巧、有控制的力将横突向下推冲，使之松动或整复。

本法适用于中下颈段颈椎错位的整复及颈椎固定的松动。

操作变化 2：俯卧位颈椎交叉按压整复法（棘突）。

患者体位同上。术者站于其头端，先以一手拇指抵住错位颈椎偏凸之棘突，另一手拇指则抵于其下位椎骨棘突之对侧，先以较和缓的力量和节奏，将两棘突向中线方向推挤；当患者肌肉放松时，适时以短促、轻巧、有控制的力将棘突向内推冲，使组成活动节段的两椎骨产生反向旋转而得以整复。

本法适用于中下颈段颈椎错位的整复及颈椎固定的松动。

操作变化 3：俯卧位颈椎单点按压整复法（棘突）。

对于上颈椎节段来说，也可采用旋转颈部，使其处于弹性限制位后在一侧的棘突或横突进行冲压的方式来进行整复。患者的头部要旋向患侧，使上颈段处于弹性紧张位；

术者的双手拇指并拢或相叠，按压于错位椎骨棘突凸起侧；先以较缓和的力量和节奏，将棘突向内下方施加颤动运动，当患者肌肉放松时，以短促、轻巧、有控制的力量冲击棘突，使之整复或松动。

本法适用于上颈段颈椎错位的整复及颈椎固定的松动。

操作变化 4：俯卧位颈椎单点按压整复法（横突）。

颈椎单点按压整复法的拇指着力点也可改在对侧后凸之横突上。患者的姿势与上法相同。术者以相叠的双手拇指按压于错位椎骨对侧后凸的横突后结节上，先以较缓和的力量和节奏将横突向外下方施加颤动运动，当患者肌肉放松时，以短促、轻巧、有控制的力量冲击横突，使之整复或松动。

本法适用于上颈段颈椎错位的整复及颈椎固定的松动。

操作变化 5：俯卧位颈椎正中按压整复法（棘突）。

对于颈椎向后滑脱的患者，则可应用正中按压整复法。患者颈部保持前屈中立位。术者站一旁，双手拇指并拢按于滑脱后凸之颈椎棘突上，其余手指放置颈旁；先以较和缓的力量对棘突施加指向前下方的颤动，待患者肌肉松弛时，适时以短促、轻巧、有控制的力量，向前下冲压棘突，使之整复。

操作变化 6：俯卧位下颈椎拔伸下按压整复法（单人操作）。

颈椎按压整复手法也可在拔伸力的作用下进行。因拔伸下颈椎的韧带、关节囊处于预紧张状态，加力按压较容易引起整复的节段运动，且椎间隙扩大，又有利于减小后关节面的摩擦阻力。患者俯卧位，但头部向患侧旋转，双上肢分置于治疗床两边，全身放松。术者以一手掌推压患者枕颞部，另一手的拇指则抵住患者对侧错位椎骨之后凸之横突后结节。将患者头部向前方持续牵拉片刻，待活动节段间隙拉开，反射性肌紧张已经抑制后，拇指先以沉缓的力量向下按压横突至紧张位，再适时以突发有控制的力向下按压横突，使之整复。

本法一般用于经推扳类手法操作后仍不能整复的下颈椎错位，或有椎动脉缺血症状、体征，骨质增生严重，估计应用推扳类手法可能产生不良反应的患者。

操作变化 7：俯卧位颈椎拔伸下按压整复法（三人操作）。

俯卧位颈椎拔伸下按压整复手法由单人操作时，其拔伸力量可能不够，以致影响到整复过程中的稳定性。若要对已有脊髓损伤的患者整复移位颈椎，需加强拔伸的力度，可采用三人操作的方式。两助手一人用手臂环抱患者头部，另一人以双手固定其肩部，进行对抗拔伸，术者则用拇指按压于错位椎骨的棘突或横突上，以沉缓的力量向移位相反的方向推压之，使之整复。

（2）侧卧位操作。

基本操作方式：侧卧位上颈椎按压整复法。

准备姿势：患者侧卧，错位椎骨棘突偏凸侧向上，枕头的厚度应适宜，以保持颈椎处于中立位为准。术者一手掌根部豌豆骨抵住向上偏凸的棘突，另一手虎口张开，叉住其腕部，拇指则顶住下一颈椎之后关节突。

发力动作：先将患者颈部向下按压，使之侧屈至弹性紧张位，适时用肘关节发力，按压棘突向下，推顶横突向前，使活动节段之两椎骨相对扭转，得到整复。

操作变化 1：侧卧位寰枕关节交叉按压整复法。

患者的体位和姿势同上。术者的操作方式亦近似上法，而改为以一侧拇指自后方向前抵住寰椎患侧后凸之关节突，另一手拇指自前方向后抵住枕骨下缘，双手拇指交叉用力，先和缓地将寰椎关节旋转，头颈前屈，来回数次后，以轻巧的力量加大寰枕关节和头颈的运动幅度，使寰枕关节复位。

本法适用于寰枕关节旋转错位的整复。

操作变化 2：侧卧位颈椎交叉按压整复法（棘突、关节突）。

本法实际上是将侧卧位寰枕关节交叉按压整复法移用到下颈椎整复上来。术者改为以一手拇指自上方向下抵住错位颈椎侧凸之棘突，另一手拇指则从后方抵住上（或下）一颈椎之关节突；双手拇指交叉用力，先和缓地将活动节段旋转，颈椎前屈，来回数次后，以轻巧的力量突然加大节段运动幅度，使错位颈椎复位。

本法适用于所有颈椎旋转错位的整复。

操作变化 3：侧卧位颈椎交叉按压整复法（横突、关节突）。

本法与上法的操作类似。术者改为以一手拇指自前向后抵住错位颈椎前凸之横突前结节，另一手拇指则从后方抵住上（或下）一颈椎之关节突；双手拇指交叉用力，先和缓地将活动节段旋转，颈椎前屈，来回数次后，以轻巧的力量突然加大节段运动幅度，使错位颈椎复位。

本法适用于所有颈椎旋转错位的整复。

3. 颈椎环摇手法

基本操作方式：坐位颈椎摇法。

准备姿势：患者坐位，颈项部放松，略前屈。术者以一手掌托住其下颌，另一手掌扶住其头部。

发力动作：双手协同，以稳妥缓和的动作，将患者头颈摇转，顺时针及逆时针方向各 5~7 次。注意，头颈摇转的幅度应由小到大，逐渐增加，但要控制后伸幅度。

操作变化：卧位颈椎摇法。

患者取仰卧位。术者站于其头前，先以左前臂托住患者枕部，左手则抓住患者右肩部，虎口朝向外侧；右手扶住患者头顶。然后以左前臂的主动摆动，带动患者头颈顺时针方向摇转 5~7 周，再交换一下左右手，以右前臂主动摆动带动头颈逆时针方向转动 5~7 周。

本法适用于治疗颈椎病、落枕。

4．颈椎推扳手法

（1）颈椎旋转扳法。

①坐位操作。

基本操作方式：坐位颈椎旋转扳法（颌、枕）。

准备姿势：患者取坐位，微屈颈以放松颈部后伸肌群。术者站于其身后，一手托住患者下颌，另一手托住枕部。

发力动作：先在患者颈部无抵抗状态下缓慢引导其向患侧旋转至紧张限制位；然后可轻轻活动其颈部，乘患者思想不备，突发有控制地做一快速、短促的加力推扳动作，加大颈椎运动幅度 3°~5° 即迅速将颈部放松，恢复中立位。若加力推扳后，患者颈部症状与体征有显著改善，即是手法成功的标志，而不以是否有弹响声发出作为手法成功的判断。

本法适用于松解颈项肌肉痉挛，也可用于整复上颈椎错位。

操作变化 1：坐位颈椎旋转定位扳法（下颌、棘突）。

旋转扳法按国外手法分类体系属于间接手法，对于训练有素、临床经验丰富的推拿医师来说，可以通过调整颈椎屈伸幅度来控制所作用的节段高低。但对缺乏临床应用经验的人来说，该操作方式就缺乏预测和控制作用节段的有效手段。坐位颈椎旋转定位扳法就是对这一缺陷的改进，操作时术者的一手仍握持患者的下颌作为施加旋转力的力臂，另一手则改变为以拇指向内上方顶推偏凸的颈椎棘突，待颈椎被动旋转至紧张限制位后，适时加大运动幅度 3°~5° 同时拇指加大顶推力量，整复错位的椎骨。

操作变化 2：坐位颈椎摇扳法（下颌、棘突）。

坐位颈椎摇扳法是对旋转定位扳法操作方式的进一步改进。患者坐时双下肢前伸，自然弯腰屈颈，使竖脊肌处于最放松状态。术者的姿势仍与上法相同，但进行整复操作前，先要将患者颈部屈伸幅度调整到合适状态，以控制旋转整复时的目标作用节段。一般要整复上颈椎时应将颈椎处于轻度后伸位，而整复下颈椎时则采用轻度前屈位，且目标作用节段越低，前屈幅度越大，但不宜超过 20°。然后将患者头颈在不同的屈伸幅度下进行小幅度缓慢摇转，同时拇指仔细体会项部肌肉是否处于松弛状态及错位颈椎的棘突是否随着颈部被动转动而左右活动。若患者项部肌肉放松，且棘突随着颈部运动而活动，表明颈部屈伸幅度合适，错位节段解除交锁。然后在此角度下逐渐旋转至弹性限制位，再适时轻轻加大运动幅度，即可整复错位节段。

本法适用于整复中上颈椎错位及松解颈项肌肉痉挛。

操作变化 3：坐位颈椎拔伸下旋转定位扳法（头颅、棘突）。

坐位颈椎拔伸下旋转定位扳法是在摇扳法操作基础上的进一步改进。患者体位同上。术者以一侧屈曲的肘关节托住患者下颌，其手则向后包绕枕部，并将患者头部靠在自己胸前，另一手拇指抵住偏凸之颈椎棘突。先将患者颈部向上垂直拔伸片刻，待克服反射性肌紧张、拉开椎间隙后在维持拔伸力下调整颈部屈伸度，找到恰当位置后将颈部向患侧旋转至45°左右，再利用肩胛骨内收的运动加大旋转幅度3°~5°，同时拇指顶推棘突，即可整复椎骨。

本法适用于所有颈椎节段的整复及松解颈项肌肉紧张。

操作变化4：坐位颈椎旋转侧屈扳法。

患者坐位，头颈放松。术者以一手握持患者下颌部，另一手拇指抵住偏凸之颈椎棘突，先将患者颈椎向患侧旋转45°左右，再将颈椎向对侧侧屈至弹性限制位，适时用突发有控制的力，一方面加大颈椎运动幅度3°~5°，另一方面向内上方顶推棘突，使之复位。

本法适用于整复中上颈段的椎骨错位。

②仰卧位操作。

基本操作方式：仰卧位颈椎旋转扳法（下颌、枕）。

准备姿势：患者仰卧于治疗床上，肌肉放松。术者一手托住其枕部，另一手托住其下颌骨。

发力动作：先将患者头颈沿与水平线成15°角的方向纵向拔伸片刻，待拉开颈椎间隙，减少关节面之间的摩擦阻力后，将颈部向患侧旋转至生理限制位置，再做突发的加力推扳动作，扩大颈椎旋转幅度3°~5°，即可复位。

坐位时，患者的颈部肌肉总是处于一定的持续收缩状态，不易松弛，特别在颈部疼痛较严重时，保护性的肌痉挛对颈椎运动范围的判断带来了困难，同时也增加了关节面滑动时的摩擦阻力，不便手法操作。卧位旋转扳法有利于患者颈部肌肉松弛，能弥补坐位手法操作的缺陷，有利于提高手法的安全性及整复的成功率。

操作变化1：仰卧位颈椎旋转扳法（两侧）。

仰卧位颈椎旋转扳法也可改为以术者的双手握持两侧下颌、耳颞及枕部，再按旋转扳法的动作要领进行整复。

操作变化2：仰卧位颈椎旋转侧屈扳法。

患者仰卧。术者以一手托住患者下颌，另一手夹持其耳颞部，并将头顶靠在术者胸前。先将患者头颈向后持续拔伸1min，拉开椎间隙，缓解肌肉痉挛；然后将患者颈椎向患侧旋转45°左右，再将头颈向对侧侧屈至弹性限制位，适时做一突发有控制的动作，扩大颈椎运动幅度3°~5°，同时将头部自上而下扳抖。

本法适用于整复中上颈椎错位，但对颈椎生理前凸增大的患者应用此法则有引起椎动脉损伤的可能性，应慎用。

③俯卧位操作。

基本操作方式：俯卧位颈椎拔伸下旋转扳法（单人操作）。

为了增加颈椎拔伸力量，还可对颈椎进行对抗牵引，一般在俯卧位操作。

准备姿势：患者俯卧，头颈部伸出床端，肌肉放松。术者双手指交叉，以手掌和前臂抱住患者枕部和耳颞部，双脚蹬患者双肩部。

发力动作：术者上下肢相对用力，先将患者头颈持续纵向牵引 1min，然后在维持拔伸力下将颈椎先向患侧旋转至生理限制位，再加力推扳，扩大旋转幅度 3°~5°，使错位节段整复。

操作变化：俯卧位颈椎拔伸下旋转扳法（双人操作）。

俯卧位颈椎对抗拔伸法的单人操作方式因需要将术者双脚踏在患者肩上，影响到颈椎旋转运动的实施，而该手法的双人操作方式可提高操作的方便性。患者体位及术者环抱头颈的姿势不变，令一助手以双手固定患者的双肩及颈根部，在术者与助手对抗拔伸力下，进行旋转整复。

本法适用于整复中上颈椎错位。

④侧卧位操作。

基本操作方式：侧卧位颈椎旋转定位扳法（头、横突）。

准备姿势：旋转定位扳法也可在侧卧姿势下操作。患者取健侧侧卧位，垫以平枕，使颈部保持前屈 15°~25°（根据错位节段而定）。

术者以一手掌托住健侧面部和下颌骨，另一手拇指按压于错位椎骨前凸之横突前结节。

发力动作：先将患者头部在枕头上向患侧旋转至弹性限制位，适时做一突发有控制的动作，一面扩大颈椎旋转幅度 3°~5°，另一面向后顶推横突，使之整复到正常位置。

本法适用于整复中、上颈椎的错位。

操作变化：侧卧位颈椎定位旋转扳法（肩、横突）。

为了避免侧卧位颈椎定位旋转扳法转动头部的操作旋转幅度及旋转力较大，容易引起上颈椎损伤的副作用，可改为从颈椎的下端施加旋转动力的操作方式。患者的体位同上，且可采用任何方向的侧卧位。术者以一手拇指抵住后凸的横突后结节（患侧卧位），或用食指抵住前凸的横突前结节（健侧卧位），另一手握持患者肩部，先将患者肩部前后缓慢地摇动，待患者适应肩部摇晃动作、肩部向后摇转至限制位时，适时做一突发有控制的加力推扳动作，加大肩部后转幅度 3°~5°，同时拇指向前顶推横突，即可整复。若健侧侧卧位者，则在肩部前转至紧张限制位时予以整复。

（2）颈椎侧屈扳法。

①坐位操作。

基本操作方式：坐位颈椎侧屈扳法（棘突）。

准备姿势：患者坐位，颈部放松。术者站于其身后，以一手掌握住颈椎中段，另一手掌抵住患者对侧颞部。

发力动作：在患者颈部肌肉放松的前提下，术者手掌逐渐将其头颈向患侧侧屈至限制位，然后适时用有控制的突发、短促动作，加大侧屈幅度3°~5°，利用颈椎侧屈—旋转的联动机制，使节段整复。

本法适用于整复下颈椎的节段错位，也可用于颈椎侧屈固定的松解。

操作变化1：改良坐位颈椎侧屈扳法（棘突）。

颈椎侧屈扳法操作时，施力于头颞部，具有典型间接手法的特性，造成了间接手法固有的缺点，即作用节段不易准确定位和手法力量、运动幅度不易控制。改良侧屈扳法就是对以上问题的改进，定位采用拇指顶推错位偏凸棘突的方式，而施力方式改为以对侧手掌根部推颈根部的操作，把前一手法的弯曲力改为改良法的剪切力。将下颈椎侧屈至弹性限制位和适度加力推冲，同时拇指顶推棘突，使错位节段整复。

操作变化2：改良坐位颈椎侧屈扳法（横突）。

有时因颈椎结构变异及退行性变的影响，应用向患侧侧屈的操作方式不能取得整复效应，则可改为向健侧侧屈的操作。此时，拇指应顶推于健侧后凸的横突后结节，手掌则按压于患侧颈部侧方，在颈椎缓慢侧屈至30°左右时，再加力推扳，也可整复。

②仰卧位操作。

基本操作方式：仰卧位颈椎侧屈扳法。

准备姿势：患者取仰卧位，头部伸出治疗床的一端，双手抓住床沿，以防在术者拔伸时身体滑动。术者双手虎口分开，拇指朝上，扣住患者下颌骨；余手指向下，环抱住患者枕部。

发力动作：先将患者颈椎向后持续牵引1min，以拉开椎间隙，克服肌肉的反射性痉挛，然后在维持轻度纵向拔伸力下将患者头颈向患侧屈至紧张弹性限制位，再以突发控制的动作扩大颈椎侧屈幅度3°~5°，使错位的下颈椎节段整复。

与坐位操作相比较，卧位操作的优点是颈部肌肉处于较松弛的状态下，且有持续拔伸力的协助，椎间隙分开，复位阻力较小，手法的安全性较高，而其短处是整复时没有拇指感觉和顶推力协助，定位的准确性较差。

本法适用于整复下位颈椎的节段错位。

③侧卧位操作。

基本操作方式：侧卧位颈椎侧屈扳法（棘突）。

准备姿势：侧屈扳法也可取侧卧位操作。患者健侧卧位，垫以平枕。术者立于床头，一手拿住患者项部并以拇指抵住偏凸之颈椎棘突，另一手托住其下颌并用前臂托住面颊部。

发力动作：先将患者头颈向上侧屈至30°，然后双手协调，以突发有控制的力量，一手扩大侧屈幅度3°~5°，另一手拇指向下顶推棘突，即可整复。

操作变化1：侧卧位颈椎侧屈扳法（横突）。

同样作为侧屈扳法，侧卧位操作还可改为向健侧侧屈及拇指顶推横突后结节向前的方式，但患者应取患侧侧卧位，以方便颈椎侧屈的操作。

操作变化2：侧卧位寰枕关节侧屈扳法。

侧卧位侧屈扳法还可应用于矫正寰枕关节的侧移错位。整复寰枕关节时，患者应取健侧侧卧位。术者以一侧拇指自外抵住向侧凸之寰椎横突，一手自下而上托起患者对侧颞部，先缓慢将其头颈向患侧侧屈至30°左右后，双手协调，以突发有控制的力量，一手扩大侧屈幅度3°~5°，另一手拇指向下顶推寰椎横突，即可整复。

本法适用于寰枕关节侧向错位的整复。

④俯卧位操作。

基本操作方式：俯卧位颈椎侧屈扳法。

准备姿势：患者俯卧，头旋向棘突偏凸侧。术者站于其面前，以一手按住患者颞部固定之，另一手拇指从上向下按压偏凸的棘突，而其余手指则从下向上提托错位节段水平之下的颈椎。

发力动作：该手法较为特殊，采用了活动节段两端反向施力的方式。术者先将患者颈椎上提，使之向下侧侧屈旋转至弹性限制位，适时做以突发有控制的动作，拇指下压，其余手指上扳，使颈椎在错位节段间产生扭转而整复。

本法适用于整复寰枢关节及颈2、3，颈3、4节段的错位。

（3）颈椎后伸扳法。

基本操作方式：坐位颈椎后伸扳法。

准备姿势：患者坐位，颈部肌肉放松。术者站于其身后，一手拇指抵住后凸的颈椎横突后结节，另一手掌扶持其对侧额部。

发力动作：术者先将患者头颈后伸至30°，然后以轻巧、短促、有控制的力量，突发加大颈椎后伸幅度3°~5°，同时顶推横突向前，即可整复。

本法适用于整复上颈椎错位，但患者若已有椎动脉缺血症状、体征者，应避免应用，以免加大椎动脉曲度，减小寰枕间隙而加重椎动脉压迫。

5. 颈椎端提法

基本操作方式：颈椎端提法（背后操作）。

准备姿势：患者坐于低凳。术者站于其身后，以双手掌托住患者双侧下颌支下缘，并将患者枕部靠在自己胸前。

发力动作：先将患者头颈垂直向上持续牵引片刻，待患者颈部肌肉放松时，术者适时做一突发动作，以手和躯干的力量，将患者头部急速向上端提，利用身体重力的惯性作用和手法的力量，使颈椎活动节段分离并产生震动，促使作为交锁的关节整复。

本法适用于伴有前斜角肌痉挛的颈椎错位者的整复。

操作变化：坐位颈椎端提法（前面操作）。

颈椎端提手法也可在患者身前操作，术者以双手虎口托住患者下颌角和枕骨下缘，并以屈曲的椎间关节顶住错位椎骨前凸的横突前结节；在将患者头颈持续向上拔伸的基础上，将其小幅度左右摇晃，适时突发有控制地将患者颈椎向其后上方端提，同时椎间关节顶推横突，使之整复。

（二）胸椎手法

1. 胸椎按压手法

基本操作方式：俯卧位胸椎按压整复法（单横突）。

准备姿势：患者俯卧位，胸前垫以软垫，双上肢向两侧分开，垂于治疗床两边，肌肉放松，自然呼吸。术者以双手掌根部相叠，掌根豌豆骨按在错位胸椎健侧后凸之横突上。

发力动作：术者先用沉缓的力将患者胸壁向下按压，压力随患者呼吸运动周期而增减，即吸气时略放松，呼气时略加大。待患者呼吸匀和后，在某一呼气期末呼吸肌放松时，适时将后凸之横突向外下方冲压，使之旋转而复位。

本法适用于第10胸椎以上节段胸椎错位的整复和松解，亦可用以整复肋椎关节错位。

操作变化1：俯卧位胸椎按压整复法（棘突、横突）。

胸椎的整复方式还可采用对同一椎骨的横突和棘突同时冲压的方式予以整复。患者体位不变，术者的操作方式改为，一手拇指从偏凸棘突外侧抵住棘突向中线用力，另一手拇指按于同一椎骨之对侧后凸的横突向下用力，先以较和缓的力量随着患者的呼吸运动施加颤动，当患者呼吸协调匀和时，适时在呼气时以短促、轻巧、有控制的力量冲压患椎，使之整复。

本法适用于不同胸椎节段的整复及松动。

操作变化2：俯卧位胸椎交叉按压整复法（横突）。

该法是按脊类手法中的代表性手法，其特点是对组成活动节段的两个椎骨施加反向扭转力。患者仍取俯卧位，双上肢分开垂置于治疗床两侧。术者站于其患侧，双臂交叉，先以与患者患侧同侧之掌根豌豆骨按压于患者健侧后凸之横突上，另一手臂紧贴住该手臂，掌根则按压于下位胸椎的患侧横突上。嘱患者缓慢呼吸，术者的手掌随患者胸壁的呼吸运动而起伏，待其呼吸协调后，乘其呼气末期肌肉放松时，适时加大掌根按压力量，向外下方短促冲击，使组成活动节段的两椎骨间扭转而整复。

本法适用于胸椎不同节段错位的整复及松解。

操作变化3：俯卧位胸椎拇指交叉按压整复法（横突）。

应用掌根部交叉按压整复法调整上胸椎错位时，由于其处于胸椎后凸和颈椎前凸的交点，操作上不甚方便，可改为以双手拇指来进行整复。术者双臂交叉，先以与患者患侧同侧之拇指按压于患者健侧后凸之横突上，另一手拇指紧贴手掌按压于下位胸椎的患侧横突上。嘱患者缓慢呼吸，术者的拇指随患者胸壁的呼吸运动而起伏，待其呼吸协调后，乘其呼气末期肌肉放松时，适时加大掌根按压力量，向外下方短促冲击，使组成活动节段的两椎骨间扭转而整复。

本法适用于胸3以上节段错位的整复及松解。

操作变化4：俯卧位胸椎按压整复法（棘突下）。

冲压后凸的横突使胸椎发生旋转，适用于整复旋转型错位。若胸椎活动节段处于前后倾斜型错位，则应冲压棘突。患者体位同上，术者重叠的掌根部按于错位节段的棘突间隙，当患者呼吸匀和后，术者适时向前下方冲压上位棘突，使之在韧带弹性张力下整复。

本法适用于胸椎、腰椎倾斜错位的整复。

操作变化5：俯卧位胸椎交叉按压整复法（棘突）。

整复胸椎倾斜型错位时，由于胶原结构的弹性回缩力，会使上下椎骨产生交锁。因而采用上一按压整复手法，并不总能保证手法成功。本手法操作上改为以双手掌根豌豆骨按压于患椎及其上（或下）一椎棘突上，先以分离的力量拉开该活动节段的椎间隙，解除交锁并维持一段时间后，乘其呼气末期肌肉放松时，适时加大掌根按压力量，根据患椎前倾还是后倾，冲推患椎棘突的下端（前倾）或上端（后倾），以纠正胸腰椎的倾斜错位。

本法适用于胸椎、腰椎倾斜错位的整复。

操作变化6：俯卧位上胸椎拔伸—按压整复法（横突）。

对上胸椎进行按压整复时，为了克服跨越颈胸椎的长肌如斜方肌、颈半棘肌、颈夹肌等肌肉持续紧张对胸椎活动节段造成的额外阻力，可在对颈椎拔伸下进行操作。患者俯卧位，胸前垫以软垫，脸朝下，额部枕于相抱的双臂上，保持颈椎处于前屈中立位。术者以一手掌根部抵住其枕骨下缘，另一侧手掌根豌豆骨按在错位胸椎健侧后凸之横突上。术者先用沉缓的力将患者头部向前下方推移，使颈部受到纵向拔伸，待颈及上胸椎椎间隙拉开后，再将患者胸壁向下按压，压力随患者呼吸运动周期而增减，即吸气时略放松，呼气时略加大。待患者呼吸匀和后，在某一呼气期末呼吸肌放松时，适时将后凸之横突向外下方冲压，使之旋转而复位。

本法适用于整复中上胸段的椎间关节错位及肋椎关节错位。

操作变化 7：俯卧位上胸椎指拨整复法。

以上手法拔伸下冲压后凸横突的操作方式也可改为在拔伸下冲压偏凸的棘突，患者的体位及术者推顶枕部的操作同上，但掌根按压横突的方式改为以拇指从错位节段棘突外侧向内上方顶推，使椎骨旋转而恢复正常解剖位置。

2. 胸廓按压整复手法

基本操作方式：胸廓环抱复位法。

准备姿势：患者坐于凳上，双手上举，合抱于头顶。术者站于其健侧，以胸部顶住患者的胸胁部，双手手指交叉，环抱住其胸廓，一手掌根恰好按于胸廓错位关节的凸起端。

发力动作：嘱患者先做深呼吸，术者的上肢在其吸气期加大环抱胸廓的力量，对抗呼吸运动，进行阻抗；当患者适应手法的力量变化，呼吸较为均匀后再令其有规则地咳嗽；乘患者某一次咳嗽咳出，胸廓横径扩大，关节间隙增加，肌肉松弛的瞬间，突发加大手臂环抱力量，同时掌根按压关节凸起端，使两侧关节面对合整复。若在操作过程中手下有骨质弹跳感，且症状体征明显缓解，则复位成功。

本法适用于男性患者肋骨软骨间关节、胸肋关节和肋骨间关节错位的整复。

操作变化 1：胸廓指按复位法。

上式操作时，术者要环抱患者胸部，对于女性患者来说，是不能接受的。在整复女性伤者时，只能在关节错位局部进行按压。患者取仰卧位，肌肉放松。术者站于其患侧，一手拇指按于错位关节的凸起端，另一手拇指按于错位关节凹陷端的下缘。先嘱患者做深呼吸，术者的拇指在其吸气期加大按压的力量，进行阻抗；当患者适应手法的力量变化，呼吸较为均匀后再令其有规律地咳嗽。乘患者某一次咳嗽咳出，利用胸廓横径扩大，关节间隙增加，肌肉松弛的瞬间，在关节凸起端的拇指顶推凸起的骨质使之与另一端分离并向下按压，另一拇指则向患者头端顶推另一关节端。若在操作过程中手下有骨质弹跳感，且症状体征明显缓解，则复位成功。

该手法操作方式的整复有效性不如前一方式，主要用于女性患者肋骨软骨间关节、胸肋关节和肋骨间关节错位的整复。

操作变化 2：俯卧位肋骨松动法。

该法主要用于松解肋骨运动幅度，不作整复小关节用。患者仰卧位，双下肢屈曲，使腹壁肌放松。术者以双手的手指钩住患侧肋弓的下缘。然后嘱患者深呼吸，术者的手指随着患者呼吸运动在吸气期抠肋骨的内下缘向外、向上，扩大胸廓的周径；在呼气期按肋骨的外上缘向内、向下，缩小胸廓的周径，以增强肋骨的运动幅度。

本法适用于胸胁摒伤、胸肋软组织挫伤及胸肋关节固定的治疗。

3．胸椎推扳手法

（1）旋转扳法。

基本操作方式：骑马位胸椎旋转定位扳法（单人操作）。

准备姿势：患者骑跨于治疗床上，双小腿分置于床的两边，使骨盆得到确切固定，健侧上肢屈肘位放在胸前。术者站于其患侧，以靠近患者头端的上肢从患者腋下绕过再以手掌按压患者项部，另一手拇指则抵住其患侧偏凸的棘突。

发力动作：先将患者脊柱逐渐前屈及向对侧侧屈至紧张限制位，然后在屈曲位和缓地小幅度转动患者躯体，当患者对术者的操作适应，肌肉不再对抗被动运动时，逐渐将身体向患侧旋转并向患侧侧屈至最大幅度，再以突发有控制的力量突破脊柱运动的弹性限制范围3°~5°，同时拇指顶推棘突。往往可在操作过程中触及关节突软骨移动发出的弹跳感，甚至清楚地听到弹跳声，患者的症状与体征也在此瞬间出现显著的缓解。

本法适用于下胸段错位及腰椎的整复。

操作变化1：坐位胸椎旋转定位扳法（双人操作）。

当患者的体格比较强壮，或肌肉处于高度痉挛的情况下，有时单人操作不能顺利整复，则可以采用双人操作的方式。患者坐于凳上，术者的姿势同上法，令一助手用双膝关节内侧夹住患者健侧大腿，以防在脊柱旋转过程中骨盆随之转动而不能保证整复力量和幅度的精确控制；助手的双手则分别推对侧肩部前面及扳患侧肩部后面。当术者要进行最后的加力推扳动作时，助手配合默契，同时推扳患者双肩，加大脊柱旋转幅度，使之整复。

操作变化2：骑马位胸椎旋转定位扳法（双人操作）。

胸椎旋转定位扳法的双人操作方式还可将患者的体位改为骑马式，双腿分开坐于治疗床上，使骨盆得到确切固定，助手则站于其前外方，以双手推扳患者肩部，帮助术者整复。

操作变化3：坐位肋椎关节旋转扳法。

对肋椎关节进行整复时，操作上较为简单。患者坐于凳上或治疗床边，双手抱住自己对侧肩部。术者坐于其健侧或身后，一侧上肢从患者前面绕过，扳住患侧肩部，另一手掌根按压于错位肋骨小头处，先将患者身体向健侧旋转至紧张限制位，然后以突发有控制的力量加大旋转幅度3°~5°，同时掌根向外上方顶推肋骨小头，使之整复。

操作变化4：侧卧位肋骨松动法。

对肋骨运动及肋间肌紧张进行松解时，旋转的幅度及扭矩都是很小的。患者取健侧侧卧位。术者站于身后，一手掌按住患部上位的胁肋部，另一手掌按住患部下位的胁肋部。嘱患者深呼吸，术者以轻巧而小幅度的动作在患者吸气时推胁肋上部向前，扳胁肋下部向后，使之扭转；在呼气时扳胁肋上部向后，推胁肋下部向前。待患者呼吸调匀时，在呼气时突发增大推扳的力量，使肋骨得到松动。

本法适用于治疗胸胁摒伤、胸胁软组织挫伤及胸肋关节固定的治疗。

（2）侧屈扳法。

基本操作方式：侧卧位胸椎侧屈扳法。

准备姿势：患者取健侧卧位，棘突偏凸侧朝上。术者站于其面前，以一手托住患者颈根部，另一手掌根豌豆骨抵住其偏凸的棘突。

发力动作：先施力于患者颈根部使身体侧屈至紧张限制位，再适时以突发、有控制的动作，扩大侧屈幅度 3°～5°，同时掌根用力向下冲压棘突，使之节段整复和得以松动。

本法适用于中、上胸段椎骨错位的整复，也可用于肋椎关节错位的整复。

4．胸椎背顶手法

（1）坐位操作。

基本操作方式：坐位胸椎对抗复位法。

准备姿势：患者坐于凳上，双手食指十指交叉后抱住自己项部。术者站于其身后，一侧下肢屈膝位踏于患者所坐的凳上，以膝关节内上角抵住偏凸棘突的下缘或对侧后凸的横突，或在膝关节与患者身体间放置一软垫，以减少顶压的疼痛刺激；双手从患者腋下绕过上臂的前面，再抓住患者两腕部。

发力动作：术者先以较为缓慢的动作，略向上提升的状态下将患者身体向后伸展至限制位，并实施以短促、有控制的动作强制脊柱过伸 3°~5°，使胸椎节段在剪切力作用下整复。注意，本法操作过程中动作要连续进行，不要停顿，但要注意对脊柱运动范围的判断及幅度的控制。对抗复位操作时，除了脊柱后伸运动外，还可配合脊柱的旋转运动，以提高整复的成功率。

本法适用于整复中胸段椎骨错位及肋椎关节错位。

操作变化 1：改良坐位胸椎对抗复位法。

以上操作方式中，双手抱颈姿势的目的是使胸椎的上端形成整体，加强脊柱后伸运动的效能，但这种姿势容易对肩前软组织造成牵拉伤，同时使颈椎处于前屈状态，故采用这一方式时对整复上胸椎错位带来困难。针对以上问题，作者根据人体解剖和脊柱生物力学理论，改进了对抗复位法的操作方式。

改良胸椎对抗复位法操作时，患者的双手不再抱住自己的颈项部，而是交叉抱住自己对侧肩部，使胸椎上端形成整体。术者下肢的姿势及与患者接触的部位不变，而双上肢从患者身前绕过，抱住其双侧屈曲的肘关节，然后按上法进行整复。

本法不仅可整复中胸段的错位，还可整复上胸段的椎骨错位及肋椎关节错位。

操作变化 2：坐位胸椎顶法。

患者的姿势与改良对抗复位法相同。术者双上肢的动作同改良旋转扳法，但不用膝关节顶住错位的胸椎下缘，而将一弹性软垫放置于患者背部及术者胸膛之间，使之正好位于错位节段的下缘。然后按照改良对抗复位法的操作要领，使错位胸椎节段整复。

本法适用于不同节段的肋椎关节错位整复。

（2）仰卧位操作。

基本操作方式：仰卧位胸椎顶法。

准备姿势：胸椎顶法操作也可在卧位时操作，在卧位状态下，患者身体肌肉容易放松，整复操作较为省力，对患者来说，也更为安全。患者取仰卧位，背部垫一弹性垫子，使身体略向前上倾斜。术者用自己的一个拳头放在错位节段的下缘，另一手则在前面推压患者屈曲的肘部。

发力动作：先以较为缓慢的动作将患者身体向后伸展至限制位，嘱患者深呼吸，待呼气期肌肉松弛时，适时做一突发有控制的推压，强制脊柱过伸 3°~5°，即可整复错位胸椎。

本法适用于不同节段的肋椎关节错位整复。

（3）俯卧位操作。

基本操作方式：俯卧位胸椎扳顶法（棘突、肩部）。

准备姿势：顶法强制脊柱后伸运动，而扳顶法则强制脊柱进行后伸和旋转的复合运动。操作时，患者俯卧位，双臂悬挂于治疗床的两侧。术者站于其患侧，一手掌根豌豆骨按压于偏凸的棘突，另一手则从患者对侧腋下绕过，扳住其肩部前面。

发力动作：先将患者肩部缓缓向后扳转，使胸段脊柱后伸扭转至弹性限制位，再以突发、有控制的力量，强制扩大胸椎后伸、旋转运动幅度 3°~5°，同时掌根向内下方顶推棘突，即可整复。

本法适用于整复中上胸段的节段错位。

操作变化：俯卧位胸椎扳顶法（棘突、骨盆）。

若用于整复下胸段的节段错位，胸椎扳顶法可改为从脊柱下端施加扭转的动力。术者原用以扳患者肩部的手移到患侧骨盆的对侧髂前上棘处，按棘突之手则不变，然后按以上动作要领进行整复。

（4）立位操作。

基本操作方式：立位胸椎顶法。

准备姿势：顶法也可在站立位操作。患者与术者均取立位，将一弹性软垫放置于患者背部及术者胸膛之间，使之正好位于错位节段的下缘；患者的双手臂交叉，抱住自己对侧肩部，使胸椎上端形成整体；术者双上肢从患者身前绕过，抱住其双侧屈曲的肘关节。

发力动作：嘱患者深呼吸，待呼气期肌肉松弛时，术者先以较为缓慢的动作将患者身体向后上方提升并伸展至限制位，适时做一突发有控制的推压，强制脊柱过伸3°~5°，同时胸部前顶，即可整复错位胸椎。

本法适用于上胸椎后关节及肋椎关节错位整复。

5．胸胁端提法

基本操作方式：胸廓环抱复位法。

准备姿势：患者坐于低凳。术者站于其患侧，一侧上肢肘关节屈曲，前臂从患者腋下伸过，另一手握住患者的腕部以稳定患肢。

发力动作：嘱患者深呼吸，每当吸气终末时伸入腋下之前臂迅速上提肩部，随即放松。待患者适应手法操作，呼吸自然，肌肉放松时，乘某一吸气末期，突然加大上提肩部的力量及幅度，常可听到关节复位的弹响声。

本法适用于肋椎关节错位的整复及胸胁摒伤的治疗。

（三）腰椎手法

1．腰椎拔伸手法

基本操作方式：腰椎拔伸法（单人操作）。

准备姿势：患者俯卧位，双手抓住床头，以对抗术者的拔伸力量，防止身体向后滑脱移动。术者站于治疗床的另一端，双脚蹬于治疗床脚，双手抱住患者的双小腿并夹于腋下。

发力动作：术者双脚后蹬，身体后弓，利用躯干肌肉的力量将患者身体纵向拔伸片刻，待患者腰椎椎间隙拉开后，停止拔伸。休息片刻，体力恢复后再继续拔伸，使患者的肌肉得到放松，嵌顿的关节滑膜得以松解，增高的椎间盘压力得以降低，并促使突出的椎间盘组织回纳。

本法适用于治疗腰椎后关节滑膜嵌顿和腰椎间盘突出症，也可作为腰椎间盘突出症的鉴别诊断依据。

操作变化：腰椎拔伸法（双人操作）。

单人操作的优点是术者不需旁人的帮助，方便应用。但单人操作时患者需用手拉住床头，对抗术者的拔伸力量，故肌肉处于紧张状态，对拔伸增加了阻抗力量，操作者需花很大的力量才能将脊柱拉开。而双人操作时，由助手对抗术者的拔伸力量，患者肌肉容易处于放松状态，手法的效果较好。双人操作时，患者和术者的准备姿势基本保持不变，而助手双手抓住患者两侧腋下，与术者同时对抗用力，将脊柱纵向拔伸。操作时，助手还要用宽布条绕过患者腋下，双手抓住布条，增加拔伸时握持的力度，对患者脊柱进行纵向牵拉。

2．腰椎按压手法

（1）俯卧位操作。

基本操作方式：俯卧位腰椎交叉按压整复法（横突）。

准备姿势：患者俯卧位，腰部肌肉放松。术者站于其患侧，先以一侧手掌根部豌豆骨凸起点按住错位椎骨的健侧横突，再将另一手掌根紧贴于其下方，按住下位椎骨患侧横突（如整复腰5骶1则按于髂后上棘处）。

发力动作：先以较沉缓的力量将患者腰椎下压至弹性位，再嘱患者深呼吸，术者在其呼气期以短促有控制的动作同时冲压脊柱两侧横突，使组成活动节段的两椎骨间相互扭转而整复或松动。

本法适用于治疗各种原因引起的下腰痛，特别在患者腰部剧烈疼痛、体位改变困难时或患者腰椎稳定性较差的情况下，应用此手法具有特殊的价值。但对有后关节滑膜嵌顿的患者则可能造成滑膜的挤压，出现更为剧烈的疼痛。

操作变化1：俯卧位腰椎交叉按压整复法（棘突）。

上法是对组成活动节段的两腰椎呈对角关系的横突进行按压，使之产生一旋转动力，适合于整复旋转错位。若要解决腰椎的倾斜错位，则需要对腰椎屈伸轴上施加按压力。该法操作时，患者体位不变。术者先以一手掌根部着力于前（或后）倾腰椎棘突的下缘（或上缘），另一手掌根则着力于其下位腰椎棘突上；先以分离的力量将腰椎间隙拉开，再以突发有控制的力量向下推冲前倾腰椎之棘突下缘，纠正倾斜。

操作变化2：俯卧位悬腹按压振腰法。

腰椎交叉按压整复法对脊柱的作用是后伸及旋转，故主要用于整复后关节错位，而悬腹按压振腰法对脊柱的作用是强化后伸运动，促使椎间盘形状和压力的变化，主要用于治疗腰椎间盘突出症。患者仍取俯卧位，在其胸前及大腿根部垫以软垫或枕头，使患者的腹部悬空，腰部在躯体重力及身体下面支点的作用下出现后伸。医生的双臂伸直，双手掌重叠按压于病变节段的棘突间隙，身体前倾，配合患者的呼吸节奏，利用躯干的重力在呼气时对患者腰部进行有节奏性的短促按压，使脊柱后伸加大，随即放松。按压的力量应由医生根据患者的体质进行控制，一般来讲，应由小到重，逐步增加。

本法是治疗腰椎间盘突出症的主要手法之一，在反复对病变节段施加后伸运动下，椎间盘可发生反复的形态变化及压力变化，一方面有助于突出组织的移位和回纳，另一方面可对椎间盘组织及椎管内组织产生节律性的压力波动，起到深部组织的内振荡效应，有助于促进局部血液循环及损伤性炎症反应的消退。

操作变化3：俯卧位腰椎牵引下按压振腰法。

俯卧位按压振腰法在脊柱持续牵引下操作时，因腰椎间隙拉开，椎间盘压力降低，腰椎后纵韧带及纤维环外层软骨纤维处于弹性紧张状态，更有利于促进间盘突出物的移位或回纳；同时腰椎活动节段受紧张胶原组织的约束，较为稳定，不易在按压力作用下出现过度移位，因而在临床上得到广泛应用。操作时，先将患者胸部及骨盆用保护带切实绑牢后以俯卧位在脊柱牵引床上持续拔伸10~15min，然后再在维持牵引下有节奏地冲压腰椎，使腰椎活动节段反复出现后伸和复原的节律运动，使椎间盘内压产生波动而有利于突出物的移位、回纳，并可促进椎管内血液循环和淋巴流动的进行。

操作变化4：踩跷法。

对腰椎施加节律性的后伸运动，还可以用脚踩踏来实施。踩跷法应用中，患者的体位和姿势保持不变，而术者则牢牢抓住固定于墙上的横杆后，轻轻地将双脚踩踏于患者腰部。然后，嘱患者深呼吸，术者根据患者的呼吸节律，在吸气时轻轻向上跳起，当呼气时轻轻落下，使脊柱后伸。但任何时候都要用双手支持体重的一部分，不可将体重完全落到患者身体上，且不可使足尖离开患者背部，避免对其腰部形成过大冲击。

（2）跪位操作。

基本操作方式：跪位按压振腰法。

准备姿势：本法实质上也是悬腹按压振腰法的一种操作变化，患者的体位改为双膝跪于治疗床的一端，身体前俯于治疗床上，腹部悬空。术者站于其身旁，身体前倾，双手臂伸直，手掌重叠按压于腰部。

发力动作：嘱患者深呼吸，术者配合其呼吸节奏，利用躯干的重力在呼气时对患者腰部进行有节奏性的短促按压，使脊柱后伸加大，随即放松。按压的力量应由医生根据患者的体质进行控制，由小到重，逐步增加。本法与俯卧位悬腹按压振腰法的主要区别在于可提供更大的腰椎后伸运动空间，但同时也带来了容易引起手法操作控制失误的副作用。

本法适用于治疗腰椎间盘突出症，也可用于急性腰肌扭伤的松解。

3．腰椎推扳手法

（1）旋转扳法。

①坐位操作。

基本操作方式：骑马位腰椎旋转定位扳法（单人操作）。

准备姿势：患者骑跨于治疗床上，两小腿分置于床的两边，使骨盆得到确切固定，双手交叉抱住自己对侧的肩部。术者站于其患侧，以靠近患者前面绕过扳住对侧的肩部，另一手拇指则抵住其患侧偏凸的棘突。

发力动作：先将患者脊柱逐渐前屈至合适幅度（整复第1腰椎时直腰，整复第5腰椎时应前屈30°，整复其他腰椎在此范围内变化），再和缓地小幅度转动患者躯体，当患者对术者的操作适应，肌肉不再对抗被动运动时，逐渐将身体向患侧旋转并向患侧侧屈至最大幅度，再以突发有控制的力量突破脊柱运动的弹性限制范围3°~5°，同时拇指顶推棘突。往往可在操作过程中触及关节突软骨移动发出的弹跳感，甚至清楚地听到弹跳声，患者的症状与体征也在此瞬间出现显著缓解。

本法适用于治疗腰椎后关节错位和腰椎间盘突出症。

操作变化 1：坐位腰椎旋转定位扳法（双人操作）。

其操作方式同坐位胸椎旋转定位扳法的双人操作方式，不同之处在于脊柱前屈的幅度更大，可参考该法。

操作变化 2：坐位腰椎后伸旋转扳法。

本法是在腰椎旋转的基础上增加了后伸运动的操作。患者坐于凳上，双手抱住自己两侧肩部。助手以双腿内侧夹住患者的双腿外侧，双手按住患者两侧髂前上棘，以固定骨盆，勿使移动。术者站于患侧，以一手拉患者患侧手腕，另一手推患者健侧肩后部，嘱患者身体尽量放松，将患者脊柱上段后仰 40°~45° 位下向患侧旋转至弹性紧张位，再突发加力扩大脊柱运动幅度 3°~5°。

该法可整复腰椎后关节滑膜嵌顿，并可调整椎间盘突出物与神经根之间的位置，但在脊柱后伸状态下，造成滑膜组织严重挤压及椎间盘内压升高的可能性增加，往往引起较为剧烈的疼痛。故目前一般将此手法作为选择性手法，仅在某些特殊场合应用，不作为腰椎的常规手法。

操作变化 3：坐位腰椎后伸旋转侧屈扳法。

患者与助手的体位姿势均同上法。术者的位置改为站于健侧，一手按于已按在患者健侧髂前上棘的助手手背之上，帮助助手固定患者骨盆；另一手从患者背后绕过其患侧的腋下，抱住患者身体上部，抓住患者健侧的手腕，将其身体后伸、向患侧旋转并向斜上方拔伸至紧张限制位，然后轻轻地左右小幅度晃动患者身体；当患者躯干肌肉不再对抗术者的手法操作时，适时加大脊柱的运动幅度 3°~5°，使之松动。该法将患者脊柱后伸、旋转并向健侧侧屈，故为椎间盘突出组织的回纳及移位提供了一个较为有利的条件，适用于腰椎间盘突出症的治疗。其缺点也在于坐位下椎间盘内压增高。可作为一种选择性手法备用。

操作变化 4：坐位腰椎旋转扳法（前面操作）。

该法为单人操作，患者的姿势同以上两种方法。术者站于患者面前，以两侧膝关节内缘夹住患者双腿，限制骨盆移动；双手分别推患者一侧肩部前方及扳另一侧肩部后方，使之旋转至紧张限制位，再加力推扳，使脊柱得到松动。然后把患者脊柱向反向旋转一下。由于操作方式上的限制，患者的骨盆难以得到确切固定，另外施加于肩部扭转力难以精确到某一目标作用节段，故该法对腰部肌肉松解能起到较好的作用，而用于腰椎整复时感到力不从心。

②侧卧位操作。

基本操作方式：侧卧位腰椎旋转扳法（前面操作）。

准备姿势：患者取健侧卧位，腰部略前屈，健侧下肢处于伸膝及轻度屈髋位，患侧下肢处于屈膝屈髋位。术者一手掌置于患者肩部前方，另一侧肘部和前臂置于其臀部，手则放在腰部。

发力动作：嘱患者身体放松，先将患者肩部向前推，腰臀部向后扳，脊柱向患侧逐渐扭转至紧张限制位，再以突发、短促、有控制的动作，加大脊柱旋转幅度3°~5°，往往可触及或听到骨质弹响感或弹响声。复位成功的标志是患者的症状和体征在弹响的瞬间出现显著缓解。

本法适用于腰椎后关节错位、节段固定、腰肌扭伤及腰椎间盘突出症的治疗。

斜扳法的原理类似于杠杆作用，两端的着力点通过较长的力臂使腰椎产生旋转，虽用力不大，但可使腰椎产生较为明显的空间位置变化。Chrisman已在手术中证实斜扳法可使椎板产生5mm的移动，关节囊也受到牵伸，从而推测椎间孔形态的变化，使神经根所处区域容积相对增加，解除神经嵌压或粘连，局部压迫得以缓解，疼痛减轻。

操作变化1：侧卧位腰椎旋转扳法（背后操作）。

腰椎旋转扳法也可在患者背后进行操作。患者的体位不变，术者站于其后面，一手推患者肩部向前，一侧肘臂扳住患者髂骨前面向后，将脊柱扭转而整复。应用范围同侧卧位腰椎旋转扳法（前面操作）。

操作变化2：侧卧位腰椎旋转扳法（肩、膝）。

腰椎旋转扳法操作时也可变换施加扭转杠杆力的位置，有些医生喜欢将脊柱下部杠杆的着力点移到患侧屈曲的膝关节，以增加扭转的力矩。若以这种着力方式进行操作，患者的侧卧的位置应尽可能接近治疗床的前缘，这样患者上侧膝关节不至于因碰到床面而限制脊柱扭转。

操作变化3：侧卧位腰椎旋转扳法（肩、骨盆，双向）。

如腰椎旋转扳法的应用目的是松解脊柱两侧的肌肉，往往需要将脊柱向两侧旋转。为了便于脊柱向两侧旋转，患者上侧下肢取轻度屈膝屈髋位，放置于下侧下肢的前面。术者先将其腰椎向正向旋转后，再向反向旋转。

操作变化4：改良侧卧位腰椎斜扳法。

侧卧位腰椎斜扳法在患者处于卧位下进行操作，其肌肉相对来说处于松弛的状态，对手法操作的阻抗小。而坐位整复时患者竖脊肌要平衡脊柱的动力负荷，又有伤痛刺激存在，故肌肉往往处于高度紧张状态，对操作的阻抗较大。另一方面，斜扳法从脊柱的上下端施加扭转力，与目标作用节段之间的杠杆臂较长，故较难准确地控制目标节段，往往需具有丰富的临床实际经验和高超的操作技能。但这种技能只能由操作者从实践中积累、体会，难以用文字或语言的形式加以准确描述，对学生及低年资医生来说，达到这种精确控制的能力是可遇而不可求的。而坐位旋转定位扳法的长处恰恰在于能准确控制目标节段的高低。

如何在卧位操作时也能准确控制目标节段，是改良腰椎斜扳法的出发点。改良斜扳法操作的要点在于整复操作前通过调整脊柱上下段的前屈幅度来使脊柱的扭转中心落在目标节段上，这样施加在脊柱上下杠杆上的旋转动力必然在目标节段上相聚，从而保证了定位的准确度。

患者体位同上法。身体尽可能放松。术者先用一侧肘臂稳定患者的骨盆，手的食、中指分开触于错位椎骨棘突的上下间隙，另一手则拉住患者下侧肩膀慢慢前移，使脊柱的上段逐渐前屈……至触于错位椎骨棘突上一间隙的食指刚刚感到其上一棘突随着脊柱的前屈而发生上移，棘突间隙增宽时，立即停止肩膀前移。然后用拉肩膀之肘臂稳定患者上侧肩部，手的食、中指分开，置于错位椎骨棘突上下间隙，另一手拉患者下侧下肢慢慢前移，使髋关节逐渐屈曲，并带动骨盆后倾、腰椎前屈……至触于错位椎骨棘突下一间隙的食指刚刚感到其下一棘突下移，棘突间隙增宽时，立即停止前移下肢并用肘臂稳定骨盆，保持脊柱下段的前屈幅度。再将食、中指抵住错位偏凸的椎骨棘突，然后按斜扳法操作要领并在加力推冲同时以食、中指顶推棘突，予以整复。

本法的适应证同腰椎旋转扳法。

操作变化 5：改良侧卧位腰椎旋转扳法（肘、骨盆）。

为了增加腰椎旋转的动力，改良旋转扳法的操作方式还可予以变换：令患者调整好脊柱的前屈幅度后用双手抱住自己对侧肩部，使脊柱上段形成较稳定的整体，术者推患者肩部之手改为推患者两屈曲的肘关节，并将患者的肘关节抵在自己的髂前上棘处，利用下肢及躯干的力量将患者脊柱上段扭转并向其头端拔伸，扳骨盆之肘臂在扭转脊柱下端的同时将其向足端对抗拔伸，再按改良旋转扳法的动作要领予以整复。

操作变化 6：改良腰椎旋转扳法（穿腋）。

为了提高腰椎手法的整复成功率，还可增加整复的动力。该操作变化的方式是在调整好脊柱前屈幅度后，术者用于推肩部的手臂从患者的腋下穿过，将患者前臂夹在自己腋下，并以肘部对着患者肩部，利用躯干的力量将患者脊柱上段向后旋转，而该手的食指与另一手食指并在一起，在手法的加力冲推时用力顶推偏凸棘突，使之得到正确整复。

操作变化 7：改良腰椎旋转扳法（穿腋、反向）。

若旋转扳法操作中，脊柱向患侧旋转的操作有困难，特别是脊柱显著向患侧侧凸患者，可改为向健侧旋转的操作方式。患者体位改为患侧侧卧位，术者的姿势和动作也基本与上一操作变化相同，差别之处在于因患者侧卧方向的改变，错位棘突向下偏凸，故棘突冲压的方向应相应改为从棘突下方向上勾顶，使之得到正确整复。

（2）前屈扳法。

基本操作方式：仰卧位腰椎前屈扳法。

准备姿势：患者取仰卧位，双下肢髋、膝关节屈曲。术者以一手按于患者屈曲的两膝部，另一手扳住患者臀部。

发力动作：先将患者髋、膝关节逐渐屈曲至最大限度，大腿尽量靠近腹部，然后适时以突发、短促、协调而有控制的动作，一手下压患者膝关节，一手扳提患者臀部向上，使腰椎下段前屈幅度变形加大 3°~5°。

本法可扩大椎间隙后部的宽度，紧张后纵韧带和黄韧带，扩大膜性椎管的管径，并可使轻度向前滑脱的腰椎在后部韧带张力的牵拉下后移，减少对椎管内神经、组织的刺激及压迫。

本法也可松解脊柱后伸肌群的痉挛。

操作变化：仰卧位腰椎垫枕整复法。

腰椎前屈扳法属于松动性手法，因而腰椎被动前屈的幅度有限。

若要应用腰椎前屈手法来整复腰椎滑脱，则还需增大前屈的幅度和动力。腰椎垫枕整复法的设计就是为了达到这一目标。术者将两个木棉质的软枕重叠后对折，使之形成尖端约为 30° 角的楔形，垫入患者臀部下。枕头楔形的尖端，应与患者腰骶关节相齐，使患者骨盆后倾，腰椎前屈，腰骶角减小。然后术者双手抱住患者屈曲的双膝，使其髋、膝关节屈曲，大腿尽量靠近腹部，再以突发、有控制的力量，将患者双膝向其臀部方向推冲数次。

本法适用于腰椎滑脱症的治疗。

4. 腰椎背顶手法

（1）背法。

准备姿势：患者站立位。术者与患者相背而立，膝关节微屈，嘱患者不可屏气，以两屈曲的肘关节自下而上地挽住患者屈曲的双肘部，以自己的背臀部紧贴患者的背臀部。

发力动作：背法的操作分为四个节段，分别为：

背起：术者身体慢慢前屈，缓缓将患者背起。

重力拔伸：背起后，患者身体处于后伸位，往往引起患者腰部疼痛增加，故术者应根据患者的反应，暂时停止操作，让患者身体在重力作用下纵向拔伸，拉开椎间隙，使嵌顿的滑膜组织得以松解。

左右晃抖：待患者疼痛减轻时，患者身体会逐渐松软，背部与术者背部相贴，再将患者身体沿术者的背部慢慢下滑至其腰部正对准术者的尾骶部。然后利用胯部的运动，带动患者身体在重力牵引下左右来回晃抖，促使固定的关节突得以松动。

伸膝挺臀：当患者的身体随着术者的臀部运动协调地左右晃动时，术者突然将屈曲的膝关节伸直，同时身体加大前屈度，臀部向上挺起，迫使患者腰椎进一步后伸，并使患者腰部震动，错位的节段及突出的椎间盘组织得以整复或回纳。

本法适用于治疗腰椎后关节紊乱、关节滑膜嵌顿及腰椎间盘突出症。

操作变化：侧背法。

背法也可这样操作：术者用一侧上肢从患者患侧腋下穿过，在胸前与另一手相合，抱住患者身体，然后以髂嵴为支点，将患者侧向背起；停顿片刻后，适时做一抖胯动作，使患者脊柱活动节段震动而产生复位移动。本法对脊柱产生牵拉、后伸及向健侧侧屈的力学效应，比背法更有效地整复腰椎的旋转错位。但该法对医生而言，比较费力。

（2）腰椎顶法。

基本操作方式：坐位腰椎顶法。

准备姿势：患者坐于凳上，双手抱住自己两侧肩部。助手以双腿内侧夹住患者的双腿外侧，双手按住患者两侧髂前上棘，以固定骨盆，勿使移动。术者站于其背后，以一侧屈曲的膝关节抵住病变腰椎的外侧和棘突下方，双手从患者腋下伸过，抱住患者胸部。

发力动作：嘱患者身体尽量放松，将患者脊柱上伸并斜向后上方拔伸，至紧张限制位后以突发、短促、有控制的动作，双手将身体后扳，膝部前顶，加大脊柱后伸幅度 3°~5° 。

该法可调整椎间盘突出物与神经根之间的位置，但在坐位下操作，患者椎间盘压力较高，对突出物质回纳有不利的影响。故目前一般将此手法作为选择性手法，仅在某些特殊场合应用，不作为腰椎的常规手法。

（3）腰椎扳顶法。

基本操作方式：俯卧位腰椎扳顶法（腰、对侧下肢）。

准备姿势：患者取俯卧位，身体尽量放松。术者站于一侧，以一手掌根部按住病变腰椎棘突外侧，另一手则抓住患者对侧下肢。

发力动作：先将患者下肢逐渐上提，使脊柱下段后伸至弹性限制位，施用突发、短促、有控制的动作，一手下按，一手上提，扩大脊柱后伸幅度 3°~ 5°，使之松动或得以整复。

本法适用于腰椎间盘突出症的治疗，用以促进突出组织的回纳及移位。

俯卧位腰椎顶推法对腰椎活动节段的力学效应是强制其后伸并伴有旋转运动。以上操作方式的优点在于容易控制运动的幅度和手法的力量，但对于某些特殊体型的患者，如举重运动员、体重严重超重者，这一操作方式可能较为费力。若在临床上遇到上述情况，可改用以下方式：

操作变化 1：俯卧位腰椎扳顶法（腰、下肢，膝部）。

患者体位不变，术者一侧下肢跪于治疗床边，另一侧下肢屈曲的膝关节轻轻跪压于病变腰椎棘突旁，以固定腰椎；双手握住患侧对侧下肢小腿下段，使之逐渐后伸至弹性限制位，再以突发、短促、有控制的力量加大下肢后伸幅度3°~5°，使腰椎松动或得到整复。

操作变化2：俯卧位腰椎扳顶法（腰、双下肢，臀部）。

以上操作方式都是将患者的一侧下肢后伸，引起腰椎后伸伴有旋转的复合运动。若要使腰椎做单纯的后伸运动，则需将两侧下肢同时后伸。在该操作方式下，术者脱去鞋子，蹲跨于患者腰部，以臀部轻轻坐于患者腰部，以固定腰部，面部朝向患者足端，双手抱住患者下肢的膝关节处，先慢慢上提，使之后伸至弹性限制位后，以推扳法操作要领扩大下肢后伸幅度3°~5°，使之松动或得到整复。

操作变化3：俯卧位腰椎扳顶法（腰、肩）。

脊柱后伸旋转运动的动力施加部位还可移到脊柱的上段，这一操作方式为：术者以一手掌根部按于病变节段棘突外侧，另一手扳住患者对侧肩部，使脊柱上段后伸并旋转至弹性限制位，再以推扳类手法操作要领扩大脊柱运动幅度3°~5°，使之松动或得到整复。

5．腰椎端提法

准备姿势：患者端坐于凳上，腰部肌肉尽量放松。术者站于其身后，双手从患者腋下伸过，抱住其胸部。

发力动作：嘱患者做深呼吸，术者在其呼气期肌肉较为松弛时，突然将患者身体向上端提，利用手法的力量和身体重力的惰性作用，使错位的腰椎关节突间出现分离倾向，从而在周围韧带弹性张力作用下自行复位。

本法主要用于腰椎严重退行性变化，节段稳定性较差且有明显骨赘增生患者的腰椎后关节紊乱整复。对腰椎稳定的患者，端提的力量一般不足以引起后关节的复位。

（四）骨盆手法

1．骶髂关节拔伸手法

基本操作方式：仰卧位骶髂关节拔伸法。

准备姿势：患者处于仰卧位，双腿分开，在其会阴部放置一较厚的软垫。术者站于其足端，身体呈前屈弓背状态，以一侧足跟部抵在患者会阴部的软垫上，右侧腋部夹住患者患肢的踝部，右臂则从患者小腿下面绕过，抓住自己左侧前臂，左手则抓住患者的膝部，将双手锁定患者下肢，不易滑脱，增加拔伸力量。

发力动作：术者的下肢前蹬，身体后仰，利用躯干肌肉的力量将患者下肢向其足端持续拔伸。

本法适用于各种骶髂关节错位整复手法前的准备，也可作为骶髂关节中立位固定的整复手法。

2．骶髂关节按压手法

（1）俯卧位操作。

基本操作方式：俯卧位骶髂关节按压松动法（髂后上棘、骶骨下端）。

准备姿势：患者俯卧位。术者站于其健侧，一手掌根按于患者髂后上棘，另一手掌根按于骶骨下端。

发力动作：嘱患者咳嗽，术者的双手在患者咳嗽咳出时，加大按压的力度对抗之，当患者适应术者的操作时，在患者某一声咳嗽中，按髂后上棘之手向患者腹、外、头侧的方向加力冲压，按骶骨下端之手向患者腹、头侧方向冲压，使骶髂关节两侧关节面相互错动。

本法适用于骶髂关节屈曲性损伤的治疗。

操作变化 1：俯卧位骶髂关节按压松动法（髂后上棘、骶骨下端，下肢后伸）。

俯卧位骶髂关节按压松动法操作时，还可在患者大腿下面垫以枕头，使髋关节后伸而股直肌紧张，利用股直肌的杠杆力来提高松动的效率。

操作变化 2：俯卧位骶髂关节按压松动法（坐骨结节、骶骨上端）。

若用以治疗骶髂关节伸直性损伤，则应改变术者双手的接触部位及冲压力的方向，一手掌根按住坐骨结节的内侧而向患者腹、外、头侧冲压，另一手按于骶骨上端而向患者的腹、头侧冲压，使骶髂关节向相反方向松动位移。

操作变化 3：俯卧位骶髂关节按压松动法（双人操作）。

俯卧位骶髂关节按压松动法还可由两人进行操作，以增加按压的动力。术者站立，面对患者足端，双手重叠按在患侧髂骨翼的后上方，做好向下推冲的准备；助手站在患者健侧，面对患者头端，双手重叠按在坐骨结节上，做好向上推冲的准备。嘱患者咳嗽，术者和助手乘患者咳嗽时，同时推冲髋骨上下端，使之与骶骨间产生错动而在周围韧带张力作用下整复。然后，术者双手交叉按在髂后上棘两侧，及骶髂骨向两边分推之。

本法适用于整复骶髂关节伸展性错位或治疗骶髂关节伸展性损伤。

操作变化 4：俯卧位骶髂关节按压松动法（单点）。

患者体位同上。术者站于其健侧，以与患者伤侧相反侧手掌根部按压于患侧髂嵴，自上而下渐次向外下方冲压髂嵴，使骶髂关节耳状斜面产生外翻扭转而得以松动。

本法适用于治疗骶髂关节屈曲性损伤。

操作变化 5：俯卧位骶髂关节拔伸下按压松动法。

若在关节拔伸下进行按压操作，因关节间隙被拉开，关节软骨间的摩擦阻力减小，手法的效果较好。患者俯卧中以双手拉住床头，对抗下肢拔伸力量。助手站于患者足端，双脚抵住治疗床脚，双手抓住患者小腿下端；术者以双手掌根重叠按于患侧髂后上棘。然后嘱患者咳嗽，待其咳出的瞬间，术者与助手配合，助手以躯干肌群发力将患者下肢向其远侧拉伸，术者则以突发、有控制的动作，向患者股骨大粗隆方向冲压髂后上棘，使髂骨相对骶骨下移，解除骶髂关节固定。

本法适用于治疗骶髂关节固定。

（2）侧卧位操作。

基本操作方式：侧卧位骶髂关节按压松动法。

准备姿势：患者健侧卧位，双下肢自然伸直。术者站于患者身后，双手掌根重叠按住患者髂嵴，手指则抓住髂嵴前缘，上身略前倾。

发力动作：嘱患者咳嗽，当某一声咳嗽咳出，身体全身肌肉较为松弛时，突发、有控制地向前下方冲压髂嵴，使骶髂关节耳状斜面产生内翻扭转而松动。

本法适用于治疗骶髂关节伸展性损伤。

3．骶髂关节推扳手法

（1）旋转扳法。

基本操作方式：侧卧位骶髂关节旋转扳法。

骶髂关节错位也可采用类似腰椎旋转扳法的操作方式予以整复，为了增加整复的杠杆力，一般采用肩膝施力的办法，但整复的成功率不高。

操作变化 1：骶髂关节改良旋转扳法（肩、髂后上棘）。

患者取健侧侧卧位，双手在胸前交叉抱住自己对侧肩部，胸腰椎脊柱伸直位，使脊柱后关节处于交锁状态，扭转力容易集中作用于骶髂关节；下侧下肢取伸膝略屈髋的位置而上侧下肢取屈膝屈髋位置。术者一手抵住患者上侧肩部，另一手掌根抵住患者后凸的髂后上棘。嘱患者在深吸气后缓缓呼出，术者在患者呼气过程中前推患者肩部，后扳臀部，使骶骨与髂骨间产生扭转。一般经过 2~3 次呼吸过程后，即可将脊柱扭转至弹性限制位，然后在下一呼气过程中，术者推肩部之手不动，稳定脊柱的上端；扳髂后上棘之手做一加力冲推，冲推方向指向患者股骨纵轴，常可在冲推过程中听到弹响声，同时患者疼痛突然缓解，提示错位的骶髂关节已经整复。

本法适用于整复骶髂关节屈曲性错位（在脊柱后伸时发生关节错位，体检见患侧髂后上棘较健侧下移，较健侧凸出）。

操作变化 2：骶髂关节改良旋转扳法（肩、坐骨结节）。

若旋转扳法用于整复骶髂关节伸展性错位（在脊柱后伸时发生错位，髂后上棘较健侧上移，较健侧低陷），则患者的体位应改为将上侧下肢处于伸膝屈髋状态，同时术者加力推扳的着力部位应移到患者坐骨结节处，加力冲推的方向则应指向患者下颌与下侧肩关节连线的中点；在整复过程中术者还可利用大腿进行配合，加大患者上侧下肢的屈髋幅度，以便利用腘绳肌的杠杆力来增加髋骨后旋幅度，促使骶髂关节复位。

（2）屈曲扳法。

①坐位操作。

基本操作方式：坐位骶髂关节屈曲扳法。

准备姿势：患者坐于治疗床的一端，健侧下肢自然下垂于床边，患侧下肢屈膝屈髋，足跟踏在床端。术者坐于其身后，双手从患者身体两侧向前抱住其屈曲的膝关节。

发力动作：患者下肢尽量后扳靠近其胸腹部，至弹性限制位后嘱其咳嗽，待患者咳嗽咳出时，加力扳动患者下肢，使髂骨相对骶骨后旋而整复。

本法适用于治疗骶髂关节伸展性损伤。

②仰卧位操作。

基本操作方式：仰卧位骶髂关节屈曲扳法。

准备姿势：患者处于仰卧位，患者下肢髋、膝关节屈曲。术者站于其患侧，一手按于患者屈曲的膝关节处，另一手握住小腿下端。

发力动作：将患者下肢逐渐屈曲，使大腿尽可能接近患者的胸腹部，至弹性限制位后，用一突发、有控制的动作，下压患者膝部，扩大下肢屈曲幅度，使髂骨相对骶骨后旋。

本法适用于治疗骶髂关节伸展性损伤。

操作变化 1：仰卧位骶髂关节屈曲扳法（膝、坐骨结节）。

骶髂关节伸展性错位多伴有髂骨相对骶骨下移的错动，故在强制屈膝屈髋使髂骨后旋的同时配合令髂骨向上移动的动力更有助于关节整复。患者的姿势与上法相同，术者站于患侧足端，用一手下压屈曲的膝关节，另一手掌根按在臀部坐骨结节处。嘱患者有节律地咳嗽，同时加力屈膝和向患者头端方向推冲坐骨结节，即可整复关节。

操作变化 2：仰卧位骶髂关节屈曲扳法（伸膝屈髋）。

要增强髂骨相对骶骨后旋的动力，则可通过紧张腘绳肌来增加髋骨后方的杠杆力。当仰卧位屈膝屈髋扳法不能有效松动骶髂关节时，可考虑采用屈髋伸膝扳法，在患者下肢屈膝屈髋至极度后，突然以连贯的动作，一手推其膝关节，另一手扳小腿后部，并将下肢向上拔伸，使膝关节在最大屈髋幅度的条件下伸直。

本法适用于治疗骶髂关节伸展性损伤、腰椎间盘突出症，并可用于骶髂关节伸展性错位的整复。

操作变化 3：仰卧位骶髂关节屈曲扳法（髋屈曲、外旋，膝伸展）。

在屈髋伸膝扳动前，调整好髋关节的旋转角度，更有利于骶髂关节的松动和整复。若患者为屈曲性损伤或错位，则将髋关节调整到极度外旋位（膝关节旋到外侧，足跟旋向内侧），然后将其下肢突发伸直。

本法用于整复骶髂关节屈曲性错位或治疗骶髂关节屈曲性损伤。

操作变化 4：仰卧位骶髂关节屈曲扳法（髋屈曲、内旋，膝伸展）。

屈髋伸膝扳法也可用于整复骶髂关节伸展性错位或治疗骶髂关节伸展性损伤。不过在突发的下肢伸直扳动前，应将患者髋关节调整到内旋位置（膝关节旋向内侧，足跟旋向外侧）。

操作变化 5：仰卧位骶髂关节拽腿扳法（斜位）。

以上操作方式也可改变为降低髋关节屈曲幅度，减少腘绳肌的紧张程度而利用拉拽下肢来松动骶髂关节。患者的准备体位与屈髋伸膝扳法相同，即髋关节处于内旋位，术者双手改为同时握住小腿下端，然后嘱患者咳嗽，术者在患者咳嗽咳出时，突然将屈曲的下肢沿与水平面 45° 角方向拉拽伸直，使骶髂关节在拉拽中得以松动。

本法适用于治疗骶髂关节屈曲性损伤或屈曲性固定。

操作变化 6：仰卧位骶髂关节拽腿扳法（水平）。

与骶髂关节屈髋伸膝扳法一样，调整髋关节的位置和下肢的角度，拽腿扳法就可用于骶髂关节伸展性损伤的治疗。患者髋关节在拉拽前应置于外旋状态，而下肢拉拽的角度则接近水平面，与治疗床面约呈 10° 角。

③侧卧位操作。

基本操作方式：侧卧位骶髂关节屈曲旋扳法。

准备姿势：患者取健侧侧卧位，腰部呈轻度前屈位。术者站于其身后，用一手掌根部抵住坐骨结节内后方，另一手抓住髂嵴前上缘。

发力动作：嘱患者在深吸气后缓缓呼出，术者在患者呼气过程中突然前推坐骨结节，后扳髂嵴前上缘，使髂骨相对骶骨产生后旋扭转，常可在冲推过程中听到弹响声，同时患者疼痛突然缓解，提示错位的骶髂关节已经整复。

本法适用于骶髂关节伸展性错位的整复。

（3）8 后伸扳法。

①坐位操作。

基本操作方式：坐位骶髂关节后伸扳法。

准备姿势：患者取坐位。术者站于其身后，以双手从患者两腋下向前环抱其身体，一侧屈曲的膝关节顶住患侧髂嵴。

发力动作：先将患者身体向后上方徐徐拔伸并使之向患侧旋转至弹性限制位，嘱患者咳嗽，术者乘患者咳嗽时，以突发有控制的动作，双手扩大脊柱旋转幅度，膝部前顶髂嵴，使骶髂关节产生内翻扭转而得以整复。

本法适用于治疗骶髂关节屈曲性损伤。

②侧卧位操作。

基本操作方式：侧卧位骶髂关节后伸扳法。

准备姿势：患者取健侧侧卧位，术者站于其身后，一手掌根部按于患者骶骨处（髂后上棘内侧），另一手握住患侧下肢小腿的下端，使其膝关节屈曲。

发力动作：嘱患者大声咳嗽，术者利用患者咳嗽声中肌肉放松的有利条件，将患者下肢在髋关节略外展下逐渐后伸至弹性限制位，然后双手突然对抗加力，使髂骨相对骶骨前旋而复位。

本法适用于整复骶髂关节屈曲性错位（髂后上棘下移、凸起）。

操作变化 1：侧卧位骶髂关节后伸扳法（抱膝）。

侧卧位骶髂关节后伸扳法操作时，还可利用患者的体位来帮助整复。令其健侧下肢屈膝屈髋，并用双手抱住健侧膝部，使腰骶关节稳定，防止在整复时出现腰骶部的代偿运动。然后按后伸扳法的操作要领进行整复。

操作变化 2：侧卧位骶髂关节后伸扳法（髂嵴后上部、髂嵴前下部）。

患者的体位不变，术者站到患者的身后，双手呈抱球状，一手掌根抵住髂嵴上部往前推，另一手手指抓住患者髂嵴下缘近耻骨梳处向后扳，在患者咳嗽声中肌肉放松时，反扭转骶髂骨而整复之。

本法适用于整复骶髂关节屈曲性错位。

③俯卧位操作。

基本操作方式：俯卧位骶髂关节后伸扳法。

准备姿势：患者取俯卧位。术者站于健侧，以一手掌根部按于骶骨背面，另一手抓住患者患侧膝部。

发力动作：将患者下肢逐渐后伸至弹性限制位，嘱其咳嗽，待患者咳嗽咳出时，术者乘势做一突发有控制的动作，加大下肢后伸幅度，利用股直肌紧张的杠杆作用使髂骨相对于骶骨发生前旋扭转而整复。

操作变化 1：俯卧位骶髂关节后伸扳法（半屈膝）。

患者体位保持不变，但患侧下肢膝关节屈曲 90°；术者原抓住膝部之手改为抓住患者踝关节上方，然后按以上方式操作，整复关节。

在髋关节后伸的体位下，膝关节屈曲时股直肌更加紧张，产生牵拉髂前上棘使髂骨相对骶骨向前旋转（即脊柱后伸时骶髂关节的运动方式），增加整复的动力。

操作变化 2：俯卧位骶髂关节后伸扳法（全屈膝）。

患者患侧下肢膝关节处于完全屈曲状态；术者原抓住踝部之手改为用抓住膝部并用腋下夹住屈曲的膝关节，增大股直肌的紧张程度，以利骶髂关节前旋整复。

4．骶尾关节整复手法

（1）骶尾关节肛门内复位法。

准备姿势：患者俯卧位或胸膝卧位。术者站于其后面，以中指指腹触及肛门外。

发力动作：术者先以中指腹轻轻按压肛门，克服肛门括约肌的痉挛后慢慢伸入肛门内；翻转中指，使指腹朝上，沿骶曲弧度伸进 3 ~ 4cm；然后轻轻将中指向上抬起，觉指下弹响，为骶尾关节整复的标志。

（2）骶尾关节按压整复法。

准备姿势：患者体位同上。术者用一手掌尺侧缘按住骶骨的下缘，另一手掌尺侧缘按于尾骨背侧。

发力动作：嘱患者咳嗽，术者在患者咳嗽时，以连贯而快速的动作先将骶骨下端下压，再将尾骨沿一弧线路线向上推提，使之与骶骨对合整复。

5. 耻骨联合整复手法

一般情况下，耻骨联合的错位多伴有骶髂关节的错位，在整复骶髂关节的过程中，耻骨联合的分离也同时得到整复。但也有极少的病例中仅出现耻骨联合分离而并无骶髂关节错位，就需要以耻骨联合整复手法加以复位。

准备姿势：患者坐于治疗床边，取半卧位。助手一从患者背后扶住患者，防止其过度后仰；助手二握患者两踝部，使患者下肢屈膝屈髋，髋关节处于外展外旋位。术者坐于患者左侧，用自己髋部紧贴患者髋部，限制其活动，右手经患者身前抱住其右侧髋部，左手则握住患者之右手并将其按在耻骨联合之上移侧。

发力动作：嘱患者咳嗽，术者与助手二以患者的咳嗽为同步信号，术者右手用力向内挤压骨盆，左手通过患者右手掌用力冲压患者耻骨联合，助手突然将患者双下肢用力拉伸并内旋，使耻骨联合在三个力的共同作用下整复。

第六节　推拿整脊手法的生物学和力学研究

一、推拿整脊手法的生物学研究

手法的生物学效应往往是通过手法力的能量转化和信息传递，借助于神经系统或神经—内分泌—免疫网络系统的调控作用来实现的，因此它属于手法间接作用的研究。目前，由于手法操作的技术规范不统一，不同研究者所得到的结果很难互相印证或比较，尚无法得出系统全面的研究结论。本节仅就一部分研究结果做一介绍。

1. 手法镇痛作用的研究

（1）痛与痛的调制概述。痛作为许多疾患的显著症状，经常是病人去医院就诊的重要甚至是唯一的原因。痛由伤害性刺激对机体组织有损伤或损伤性威胁而引起，因此可以认为是机体的一种保护性机制，警示机体正在遭受伤害性因子侵袭的信号。事实上临床医生正是把痛作为诊断疾患的最初依据；但是，剧烈的疼痛本身又可能造成对机体的伤害，从而使镇痛成为临床的重要研究课题。痛总是伴随着程度不等的不安、焦虑、惊慌、害怕等心理状态，强烈的情绪色彩是痛区别于机体感受非痛刺激的一个最为显著的特点；反之，心理因素对痛也存在着不可忽视的重要影响。因此，对于一种方法的镇痛作用进行判定时，应充分考虑到生理性和心理性两方面因素的影响。

研究表明，机体内存在着强有力的痛调制机制，Melzack 和 Wall 提出的闸门学说首先为外周输入所致的痛抑制做出了解释，推拿手法等所产生的躯体刺激，甚至是某种痛，引起粗纤维的传入冲动能激活后角Ⅱ、Ⅲ层的胶质神经元，进而对初级传入纤维末梢造成突触前抑制，即关闭了痛冲动进入脊髓的“闸门”。进一步研究显示，外周输入所致的痛抑制，更可能是脊丘束痛传递细胞上的突触后抑制。在中枢神经系统内，中脑导水管周围灰质—中缝大核及其邻近网状结构—脊髓组成了特异性的脑干下行痛抑制通路，其中，导水管周围灰质处于中心地位，来自高级中枢（包括丘脑）的影响，像通过漏斗一样集中到这一脑区，进而影响脑干和脊髓的痛传递。由于痛体验不仅依赖于伤害性感受器的活动，而且受众多心理学因子的制约，充满情绪色彩，因此，前脑各脑区在痛调制过程中也扮演着十分重要的角色。同时，众多的递质和脑内其他活性物质参与了痛调制过程，其中主要的有阿片肽和单胺类系统。

（2）手法对痛行为的影响。从神经生理学的角度看，在特定的刺激作用下，某种感觉出现与否，依赖于该刺激的强度，当刺激强度达到某一临界水平，受试者首次报告痛，此时的刺激强度称为痛阈（pain threshold），一个递增的阈上痛刺激，导致痛的主观体验不断增强，最后终于使受试者无法忍受，拒绝继续增强刺激，此时的刺激强度则称为耐痛阈（pain tolerance）。目前，已建立的多种测量方法，可以定量测定痛阈或耐痛阈。采用动物作为测试对象，能够在一定程度上排除心理等因素的干扰，通过动物痛行为的变化可以反映其耐痛阈的高低。

在家兔耳廓部位进行钾离子透入，测量其首次甩头时的电流强度，是一种常用的实验性测痛方法。研究结果显示，以轻手法按揉（压力约 0.5kg、100 次 /min）内关穴 10min，或者以重手法按压（压力约 2.0kg、3 次 /min）内关穴 5min，皆可明显提高动物的耐痛阈，其镇痛效应以手法作用后即刻最为显著，后效应可持续 10min。如果以普鲁卡因呈环形封闭内关穴上方前臂组织，则轻、重手法的镇痛效应完全被取消，提示手法的镇痛首先是一种外周输入所致的痛抑制。进一步研究表明，阿片受体拮抗剂纳洛酮可翻转轻手法的镇痛效应，而对重手法的镇痛效应无影响，说明轻手法的镇痛效应有内源性阿片肽的参与；β- 受体和 5- 羟色胺受体阻断剂心得安则可同时翻转轻手法和重手法的镇痛效应，提示轻、重手法的镇痛机制存在一定差异，而且，除内源性阿片肽系统之外，手法的镇痛效应还存在其他调制途径。

（3）手法的镇痛机制研究。如上所述，痛的调制是一个极其复杂的过程，而手法的操作方法不同其镇痛机制又存在着一定差异，因此目前的研究结果仅从一些侧面揭示了手法镇痛的可能机制。

①手法对内源性阿片肽的影响：内源性阿片肽（Endogenousopi-oidpeptides）包括脑啡肽类（Enkephalines）、内啡肽类（Endorphins）和强啡肽类（Dynorphins）三大类，常伴随吗啡受体分布，主要集中在纹状体、杏仁核群、海马、下丘脑、中脑导水管灰质及中缝核区，在丘脑、皮层和脊髓也有分布。脑啡肽则主要集中在神经末梢。内源性阿片肽参与几乎所有的生理功能的调节，其中，对痛的调制是一个极为重要的方面。

采用推挽灌流方法观察到，中脑导水管灰质灌流液中 β- 内啡肽的含量在手法作用前后发生了显著变化，以轻手法按揉（压力约 0.5kg、100 次 /min）内关穴 5min，可使 β- 内啡肽的含量升高 110.9%；而以重手法按压（压力约 2.0kg、10 次 /min）内关穴 5min，却使 β- 内啡肽的含量降低 37.3%。这一现象与痛行为测试结果相互印证，证明轻手法主要是通过激活内源性阿片肽系统而发挥镇痛作用的，而重手法的镇痛机制则有所不同。另一项研究选取颈、腰腿痛患者，采用推、按、揉法及斜扳法、后伸扳法和脊柱旋转等手法治疗后，血清内啡肽含量升高了 17.1%，为上述结论提供了一个佐证。

有研究者以腰椎间盘突出症和急性腰扭伤患者为观察对象，采用指按（穴位平均受压强度为 2.14ks/cm2）法和旋摩（穴位平均受压强度为 1.22ks/cm2）法在委中、承山穴及局部阿是穴等部位治疗，在手法作用 20min 时，分别检测到血浆中 β - 内啡肽的含量显著升高，血浆和脑脊液中 cGMP 含量升高、cAMP/cGMP 比值显著下降。研究表明，在脑室和脊髓内，cAMP 对抗镇痛，而 cGMP 参与镇痛，内源性阿片肽可增加神经母细胞中的 cGMP 含量，而抑制 cAMP 水平的升高，从而发挥其镇痛效应。上述实验结果进一步说明内源性阿片肽系统在手法镇痛调制中的重要作用。

②手法对单胺类物质的影响：单胺类（monoamines）物质包括儿茶酚胺（catecholamine，CA）和吲哚胺（indoleamine，IA）两大类，前者主要有去甲肾上腺素（noradrenaline，NA 或 norepinephrine，NE）和多巴胺（dopamine，DA）；后者主要是 5- 羟色胺（5-hydroxytryptamine，5-HT）。一般认为，中枢内的 NA、DA 和 5-HT 主要表现为抑制性作用，而在外周则主要是兴奋性作用。例如，吗啡的镇痛作用依赖于中枢 5-HT 的激活，但在外周，5-HT 则是一种强烈的致痛物质，并可引起血管收缩。

关于手法对单胺类物质的影响，目前的研究主要集中在外周机制方面，而且研究结果不十分一致。一项较为系统的研究是选取腰椎间盘突出症患者，采用骨盆牵引结合腰部按压或踩跷法，观察到治疗后患者血浆、血清或唾液中 NA、DA、5-HT 及其代谢产物5-羟吲哚乙酸（5-hydroxyindoleacetic acid，5-HIAA）的含量皆呈现不同程度的降低，而且，其降低程度与临床疗效之间存在明显的相关性；进一步研究发现，血浆中DA的前体酪胺酸和5-HT的前体色胺酸在治疗后也显著降低，而尿中的5-HIAA却在治疗后显著升高。从而提示手法治疗对外周单胺类物质的合成与代谢具有综合性的调整作用。采用按、摩、捏、推、拿、点、扳等手法对颈椎病患者进行治疗，亦可显著降低血中NA和DA的含量，并使之接近正常人水平。

另一项研究以急性腰部或颈部软组织损伤患者为观察对象，采用推、揉、拿、拨、摇、扳等手法在病变局部治疗，对治疗后30min的血浆检测结果表明，5-HT的含量呈现一定的升高趋势，5-HIAA的含量无变化；而NA、DA的含量则显著降低，5-HT/NA、5-HT/DA的比值明显升高，并且，这种变化与临床疗效之间存在着明显的相关性。对急慢性腰肌损伤患者，采用㨰、肘压、指按和轻揉等手法进行治疗，治疗15次后的全血5-HT含量亦显著升高，且升高幅度越高，临床疗效越明显。

一般认为，外周单胺类物质的降低可能引起中枢单胺类物质的升高。一些实验确实观察到手法治疗后脑脊液中5-HT和5-HIAA含量均显著升高，而5-HT的前体色胺酸的含量明显降低，从而推测手法镇痛的中枢机制除内源性阿片肽途径外，尚存在单胺类作用途径。

以上研究带给我们的思考是，疾病的种类、病理阶段不同，以及手法的类别、操作方法、治疗时间与周期各异，可能是导致研究结果不一致的主要原因。

2．手法改善血液循环作用的研究

（1）手法对脑部血流的影响。椎动脉型颈椎病患者普遍存在着脑部供血不足，以椎动脉型颈椎病为研究对象，采用拇指推、按法和颈椎旋转手法在颈、项、肩部治疗10~20次后，经脑血流仪检测，脑血流图的波幅明显升高、上升时间缩短、重搏波明显；以推、抹、按、揉、引等手法在前额、头、项、肩部的治疗结果与之相似。采用I-邻碘马尿酸钠静脉注射，检测颈椎病患者的脑血流通过时间，结果显示，以提捏、按揉、推、拿、提端或旋转复位手法在颈、项、肩、背部治疗20min后，左右两侧脑血流通过时间均明显缩短，提示单位时间通过的血流量增加。同时，个别患者也存在血流通过时间延长的现象，有作者推测手法刺激对脑血流的影响可能存在着双向调节作用。

（2）手法对椎动脉或椎—基底动脉血流的影响。脑部血流来自于椎动脉和颈动脉，改善脑部血流的手法又多在颈项部操作，因此，检测手法作用下椎动脉或椎—基底动脉血流的变化具有重要意义。采用经颅多普勒超声的检测结果显示，颈椎病和眩晕患者的椎动脉和基底动脉的血流速度显著低于健康人，且以右侧椎动脉为甚，提示右侧椎动脉的硬化程度较左侧严重。以间歇性多次拔伸手法治疗，可使左右椎动脉、基底动脉、左右小脑后下动脉的收缩峰血流速度和平均血流速度明显提高。对于颈椎病患者，采用揉、按、拿、捏、摩、弹拨、理筋等手法在颈、项、肩、背部治疗后，左右两侧椎动脉的收缩流速、舒张流速和平均流速也显著提高。

值得注意的是，因手法操作不当，也可能导致椎动脉的血流受阻，甚至出现严重的副作用。有研究者在新鲜颈椎尸体标本上，采用椎动脉滴注方法观察到，颈椎极度右旋或极度后伸状态下，双侧椎动脉滴数均显著减少；在极度后伸位复加旋转，则使部分椎动脉完全闭塞。采用经颅多普勒超声对活体的检测结果显示，颈椎极度旋转或极度后伸时，双侧椎动脉血流明显减少，且以右侧为甚：因此，上述实验结果至少给我们两点启示：其一，颈椎极度旋转复位手法带有一定的危险性，尤其应避免在颈椎极度后伸状态下施行旋转手法，相比较而言，颈椎拔伸手法的安全性较高一些。其二，实施手法治疗前，应对椎动脉血流进行必要的检测，对于椎动脉异常的患者在手法操作时应倍加谨慎。

（3）手法对其他部位血流的影响。以健康青年为观察对象，采用多普勒超声在手法结束后 15min 时检测右侧腘动脉血流量。对手法的系统研究结果表明，其手法的频率、力度和作用时间不同，对血流量的影响各异。就手法的频率而言，120 次 /min 的血流量显著高于 60 次 /min 或 180 次 /min；从作用力看，以 7kg 的力量施行手法操作，其血流量显著高于 3kg 或 10kg 的力量；从作用时间看，手法持续作用 5min 的血流量明显高于 2.5min 和 10min。因此可以认为，在改善局部血流方面，手法操作以频率 120 次 /min、力度 7kg、持续时间 5min 为宜。

另一项研究以拿揉、指拨、捏、按、搓、抖等手法治疗乳腺小叶增生，乳房血流图检测结果显示，低波幅的患者手法治疗后波幅显著增高、流入容积速度明显加快；中波幅患者手法治疗后各指标变化不明显；高波幅患者手法治疗后波幅显著降低、流入容积速度明显减慢。提示手法对局部血流具有双向性调节作用。

（4）手法对外周微循环的影响。研究显示，手法作用的局部和远端，其微循环均有不同程度的改善。对一组颈椎病患者采用捏拿、按揉、推、提搬、点压和拍打等手法在颈、肩、臂及上肢治疗，分别于首次治疗和 10 次治疗后即刻检测大椎穴处的微循环和皮肤温度，结果显示，首次治疗后皮肤温度和微循环变化不明显，10 次治疗后即刻皮肤温度升高 0.2~0.4℃，皮肤微循环改善也非常明显，表现为管袢数、正常管袢构型显著增加，清晰度提高，血流速度加快；输入支和输出支障碍例数、异常管袢构型明显减少。对于手外伤后患指肿胀、关节功能障碍的患者，采用捻、推、揉等手法治疗 20 次后，手指甲皱微循环异常积分值显著下降，且与临床疗效之间呈现一定的相关性。采用手法结合腰部后伸活动、四指推法、掌压、掌振、斜扳、弹拨、对抗拔伸牵引等手法，对腰椎间盘突出症患者治疗 30 次以后，其甲皱微循环也呈现出明显改善。另一项研究选取一组颈椎病、第三腰椎横突综合征、梨状肌综合征患者，观察手法治疗前后球结膜和甲皱微循环的变化，结果显示，以一指禅推、揉、摩、捏、按、点、弹拨、理筋、扳、旋转及牵引等手法在特定部位治疗后，微循环总积分值显著升高，后效应持续3~7天。

（5）手法对血液流变学变化的影响。以上手法作用对宏观和微观血流的影响是通过多种途径和多个环节实现的，其中，血液流变学的变化可能是一个重要环节，因此一些研究者观察了手法在这方面的效应。采用揉捻、拿、劈、散、归合、旋转等手法对颈椎病的治疗结果显示，手法治疗3~5次后，血沉明显升高，红细胞压积、红细胞聚集指数、血小板聚集率、血浆黏度、低切全血黏度等指标则呈现不同程度的显著性降低，高切全血黏度变化不明显，提示手法治疗使颈椎病患者血液的高黏滞状态得到明显改善。另一项以脑梗塞为对象的研究也显示了类似的结果，而且，手法治疗后患者业已升高的胆固醇、甘油三酯等指标也显著降低。对于腰椎间盘突出症患者，采用镇痛牵引结合脊柱推拿手法治疗后，患者全血比黏度和全血还原黏度显著降低，红细胞压积、血浆比黏度、红细胞电泳时间、纤维蛋白原百分比则呈现不同程度的降低趋势。

综上可以看出，手法刺激对局部和全身、浅表组织或深层组织的血液循环皆具有不同程度的调节或改善作用，而这种作用的基础之一往往是依赖于手法在治疗部位所产生的热效应。

3．手法对组织损伤修复作用的研究

（1）手法对肌肉组织损伤的修复作用。推拿手法在运动性肌肉损伤的治疗中有着较为长期和广泛的应用。有研究者观察了手法对连续离心运动后延迟性肌肉疼痛及其相关指标的影响，采用特制的装置对上臂屈肌进行离心训练，同时以揉（90次/min）、弹拨（20次/min）、推（0.6米/min）、搓（120次/min）等手法治疗，力量达肌肉层，操作顺序由肢体远端向近端进行。结果显示，手法治疗可有效消除训练后延迟性肌肉疼痛，在首次训练后第4天和第5天的作用最为明显；对于上臂屈肌肌肉硬度和肘关节松弛角度的恢复也具有明显的促进作用；同时对血清酶的检测结果还显示，手法可明显抑制氧自由基产物的生成。另外，手法治疗可明显减轻血管扩张、瘀血、血栓形成及水肿等病理性损害。

对于周围神经损伤所导致的肌肉病变，手法治疗同样具有明显效果：实验采用机械钳夹方式造成坐骨神经分支损伤，观察了比目鱼肌、胫后肌和跖肌的变化及手法作用的效果，手法操作方法为局部重手法揉捏（90次/min）5min，提弹（45次/min）10min，强刺激揉（90次/min）委中、复溜穴区5min，广泛轻手法揉捏（90次/min）5min。实验结果显示，手法治疗可明显促进萎缩肌肉的恢复，改善失神经肌肉的异常结构和代谢状态。具体表现在，术后手法治疗3个月，被检测的各肌肉出现明显的肥大性改变，经组织学证实确为肌纤维肥大，而非结缔组织增生；肌肉湿重和最大肌肉横切面面积的恢复均好于对照组。组织学检测结果，在中后期肌萎缩和肌纤维变性的恢复、肌纤维间质中脂肪结缔组织增生的减轻、微循环的改善及血管血栓的减少等方面，手法治疗组均明显优于对照组。

（2）手法对肌腱组织损伤的修复作用。采用手术方法造成家兔跟腱断裂，3 周时拆除固定后实施手法治疗，具体操作方法为第 1 周局部揉、揉捏各 3min，第 2 周开始加弹拨 3min，手法频率 70 次 /min。

肉眼观察可见，固定解除时，跟腱断端清晰可见，无分离，其间有新生的结缔组织形成，结构不清，跟腱与周围组织广泛粘连。经上述手法治疗 3 周后，跟腱与屈趾肌腱之间存在局部粘连，跟腱明显增粗，尚可辨认出断端。而对照组在去除固定后 3 周时基本无变化。5 周后，手法治疗组粘连解除，断端模糊；对照组局部粘连和断端仍十分明显。8 周后手法治疗组断端已难以辨认；此时对照组粘连依然存在，经仔细辨认还可见到肌腱的断端。

光镜观察显示，经上述手法治疗 3 周后，断端有丰富的成纤维细胞和胶原纤维。胶原纤维部分呈粗大束状连接两个断端，部分呈交错排列，其间有散在的炎性细胞和大量小血管，增生的胶原纤维与断端腱纤维相延续；断端腱细胞增多，断端腱旁有较大量成熟的成纤维细胞和胶原纤维，多与肌腱纵轴平行排列。而对照组仅在邻近断端处有少量腱细胞增生，腱旁胶原纤维呈间隔细束状，大多与腱纵轴非平行排列，其余基本无变化。5 周后，手法治疗组断端间增生的结缔组织逐渐成熟，成纤维细胞减少，胶原纤维增多，其排列大多与肌腱纵轴平行，腱旁增生的结缔组织已较成熟。对照组断端间成纤维细胞仍较丰富，炎性反应明显。8 周后，手法组断端增生的结缔组织已较成熟，成纤维细胞很少，胶原纤维致密，与肌腱纵轴平行排列，腱与肌腹连接处肌纤维正常，横纹清晰。此时对照组断端间的胶原纤维排列仍紊乱，未形成粗大束状，部分腱纤维呈轻度玻璃样变，腱与肌腹连接处的肌纤维萎缩。

透射电镜下可见，经手法治疗后，3 周时断端间增生的结缔组织中胶原纤维丰富，多呈不规则排列，可见胶原纤维的明暗带，但较模糊，纤维直径较细；有功能活跃的成纤维细胞，其周围有较多新生成的胶原纤维。5 周时，胶原纤维明显增多，排列较规则，纤维明暗带较清晰。8 周时，胶原纤维已较成熟，排列紧密、整齐，纤维明暗带清晰，胶原纤维直径与正常肌腱接近。而此时对照组的胶原纤维间隙较宽，排松散，纤维直径较细，明暗带模糊。

生物力学测定结果显示，在跟腱最大断裂强度、跟腱最大断裂应力和跟腱最大能量吸收方面，手法治疗组均明显优于同期对照组。

以上研究结果提示，手法治疗对肌腱损伤后组织结构的恢复和生物力学性能的改善均有明显促进作用，而其中组织结构的恢复又是肌腱生物力学性能提高的前提和保障。

（3）手法对关节软骨损伤的修复作用。采用手术方法造成家兔半月板桶柄式纵裂、体部横裂、斜裂损伤，术后 7 天拆线后开始手法结合针刺治疗，具体操作方法为：

①在伤侧大腿、小腿中上段各肌群广泛轻手法揉捏 5min，以股四头肌、骨后肌群和膝关节周围为主。

②针刺血海、梁丘、足三里、阳陵泉、风池穴各 1min。

③广泛揉捏伤侧肢体 5min。以上方法每日 1 次，20 次为一疗程，间隔 l 周后进行下一疗程治疗，共计治疗 3 个疗程。

对大腿肌肉周径的检测结果显示，术后 3 周时，治疗组和对照组的患肢与健肢比较，肌肉周径显著缩小，两组健肢与健肢、患肢与患肢之间的肌肉周径无明显差别；治疗结束时，治疗组的患肢肌肉周径已恢复到健肢水平，而对照组的患肢肌肉周径呈继续缩小趋势。

组织学肉眼观察结果显示，2 周时，对照组患肢膝关节滑膜组织明显充血、水肿，关节积液多，半月板切口明显可见，切口间有组织充填，切口边缘软骨变白，无光泽，胫骨平台及股骨外踝软骨无明显变化。治疗组患肢膝关节囊滑膜充血，有少量积液，半月板切口明显可见，部分标本切口间有组织充填，充填物与周围正常半月板连接松弛，易于区分，胫骨、股骨关节软骨与健肢比较无明显变化。4 周时，对照组患肢与 2 周时比较基本无变化。治疗组患肢膝关节囊滑膜轻度充血，已无积液，半月板切口明显可见，部分标本切口内有组织充填。8 周时，对照组患肢膝关节滑膜组织充血，关节积液，部分标本半月板切口明显可见，少量标本切口内有组织充填，少量标本股骨外踝外 l/3 处软骨欠光泽。治疗组患肢膝关节囊已无充血、水肿、积液，部分标本半月板切口不明显，但仍可见到切痕，切口内有半透明类似软骨的组织充填，充填物与半月板连接紧密，张力较大，充填物内未见到正常半月板所具有的光泽性环状纤维。40 周时，对照组患肢膝关节囊无充血和积液，部分标本可见半月板切口痕迹，本切口内充填物的色泽、质地与半月板软骨略有不同，少量标本切口内无填充物；少量标本股骨外踝中心部软骨有点状磨损，病变表浅，胫骨外踝外缘软骨色泽下降。治疗组患肢膝关节囊无充血、水肿、积液，半月板切口痕迹内可见约 1mm2 大小的乳白色类软骨组织，与周围组织相连紧密，纤维走向基本一致。仅见 1 例胫骨平台外缘、内缘和 1 例股骨外踝关节软骨光泽降低。

光镜观察结果显示，40 周时，对照组膝关节滑膜组织仍有少量炎性细胞，少量标本裂口内有纤维母细胞及滑膜细胞聚集，胶原纤维排列紊乱，呈玻璃样变及纵裂不愈合。治疗组半月板切口周围无炎性细胞，切口内成纤维细胞和毛细血管接近正常组织，较大量的胶原纤维排列开始出现，规则有序，软骨细胞已成熟，修复区已接近正常纤维软骨。

在电镜下观察到，40 周时，对照组半月板裂隙表面可见单层滑膜细胞，其下是软骨母细胞，还有新生的胶原纤维和红细胞。治疗组半月板裂隙内可见滑膜细胞，其表面多数为细长突起而形成镶嵌连接，裂隙基质中可见毛细血管、纤维细胞及软骨细胞，后者胞浆内微丝少、粗面内质网丰富。细胞间可见粗细不等的胶原纤维。

研究表明，软骨损伤后的再生修复能力较差，目前临床上广泛应用的非甾类消炎镇痛药仅为对症治疗，长期使用可抑制软骨细胞增殖，进一步加剧软骨组织的破坏。从以上研究结果可以看出，手法治疗一方面可以促进炎性渗出物的吸收；另一方面，还能够刺激成纤维细胞向软骨细胞转化，有利于软骨组织的再生和修复，从而体现出手法在软骨组织损伤中的独特治疗作用。

（4）手法对椎间盘组织损伤的作用。经背侧 B 超探测可获得有关椎间盘大小的信息，对于椎间盘突出的临床诊断和疗效判定具有一定的意义。采用镇痛牵引加脊柱推拿治疗的方法，观察了 38 例腰椎间盘突出症共 43 个阶段突出物的变化，治疗 3~6 个月的结果显示，有 9 个阶段突出物消失，13 个明显缩小，8 个稍微缩小，7 个无变化，6 个增大。突出物总体变化呈现一定的缩小趋势。但是，上述突出物的变化与临床疗效之间无显著的相关性。研究者推测推拿手法的作用机制可能是使突出物发生了变位和变性。

通过对 CT 横断面扫描片直接测量，观察了手法治疗前后腰椎间盘突出症患者椎间盘高度和面积的变化，治疗方法为对抗牵引、踩跷法等，半年后的复查结果表明，椎间盘高度和面积均呈现缩小趋势。两例完全还纳的患者为膨出型，且病程在半月以内，提示突出物能否还纳与其突出类型和时间有关。

联系到前文关于手法的生物力学原理研究结果，脊椎整复手法对业已突出的椎间盘组织的影响主要是使其发生位移或变性，从而改变突出物与神经根之间的位置关系。但是，如果是时间较长的陈旧性突出，粘连处已异常坚固，则非推拿手法所能松解；或者合并有骨性椎管狭窄，亦非手法治疗的适应证。因此，制定明确的腰椎间盘突出症手法治疗指征，是提高手法疗效、避免手法失败或出现副作用的前提和基础。

（5）手法对神经组织损伤的修复作用。采用机械钳夹方式造成家兔坐骨神经分支损伤，术后 7 天拆线后进行手法治疗，具体操作方法为局部重手法揉捏（90 次 /min）5min，提弹（45 次 /min）10min，强刺激揉（90 次 /min）委中、复溜穴区 5min，广泛轻手法揉捏（90 次 /min）5min。

光镜观察结果显示，术后 1 个月时，手法治疗组与对照组比较，损伤远端 1cm 以远处可见较多的血旺氏细胞增生，髓鞘脂肪变性程度较轻、3 个月时，手法组神经干明显增粗，再生的神经纤维呈分隔束状，束间有少量脂肪结缔组织，可见轴索脱髓鞘改变；对照组神经干较细，再生神经纤维少，有较多的轴索脱髓鞘改变。5 个月时，手法组神经干进一步增粗，偶见轴索脱髓鞘改变；对照组神经干、增生的神经束和神经纤维仍比较细，再生的神经纤维仍呈分隔束状，尚有少量轴索脱髓鞘改变。对内踝上方1cm处胫神经再生轴索计数的结果，1个月、3个月、5个月时，手法组分别为对照组的19.2、1.3和1.5倍，说明手法治疗可在损伤早期有效促进神经修复和再生。

运动终板是运动神经纤维和肌纤维的接触点，其恢复情况直接影响着神经肌肉功能的恢复程度。为此，采用Ranvier氯化金染色压片观察了比目鱼肌运动终板的变化，结果显示，突触后膜与神经末梢失去联系后发生了膨大、深染和聚集等一系列变性现象，光镜下呈一个个小圆点状。术后1个月时，手法组的小圆点数量显著少于对照组。3个月时，手法组可见典型的运动终板形成，退变的小圆点已很少见；对照组则仍有大量退变的小圆点，典型的运动终板比较少见。5个月时，两组均可见到典型的运动终板形成，但对照组仍有少量退变的小圆点。

电镜观察，术后5个月时，对照组华勒氏变性的神经纤维有所减少，但再生的有髓和无髓纤维无明显变化。手法组再生的神经纤维其直径大小、板层结构、轴索内微丝和微管结构等已显示正常，只是密度较正常略低，偶见华勒氏变性的神经纤维。

对于周围神经损伤的修复问题历来有两种相互对立的观点：一种观点认为，包括推拿在内的众多康复手段只能延缓或防止神经损伤后肌肉体积的丧失，对神经再生速度绝无影响；而另一种观点则认为，推拿等中医康复方法不仅可改善失神经支配肌肉的结构和代谢，而且还有促进神经再生和修复的作用。综合以上实验结果可以看出，手法治疗过程中，神经纤维的发育程度比较均衡，再次发生退变的纤维数量少，可以明显加快神经损伤的修复和再生，充分显示了推拿手法在神经损伤修复中的独特作用和优势。

4．手法对调节内脏功能作用的研究

（1）手法对消化系统功能的影响。功能性消化不良常表现为胃动力下降，推拿手法对该病的治疗具有明确的疗效。手法刺激可在一定程度上改善和提高反映胃动力的各项指标。

一项临床试验采用按揉双侧足三里穴5min、一指禅推中脘穴5min、中脘穴区施掌振法5min，对功能消化不良患者治疗1个月后进行复查。采用彩色B超对胃排空时间的检测结果显示，患者治疗前胃窦平均收缩幅度、平均收缩频率和胃窦运动指数皆明显低于正常人，手法治疗后则得到不同程度的提高；治疗前患者胃窦半排空时间和全排空时间均较正常人长，经过手法治疗后均明显缩短，而安慰剂组的各项指标变化皆不明显。应用多功能胃肠动力测试仪检测的结果表明，相同时间内进食标准流汁后，手法组的胃窦收缩幅度、收缩频率和运动指数均显著性升高，安慰剂则无效。对各别患者的进一步分析发现，手法刺激对胃动力的影响可表现出不同的类型，主要为：

①即刻反应型，此型对手法刺激反应快，但效应持续时间短，最快者于治疗

开始后15s时即出现胃窦收缩波幅度增高，收缩频率亦相应加快，持续时间一般为15～20min。

②延迟反应型，此型对手法刺激反应慢，但效应持续时间长，一般在治疗开始后5～10min才出现胃窦收缩波幅度和收缩频率变化，持续时间多在30min以上。

③强反应型，表现为手法作用后胃窦收缩波幅度明显升高，可达50～60mmHg，收缩频率亦相应加快。

④弱反应型，表现为手法作用后胃窦收缩波幅度和收缩频率增加不十分明显。提示患者对手法刺激的反应性可能存在个体差异。

以一指禅推法在足三里穴处刺激，频率120~140次/min，持续5min，力量以受试者出现酸胀感为度，采用体表胃电图检测胃体和胃窦的胃电波变化，结果显示手法对两处胃电波的波幅呈双向调节作用，即治疗前异常降低的胃电波幅治疗后有所增高，治疗前异常增高的胃电波幅治疗后则明显降低；对胃电波的频率未见明显影响。对于2~6岁的脾虚泄泻患者，采用补脾经、补大肠、推三关、推上七节骨、按揉足三里穴和捏脊等手法治疗，6周后对尿中木糖排泄率的检测结果显示，手法治疗可使异常降低的木糖排泄率显著升高，与治疗前比较升高了4.34%。并且，与临床症状改善呈明显的相关性。另一项研究结果显示，单纯捏脊治疗亦能有效提高患儿已降低的木糖排泄率。采用过量摄入生大黄造成大鼠脾虚模型，同时用按揉（100次/min、力量4N，持续5min）手法在中脘、天枢穴区治疗。实验结束后，肉眼观察可见，空白对照组动物腹壁下脂肪色黄、量多、分布均匀，胃肠组织外形完整清晰；模型组动物腹壁下脂肪完全消失，胃肠组织充血、模糊，大小肠充气，肠管壁薄如纸；手法组动物腹壁下尚有少量脂肪组织，胃肠组织外观基本正常，结构清晰。光镜下观察到，空白对照组动物胃肠结构完整；模型组动物小肠黏膜部分脱落，黏膜血管扩张，表面有蛋白样渗出，有较多炎性细胞浸润，胃黏膜轻度水肿，部分血管扩张；手法组动物的小肠和胃组织结构基本与空白对照组相同。生化检测结果显示，模型组白细胞数、淋巴细胞数和免疫复合物均显著高于空白对照组，血红蛋白则明显低于空白对照组；手法组的白细胞数、淋巴细胞数均显著低于模型组，与空白对照组接近，免疫复合物显著高于空白对照组，血红蛋白变化不明显。以上研究结果提示，手法治疗能够有效缓解脾虚症状，并可预防大黄造成的胃肠损伤。

多项研究结果表明，捏脊等手法对于因消化吸收功能障碍所导致的小儿营养不良症具有良好的治疗作用。例如缺铁性贫血、锌缺乏症等，手法治疗后患者血红蛋白、红细胞、网织红细胞、全血胆碱酯酶活性增高，钙摄入量增加，尿氮、磷排出率降低，在蛋白合成方面调节原有的代谢紊乱。此外，捏脊治疗还可显著降低疳积症患儿异常升高的促胃液素水平，再次证实手法刺激对胃肠功能具有双向调节作用。

有研究者还观察了手法对胃溃疡的影响。实验采用结扎幽门方法造成大鼠胃溃疡模型，手法治疗方法为按揉大鼠脾俞、胃俞、足三里穴区各 1min，频率 80 次 /min，力量约 1kg。对溃疡面的观察结果显示，溃疡面积及其分级、出血点和红细胞计数等指标，手法组均明显轻于模型组。手法组的胃液量和胃蛋白酶活性也显著低于模型组。提示手法治疗具有一定的抗溃疡作用。

此外，以 140 次 /min 的频率按揉双侧胆囊穴各 5min，可使胆囊体积明显缩小，胆囊收缩率提高 48.7%。

（2）手法对心脑血管功能的影响。一项较为系统性的工作研究了脊椎错位与冠心病心率失常的关系以及手法的治疗效果。对 69 例冠心病及可疑冠心病或心率失常患者的检查结果显示，均不同程度地存在颈椎和胸椎偏歪错位。其中，出现频度较高的节段有 T_3、T_4、T_5。经脊椎整复手法为主，结合水针和局部热疗，临床症状和心电图心肌缺血表现得到显著改善。进一步采用家兔和犬，通过手术方法造成 $T_{1\sim5}$ 棘突偏歪，即刻可见心电图出现异常，显示心肌缺血，复位后则部分动物心电图又恢复正常。

对高血压患者进行手法治疗，具体操作方法采用一指禅推、按、揉、抹、拿、扫散等手法在足太阳膀胱经、足少阳胆经及督脉的头面部、颈项部、背部治疗，重点是风池、百会、率谷、太阳、印堂、攒竹、睛明、肺俞、心俞、膈俞、内关穴，总的治疗时间约 20min，治疗前和治疗后即刻用心脏超声诊断进行检测。结果显示，手法治疗可使平均动脉压和二尖瓣关闭速率显著降低，提示手法治疗改善了因高血压造成的左心室舒张功能的恶化。另有研究表明，对于伴有心血管症状的颈椎病患者施以手法治疗，可以使异常升高的心钠素水平明显降低。心钠素是由心房肌细胞分泌的一种循环激素，具有利尿、舒张血管等作用，颈椎病患者常伴有交感神经兴奋性增高，可能与此激素有关，该实验结果也为手法治疗颈源性心脏疾病提供了一定的理论依据。

采用放血方法造成家兔血压下降，然后在合谷穴区施以缠法（240 次 /min、强刺激）治疗，分为两种治疗方案：方案Ⅰ每次连续治疗 10min，间隔 10min 再重复下一次治疗，共进行 6 次；方案Ⅱ只做 1 次治疗。结果显示，手法治疗后 2~10min 血压开始回升，一次治疗可使升高的血压维持 30~60min，多次手法治疗则使血压的回升保持稳定，直至 150min 后仍维持一定的升高水平，但未能恢复到失血前水平。

（3）手法对肺活量的影响。手法作用后可使人体肺活量明显增加，具体操作方法为按揉（100 次 /min）缺盆、中府、云门穴各 2min；擦膻中穴、两侧胸大肌、两侧膀胱经第 1 侧线，透热为度；按揉（80 次 /min）两侧肺俞 5min；拿肩井、摇上肢、抖上肢 5min。对 15 名健康男学生的检测结果显示，手法治疗后肺活量显著升高。

5. 手法的其他作用研究

采用手法治疗结合少林内功锻炼对糖尿病具有一定的疗效，手法操作方法为按揉胰俞、肾俞穴，继之以擦法 10min；一指禅推中脘、气海穴，并继之以摩腹 10min；按揉血海、足三里穴 5min；拿五经，按、分、点头维、印堂、睛明穴 3min；推手三阴、三阳，拿、点极泉、曲池穴 3min。可根据上、中、下消之不同而加减变化。治疗 20~80 次后的检测结果显示，患者空腹血糖、餐后 2h 血糖、胆固醇、甘油三酯、高密度脂蛋白皆较治疗前显著降低；尿糖转阴率则明显升高。

手法治疗还可降低类风湿性关节炎患者的血沉和抗“O”水平。显著降低银屑病患者血清 IgG、IgA、IgM 水平，降低补体Ⅲ的水平。

将 S180 肿瘤接种于小鼠前腋皮下，接种前 8 天每天施以手法治疗，具体方法为：指禅偏峰推（120 次 /min）在中脘、关元穴区各治疗 1min，按揉（80 次 /min）足三里穴区 1min，力量适中。接种后 3 周时处死动物。检测结果显示，平均瘤体积大小手法组显著低于对照组，手法组的抑瘤率为 36.7%，第 2 次的重复实验结果类似。而且，手法组的 NK 细胞活性也明显高于对照组。

总之，以上手法生物学效应方面的研究结果，在一定层次和侧面揭示了手法作用的内在机制，有些工作从整体水平、器官水平乃至细胞分子水平进行了较为系统的研究，为今后的工作提供了一些十分有益的线索和思路。

二、推拿整脊手法的力学研究

手法力学效应研究的目的是揭示手法力作用于被试对象后直接引起的应力—应变规律，属于对手法直接作用的研究。现有的研究资料主要集中在脊柱整复手法的力学效应方面，包括手法的安全性和有效性研究。

（一）旋转类脊柱整复手法的力学效应

旋转类脊柱整复手法分为定点整复和非定点整复两种。手法实施过程中，被旋转节段处于中立位、前屈位或后伸位，也有在拔伸状态下施以旋转的操作方法。研究表明，操作的方式方法和施力情况不同，其安全性和有效性存在很大差异。

在进行手法整复的过程中，绝大多数情况下伴有一种“咔嗒”样声响的出现，以至于一些医生将这种声响的有无作为手法整复成功与否的标志。对掌指关节的研究表明，“咔嗒”声的出现是关节内气体快速流动的结果，而脊椎关节突关节与之类似。用定向式微型麦克风直接测试的结果显示，施行颈椎旋转整复手法时，“咔嗒”声主要出现在旋转一侧，定点旋转手法仅出现一个“咔嗒”声，而不定点的端提旋转手法则可出现多个“咔嗒”声，由此可以认为，非定点整复手法存在一定的盲目性，而定点整复手法具有较高的准确性。一般认为，出现“咔嗒”声时往往预示着关节活动达到了极限位置，所以，“咔嗒”声的出现说明手法作用力到达了脊椎关节，并引起了关节的位移。当然，是否将“咔嗒”声作为手法整复成功的必须标准目前仍存在争议。

根据 X 光平片的直接观测结果，施行颈椎中立位旋转手法时，颈椎位移的幅度从下至上依次增大，C_1 与 C_7 棘突偏离中线的距离相差 3 倍以上，说明中立位旋转手法较多的集中于上位颈椎，而对颈椎病多发的下位颈椎作用较小。

对新鲜颈椎尸体的直接测试结果显示，颈椎前屈旋转或过伸旋转时，对侧 C_5、C_6 神经根袖明显上移，与同一节段的另一侧相比，C_5 神经根袖分别上移 0.3~0.6cm 和 0.3~0.4cm，C_6 神经根袖分别上移 0.3~0.5cm 和 0.2~0.3cm。提示旋转手法可以调整神经根与其周围组织的位置关系。进一步发现，在安全性方面，颈椎前屈旋转手法高于过伸旋转手法。

在新鲜尸体上，通过事先埋入的力学传感器可直接检测椎间盘内的压力变化。对颈椎施行旋转手法时，盘内压力普遍增高。在腰椎施行旋转手法时，总的趋势是随着旋转角度的增加，椎间盘内的压力逐渐增高，手法完成时盘内压力达到最高点，手法解除后，盘内压力恢复到处理前水平，未见盘内压力降低的现象。

将微型力学传感器埋入脊椎关节突关节，可以直接观测手法力作用下关节内应力的变化。测试结果表明，施行腰椎定点旋转整复手法过程中，下关节突呈现向上→向前→向下→向后的时序运动，且活动范围较大，使错位关节出现复位倾向；关节内压则呈现先低后高的双向变化曲线，在手法操作的后半程，关节内压达到最高，比相邻关节内压增高 8 倍；脊椎恢复原位时，关节内压降至手法前水平。

人体和新鲜尸体的测试结果均显示，颈椎旋转手法使同侧椎间孔缩小而对侧椎间孔扩大，颈椎旋转尤其是在过伸状态下极度旋转，可以导致椎动脉完全闭塞，造成椎—基底动脉供血不足，其中，右旋较左旋的危险性更大一些。

综上所述，脊柱旋转整复手法能够调整脊椎关节突关节及神经根与其周围组织结构的位置关系、调节椎间盘内外的压力；在施行脊柱旋转整复手法的过程中，椎间盘内的压力普遍增高，无法使已经突出或膨出的髓核还纳，而借助于盘内外压力的变化及对神经根的牵拉，则有可能改变髓核与神经根之间的位置关系，从而使相应的临床症状得以缓解，这可能是手法治疗椎间盘突出或膨出症有效的机制之一；从安全性角度考虑，宜在前屈状态下施行旋转，并尽可能采用定点整复方法。

（二）拔伸类脊柱整复手法的力学效应

拔伸类脊柱整复手法分为持续性拔伸和间歇性拔伸两种，实际操作中，可根据具体情况调节拔伸力的大小、方向和作用点，以便获得最佳的效果。

在颈椎拔伸过程中，椎间盘内的压力呈下降趋势，而且，盘内压力的变化与拔伸的力量和持续或间隔的时间有关。以 5kg 的重量在 2s 内缓慢拔伸，颈椎间盘内的压力呈一定程度的下降，但与拔伸前比较无显著性差异，以此重量继续拔伸，则盘内压力不再变化。若以 10kg 的重量在 0.1s 内拔伸，则盘内压力显著性降低，以此重量继续拔伸，盘内压力持续降低，并在拔伸结束后维持一定时间的后效应。

对颈椎实施纵向牵拉时，$C_{4\sim5}$椎间孔由10.5mm×4.0mm扩大到13.0mm×5.0mm，对颈椎进行挤压时，则缩小为9.0mm×4.0mm。采用光弹方法的研究结果表明，颈椎关节后缘所受拉应力大小与拔伸力的着力点和方向之间存在密切关系，位于C_1和C_2棘突的拔伸力所产生的应力普遍较高；就拔伸力的方向而言，$C_{4\sim5}$关节以15°的拔伸力所产生的应力最高，$C_{5\sim6}$和$C_{6\sim7}$关节以25°的拔伸力所产生的应力最高，提示临床上施行颈椎拔伸手法时，根据病变关节的不同，应选择合适的着力点和拔伸方向，从而体现出手法灵活多变的优越性。

相比较而言，拔伸类手法可以在一定程度上使盘内压力降低，其安全性也较旋转类手法高，是今后重点研究的一个方向。

（三）屈伸类脊柱整复手法的力学效应

对新鲜颈椎尸体的直接测试显示，颈椎过伸时，脊髓变粗并形成褶皱，硬膜与黄韧带一起形成褶皱并突入椎管，纤维环膨出增大，向中线对侧突的髓核亦增大；而颈椎前屈时则未见上述现象。进一步分析发现，颈椎前屈时，C_6、C_7、T_1节段的椎管内截面积与过伸时相比明显增大，其他节段的椎管内截面积在颈椎前屈、过伸和自然后伸时的变化不明显。同时还观察到，颈椎前屈时，椎管矢状径与过伸、自然后伸时相比似有增大趋势。以上结果提示，颈椎前屈手法的安全性相对较高。

对脊椎下关节突进行标定，当固定下位椎体施行腰椎后伸手法时，上位椎体的下关节突主要在上下或前后方向上发生较大移动，同时也存在少量的侧方位移；俯卧状态下的后伸手法主要使下关节突呈现向后下方且略带旋转的运动，后伸幅度过大时可以造成关节突的重叠，而小幅度的反复后伸动作则可起到松解关节突间粘连的作用；仰卧位前屈手法主要使下关节突向前移位，幅度过大时可产生关节突抵触。

脊椎关节突关节的位移会直接影响椎管的容积大小，多项研究结果显示，施行腰椎后伸手法时，可引起硬膜囊矢状径缩短、椎管长度减小；前屈手法的作用效果则相反，从而有利于神经根的减压。坐位下的腰椎屈曲旋转手法可使硬脊膜两侧的神经根向上下和内外方向移动，进而改变神经根与周围组织的位置关系。

综上可以看出，屈伸手法可在一定程度上使脊椎关节突关节发生位移，位移的多少与屈伸幅度呈正相关，从安全性角度考虑，应适当控制屈伸幅度，尤其要避免脊椎关节的过度后伸。

一定的压应力或拉应力刺激是维持正常椎间盘生长、发育和代谢的必要条件，过度的压应力刺激则有可能加剧椎间盘组织的退变，甚至引起椎间盘膨出或突出。深入研究手法作用力对椎间盘内压的影响，弄清力量强度—应力应变效应之间的关系，则有助于阐明手法作用的力学机制，并可进一步提高手法操作的安全性。脊椎关节突关节的细小错位，被认为属于中医学“骨错缝”的范畴，尽管借助于目前的影像学方法尚无法提供这种关节错位的确切依据，但是，临床上大量病人通过手法整复后病情即刻得到缓解的事实却是不容置疑的，上述实验资料从一个侧面证实，手法作用力可以到达脊椎关节部位，并使其发生一定幅度的位移。

第三章　导引整脊术

导引法是中国古代的一种健身方法，相当于现在的运动疗法。导者，疏导气机，导气令和。气行则血行，气血畅通，神形旺盛。引者，引伸肢体，引体令柔。导引即指通过呼吸吐纳，屈伸俯仰，活动关节，屈伸手足的方法，由意念引导动作，配合呼吸，由上而下或由下而上地运气，使血气流通，促进健康。常与服气、存思、咽津、自我按摩等相配合进行。形不动则精不流，精不流则气郁，故以各种武术、体操或舞蹈动作，来“摇筋骨、动肢节”，以保持人体的柔韧和健壮。导引法就是通过人体的思维意念和形体动作，来引导神气、活动形体，以养形体魂魄，从而充分发挥、调动内在因素，积极地防病治病，是我国传统医学中的一种非常重要的治疗及预防保健方法。

导引整脊就是通过采用导引的方法作用于脊椎背膂，以促进督脉气血和畅，使病椎恢复正常，从而预防和治疗脊椎损伤等疾病的一种方法。本疗法很早就为医家所应用。清代《医宗金鉴·正骨心法要旨》称：“脊梁骨……先受风寒，后被跌打损伤者，瘀聚凝结。若脊筋陇起，骨缝必错，则成伛偻之形。当先揉筋，令其和软；再按其骨，徐徐合缝，背膂始直。”近代以来，本疗法的治疗范围有不少发展，不仅对颈椎、腰椎棘突偏歪等伤骨科疾病有较好疗效，而且还可广泛应用于由脊椎病变引起的某些疾病。

第一节　导引整脊的作用和生理机制

一、导引整脊的作用

导引整脊可以松解软组织粘连，使损伤组织修复，恢复其功能，逐渐恢复和加强椎体外源性稳定作用，也利于内源性稳定，纠正异常生理曲线和脊椎生物力平衡失调，松解关节囊，解除肌筋痉挛，调节小关节错位和椎体滑脱，改善椎体的静力平衡系统，缓解椎间盘组织周缘的外突力，扩张椎间孔，减少或消除对神经根等的压迫，恢复脊柱内外静力平衡状态，而且改善局部血液循环，促进无菌性炎症及致痛物质的吸收，吗啡酞类物质含量增高，消除炎症源，治疗过程安全、可靠、无创伤。

二、导引整脊的生理机制

中医对脊柱结构的认识早在《内经》时代就有了相当的认识。《内经》将颈椎称为“天柱”，其中的“膂骨以下至尾骶二十一节长三尺”，包括胸椎 12 节，腰椎 5 节，骶椎节（尾椎在臀裂起始处以下，故未包括在内，两者相差一节）。在《灵枢·骨度》中指出，对每一骨节还要“先度其骨节之大小广狭长短的不同”，这对临床有一定的指导意义。大而广者，承受应力较大，故在下；小而狭者，承受应力较小，故在上。颈椎在上面易扭伤，腰椎在下易劳损，脊柱有支撑人体、保护内脏的生理作用。《灵枢·经水篇》曰：“骨为干，脉为营。”在整体运动活动中，颈腰椎的强弱尤为重要。颈部是气血、筋骨肌肉等的综合枢纽，上撑头颅，活动频繁，故有“旋台骨”“玉柱骨”“天柱骨”之称。腰部位居人体之中，腰为肾府，强则体轻有力，弱则肢重乏力，不能久坐。

现代神经生理学认为，脑神经、脊髓神经及植物神经通过脊柱分布于全身各处，它们与生命活动有着密切的联系，是各种生理反射活动的必经之路，承担着支配内脏、躯干和四肢的全部功能活动。所以，学者认为“脊柱是人体的调控器”。一旦不慎，如跌打损伤、姿势不良、用力不当等，造成脊柱位置结构异常，即使细微的变化，就可以刺激或压迫神经、血管及脊柱区的其他组织器官，引起神经、血管运动、血液循环及相应组织器官的功能失调及障碍，造成肢体或内脏器官疾病的发生。

导引整脊是通过调整异常的脊柱骨间关系，达到通督调俞、调整脏腑功能目的的一种综合方法。也就是患者运用配合呼吸，进行脊柱各方向的有益运动，有针对性地矫正人体错位失稳的椎体，恢复脊柱周边肌肉的功能，使脊柱恢复原来的解剖位置，重建椎间孔的正常形态，使脊髓、神经根和血管等不再受到牵拉或压迫，相关的器官和神经系统能够恢复正常生理功能。通过导引整脊，可促使患椎椎间隙及纤维环、椎间韧带发生旋转、牵拉，从而对突出的髓核产生周边压力，使突出物易于回纳；通过导引整脊，椎体关节得以恢复正常（或代偿性）的解剖位置，使之与周围肌肉群相适应（即古医籍所称“骨合缝”“筋入槽”），解除关节囊、黄韧带对神经根的压迫，改善椎动脉血流。此外，还能松解粘连，增加活动范围，缓解疼痛。

通过导引整脊这项传统理疗方法，对颈、胸、腰椎和骨盆的骨关节、椎间盘以及脊柱相关软组织的劳损、紧张僵硬或退化性改变进行调整，以恢复脊柱内的生物力学平衡关系；解除脊柱周围软组织（肌肉、韧带、筋膜、神经、血管等）急慢性损伤的病理改变，来达到调节其外在生物力学平衡和气血、阴阳平衡，以此来治疗脊柱错位、脊柱周围软组织以及新继发的脊柱相关疾病的方法，达到“调节平衡脊柱，治疗病因根本”的目的。

第二节　导引整脊的原则、要领和注意事项

一、导引整脊的原则

（一）因人制宜

根据患者的生理特点、体质状况，并结合工作、生活等实际情况，有针对地、有计划地为患者选择恰当的导引方法，并合理设计锻炼时间和运动量。

（二）循序渐进

做导引锻炼时要注意遵守循序渐进的原则，逐步提高，防止和克服蛮干或急躁情绪。

循序渐进是指导引从易到难，从简到繁，逐步提高。安排运动量时从小到大，逐渐增加。锻炼→不适应→适应→再锻炼（加大运动量的锻炼）→更进一步适应提高，这就是循序渐进的过程。学习和掌握一个导引动作，也要遵守循序渐进的原则，要根据自己的身体状况由易到难，由简单到复杂，循序渐进地进行练习，不要一开始就去练习自己力所不及的高难动作。较高难度的动作都要求具有一定的身体素质和基本动作的基础，不具备这些条件盲目地练习，不仅不容易掌握，甚至还会发生伤害事故。

（三）持之以恒

人们在学习每个动作或每项技术的过程，都是在大脑皮层建立运动性条件反射的过程，每次练习不仅引起肌肉和内脏器官功能的变化，并在大脑皮层留下一定的痕迹，这种变化和痕迹只有进行长期不懈的锻炼，才能够逐渐得到强化和巩固，在大脑皮层建立牢固的运动性条件反射，并逐步形成运动性动力定型。如果练习几次就中断不再练习，那么在大脑皮层留下的痕迹就会越来越弱，甚至消退，同时锻炼在肌肉和内脏器官所引起的变化也会减弱和消退。因此，导引练习一定要做到长期坚持，持之以恒，这样才能获得最佳预期的效果。

二、导引整脊的要领

导引种类很多，方法千变万化，但入门及取效的关键是调身、调息、调心，从而达到形松、气平、心定。

（一）基本要领

1. 形松—调身的关键

要求练习者形体自然放松。每一种导引法，对姿势均有一定要求，如静坐、站桩、躺卧、行步等。尽管姿势动作各异，但都要求做到自然放松，不能用劲。这里讲的“松”是指松而不懈，柔和不僵，绝不是松松垮垮，弛而不张。

2. 气平—调息的关键

要求练习者呼吸自然平和，并在此基础上做到深、长、匀、细。深，指呼吸之气深达下焦（丹田）；长，指一呼一吸的时间较长；匀，指呼吸之气出入均匀，无忽快忽慢现象；细，指呼吸之气出入细微。这些要求并不是每一个练习者一开始均能达到的，而是在练习过程中，在情绪安宁、意念集中的基础上慢慢产生的。所以，练习者不要强求在短时间内即形成完整的深长呼吸，否则易使胸肌、腹肌紧张，阻遏气机下降，出现气短、胸闷、胃胀、胁痛等症状。因此，要顺其自然，就像日常生活中根本不注意呼吸一样。这样才能逐步通过呼吸练习，使之由浅入深，由快至慢。练到一定程度后，方可达到呼吸自然平和。

3. 心定—调心的关键

要求练习者把注意力（意念）集中到身体的某一特定的部位，或者把意念集中到某一事物上，再通过特定的呼吸，逐步使外驰的心神集中起来，杂念不断地得到排除，渐至杂念平息，进入入静状态（介于醒觉与睡眠之间的中间时相）。这样就容易使各个脏腑器官都得到自然放松，使气血运行通畅。

形松、气平、心定三者之间是密切相关不可分割的。姿势的松舒与否，直接影响到呼吸的匀细深长；若呼吸自然平和，深长细匀，以至若存若忘，绵绵不断，则杂念定会逐渐减少，外驰的心神就容易得到收敛；心神收敛，就易入静。入定可促使心定而不动或少动，五脏六腑及四肢百骸易于放松，练习者就容易进入练功状态，使气血充和。

（二）特殊要领

1. 松静自然

松是指练习时不但要肢体放松，还要做到精神放松。人在觉醒状态下，精神与形体都处于比较紧张的状态。机体活动虽然也有松有紧，但总是紧多松少。所以，导引练习时，就特别强调“松”。静是指练习时精神的宁静；人在清醒状态下，大脑总是在比较紧张地工作，所以大脑需要在一定的时间内有一个消除疲劳的安静状态。因此，练习时要不断地排除杂念，使精神宁静。自然是指导引练习时姿势、呼吸和意念活动都应该在自然的前提下进行，而不能勉强，所谓“贵乎自然”。

2. 圆、软、远

圆是指练习时躯干和肢体活动都要保持圆弧形，肢体各关节都不要僵直，以利于气血流通；软是指肢体关节、肌肉韧带都要放松而不僵硬，在运动中保持一定的松软度；远是指心意境界要远，双目虽轻闭，但意视远方，有将自己融入天地自然之中的感觉。

3．意、气、行

意是导引时的意念活动，包括思想、感情、意识、思维等；气是指内气；行是指形体的动作，即导引架势。导引练习必须通过架势（子）关、意念关、调息关，三者缺一不可。其中意念活动起着主导作用，而姿势和呼吸又可反作用于意念；轻松柔软的肢体活动和悠长匀细的呼吸既有利于意念的放松又有利于大脑入静；只有意、气、行三者协调统一，才能疏通经络，调整阴阳，补益气血，增强脊柱关节灵活性、稳定性，提高人体组织、器官的功能，达到强筋健骨、防病治病的目的。

4．树立“三心”

练习者要从思想、生活、时间安排及场地选择等各方面为长期坚持导引练习做好充分准备，只要真正树立了信心、决心和恒心，就能做好导引。如果犹豫不决，举棋不定，三天打鱼，两天晒网，是不会产生效果的。

三、导引整脊的注意事项

为了取得较好的整脊效果，进行导引练习时应注意以下事项。

（一）五要

1．做好准备活动和整理活动

做准备活动是为了提高大脑皮层神经细胞的兴奋性和协调各器官系统的工作，为剧烈运动做好准备。人体的器官功能有一定的生理惰性，肌肉的惰性最小，只要20~30s就能发挥较大能力，而内脏器官惰性却较大，心脏和肺往往需要2~3min才能发挥较大能力。准备活动还能使体温略为升高，使肌肉、肌腱都处于良好的状态，弹性、伸展性都很好。

2．场所要温暖

导引练习要在室内外温暖避风的环境进行。锻炼的目的在于整复错位畸形、调利筋骨、培育真气，所以必须依靠阳气的温煦。再则，人在导引练习时全神贯注，经穴开放，易受风寒侵袭，势必影响入静和锻炼效果。

3．空气要新鲜

练习导引时要调节呼吸，如果空气污浊，势必有害身体，失去了导引健身强体的本意。

4．全身要放松

练习时神经放松，肢体动作柔和自然。如果心存杂念，喜怒不宁，思绪烦乱，就不要勉强练习。

5．练习要定时

饮食、起居有常，生活有规律，尽可能按时作息，养成良好习惯。

（二）六忌

1．忌汗出当风

导引之后身微出汗，不可当风而立。因为出汗时，人体腠理疏松，毛孔开放，外邪容易入侵致病。

2．忌强忍溲便

导引练习前应解净大小便，不能强忍溲便进行练习，以免影响形体和思想的放松。

3．忌饥饱练习

导引宜在不饥不饱状态下进行。过饥过饱练习，既影响消化功能，又影响气血运行。

4．忌纵欲耗精

精能养骨生髓化气，保持人骨正筋柔，精力充沛，气机旺盛。因此，节欲保精，对导引练习者来说尤为重要。保养精、气、神是导引练习的宗旨。

5．忌纵口暴饮

人以胃气为本。整脊、健身应注意保养胃气，不能“纵口图快于一时”，伤胃损身。“好酒腻肉，湿面细汁，烧炙烩炒，辛辣甜滑，皆在所忌”（朱丹溪《养老论》）。

6．忌劳逸失度

生命在于运动，但要注意劳逸适度。过度劳累也会给身体带来损伤，“久视伤血，久卧伤气，久坐伤肉，久立伤骨，久行伤筋”（《素问·宣明五气论篇》）。“久听伤神，多恐伤肾，多笑伤腰，多交伤髓”（《寿世传真》）。

另外某些颈项导引整脊之法，方法不当可能会刺激椎动脉而产生眩晕或虚脱症，个别患者或可造成医源性脊椎伤损而导致高位截瘫等严重后果，因此患者需事先严格掌握本法适应证或直接咨询医生后方可练习。临床上对于年老体弱者，妇女妊娠、月经期，伴有急性感染性疾病或严重心肺肝肾等器质性疾患、肿瘤及骨结核等患者，应慎用导引整脊疗法。

第三节　导引整脊的方法

导引整脊的方法丰富多彩，本节将主要介绍我国传统的在民间流传较为广泛的导引整脊的方法，并按照脊柱的不同神经节段及其所支配的部位分脊柱整体导引法、头面部导引法、颈项部导引法、上下肢导引法、腰背部导引法。

一、脊柱整体导引法

脊柱整体导引的方法比较多，如传统的五禽戏、八段锦等，练功者可以根据自身的爱好、身体状况酌情选择练习。

（一）五禽戏

五禽戏是一种传统健身方法，由五种模仿动物的动作组成。五禽戏又称“五禽操”“五禽气功”“百步汗戏”等。据说由东汉医学家华佗创制。五禽戏是中国民间广为流传的，也是流传时间最长的健身方法之一。1982 年 6 月 28 日，中国卫生部、教育部和当时的国家体委发出通知，把五禽戏等中国传统健身法作为在医学类大学中推广的“保健体育课”的内容之一。2003 年中国国家体育总局把重新编排后的五禽戏等健身法作为“健身气功”的内容向全国推广。

五禽戏由五种动作组成，分别是虎戏、鹿戏、熊戏、猿戏和鹤戏，每种动作都是模仿了相应的动物动作。每种动作都是左右对称地各做一次，并配合气息调理。五禽戏锻炼要做到：全身放松，意守丹田，呼吸均匀，形神合一。练熊戏时要在沉稳之中寓有轻灵，将其剽悍之性表现出来；练虎戏时要表现出威武勇猛的神态，柔中有刚，刚中有柔；练猿戏时要仿效猿敏捷灵活之性；练鹿戏时要体现其静谧恬然之态；练鹤戏时要表现其展翅凌云之势，方可融形神为一体。常练五禽之戏，可活动腰肢关节，壮腰健肾，疏肝健脾，补益心肺，从而达到祛病延年的目的。

1. 熊戏

身体自然站立，双脚平行分开与肩同宽，双臂自然下垂，双目平视前方。先右腿屈膝，身体微向右转，同时右肩向前下晃动、右臂亦随之下沉，左肩则向外舒展，左臂微屈上提。然后左腿屈膝，其余动作与上左右相反。如此反复晃动，次数不限。

2. 虎戏

脚后跟靠拢成立正姿势，双臂自然下垂，双目平视前方。

（1）左式：

①双腿屈膝下蹲，重心移至右腿，左脚虚步，脚掌点地、靠于右脚内踝处，同时双掌握拳提至腰两侧，拳心向上，眼看左前方。

②左脚向左前方斜进一步，右脚随之跟进半步，重心坐于右腿，左脚掌虚步点地，同时双拳沿胸部上抬，拳心向后，抬至口前双拳相对翻转变掌向前探出，高与胸齐，掌心向前，双掌虎口相对，眼看左手。

（2）右式：

①左脚向前迈出半步，右脚随之跟至左脚内踝处，重心坐于左腿，右脚掌虚步点

地，双腿屈膝，同时双掌变拳撤至腰两侧，拳心向上，眼看右前方。

②与左式②同，唯左右相反。如此反复左右虎扑，次数不限。

3．猿戏

脚跟靠拢成立正姿势，双臂自然下垂，双目平视前方。

（1）左式：

①双腿屈膝，左脚向前轻灵迈出，同时左手沿胸前至口平处向前如取物样探出，将达终点时，手掌撮拢成钩手，手腕自然下垂。

②右脚向前轻灵迈出，左脚随至右脚内踝处，脚掌虚步点地，同时右手沿胸前至口平处时向前如取物样探出，将达终点时，手掌撮拢成钩手，左手同时收至左肋下。

③左脚向后退步，右脚随之退至左脚内踝处，脚掌虚步点地，同时左手沿胸前至口平处向前如取物样探出，最终成为钩手，右手同时收回至右肋下。

（2）右式动作与左式相同，唯左右相反。

4．鹿戏

身体自然直立，双臂自然下垂，双目平视前方。

（1）左式：

①右腿屈膝，身体后坐，左腿前伸，左膝微屈，左脚虚踏；左手前伸，左臂微屈，左手掌心向右，右手置于左肘内侧，右手掌心向左。

②双臂在身前同时逆时针方向旋转，左手绕环较右手大些，同时要注意腰胯、尾骶部的逆时针方向旋转，久而久之，过渡到以腰胯、尾骶部的旋转带动双臂的旋转。

（2）右式动作与左式相同，唯方向左右相反，绕环旋转方向亦有顺逆不同。

5．鹤戏

双脚平行站立，双臂自然下垂，双目平视前方。

（1）左式：

①左脚向前迈进一步，右脚随之跟进半步，脚尖虚点地，同时两臂慢慢从身前抬起，掌心向上，与肩平时双臂向左右侧方举起，随之深吸气。

②右脚前进与左脚相并，双臂自侧方下落，掌心向下，同时下蹲，双臂在膝下相交，掌心向上，随之深呼气。

（2）右式同左式，唯左右相反。

（二）八段锦

古代流传下来的一种气功动功功法。八段锦由八节组成，体势动作古朴高雅，故名。八段锦形成于12世纪，后在历代流传中形成许多练法和风格各具特色的流派。八段锦的体势有坐势和站势两种。坐势练法恬静，运动量小，适于起床前或睡觉前穿内衣锻炼。站势运动量大，适于各种年龄、各种身体状况的人锻炼。八段锦的练法如下。

第一式：双手托天理三焦

【预备】

直立，双脚与肩宽，头正目正视，全身放松，意守丹田。

【动作】

（1）双臂徐徐自左右侧方上举，至头顶，双手手指交叉翻掌，掌心朝上托起，如托天状，同时双脚跟提起离地。

（2）双臂按原来路线慢慢放下，复原。双脚跟放下着地。上托时深吸气，复原时深呼气，可重复数次。

【要领】

双掌向上至胸部时，翻掌上托，缓慢用力，保持抻拉，舒胸展体，抬头看手；抻拉时下颌微收，头向上顶，略有停顿，脊柱上下对拉拔长，力由夹脊发，上达双掌；双掌下落时要松腰沉髋，沉肩坠肘，松腕舒指，保持上体中正。

第二式：左右开弓似射雕

【预备】

同第一式。

【动作】

（1）左脚向左横开半步，双腿下蹲呈马步。双臂平屈肘于胸前，十指交叉。

（2）左手握拳，食指与拇指上翘呈“八”字，并向左推出至手臂完全伸直，同时右手变拳，展臂屈肘向右拉手，如拉弓状。头左旋，目视左手。

（3）复原。

（4）左右动作相同，方向相反，左右动作交替进行，拉弓时吸气，复原时呼气。重复数次。

【要领】

两腕交搭时沉肩垂肘，掌不过肩；开弓时力由夹脊发，扩胸展肩，坐腕竖指，充分转头，侧拉之手五指要并拢屈紧，臂与胸平，“八”字掌侧撑需立腕、竖指、掌心涵空。略停两秒，保持抻拉，有开硬弓射雕之势。

第三式：调理脾胃臂单举

【预备】

同第二式。

【动作】

（1）左手自侧方上举，过头后翻掌，掌心向上，五指并紧，上推举至极度，与此同时，右手掌下按，上举下按同时用力。

（2）复原。

（3）左右手动作相同，方向相反，交替进行，反复数次。上举时吸气，复原时呼气。

【要领】

单臂上举和下按时，要力达掌根，舒胸展体，拔长脊柱，要有撑天拄地之势。

第四式：五劳七伤向后瞧

【预备】

同第三式。

【动作】

（1）双手掌在体侧用力下按，头慢慢左旋，眼随之向左后方看，头旋至最大限度。

（2）复原。

（3）头慢慢向右转，眼看右后方。

（4）复原。如此反复数次，配合呼吸，头向后转动时吸气，还原时呼气。

【要领】

双掌下按时立项竖脊，双臂充分外旋，展肩挺胸，转头不转体。

第五式：摇头摆臀去心火

【预备】

同第四式。

【动作】

（1）头和上体前俯深屈，随即尽量往左弧形摇转，臀部则相应右摆，右腿适当伸展，以助摇摆。

（2）复原。

（3）右侧与左侧动作相同，方向相反。

（4）复原。反复数次。动作配合呼吸，头做侧向摇转时吸气，复原时呼气。

【要领】

侧倾俯身时，颈部与尾闾对拉拔长；摇头时，颈部尽量放松，动作要柔和缓慢，摆动尾闾力求圆活连贯。

第六式：双手攀足固肾腰

【预备】

直立，膝挺直，脚并拢。

【动作】

（1）上体后仰，双手撑在背后。

（2）体前屈，双手下垂触足尖。

（3）复原。重复数次，配合呼吸，后仰时吸气，前屈时呼气。

【要领】

双手反穿经腋下尽量旋腕，俯身摩运时脊柱节节放松，至足背时要充分沉肩；起身时双掌贴地面前伸拉长腰脊，手臂主动上举带动上体立起。

注意：高血压病及冠心病动脉硬化患者慎习练本式。

第七式：攒拳怒目增气力

【预备】

站式。双拳护腰，目平视前方。

【动作】

（1）左拳向前猛力冲击，复原。

（2）右拳向前猛力冲击，收回复原。

（3）反复数次，冲拳时呼气，收拳时吸气。

【要领】

左右冲拳时怒目瞪眼，同时脚趾抓地，拧腰顺肩，力达拳面，旋腕要充分，五指用力抓握。

第八式：背后七颠诸病消

【预备】

站式。

【动作】

（1）两足跟同时提起离地，踮足，上身保持正直，挺胸，收腹，头向上顶，意念由丹田沿督脉上升至百会，稍停片刻。

（2）足跟轻落复原，意念随之下落至足跟，如此反复数次。

（3）配合呼吸，脚跟提起时吸气，下落时呼气。

（4）若想加大运动量，可做“跑马七颠法”。呈骑马式，双膝屈曲，上身前俯，脚跟快速颠动，如骑在飞奔的骏马背上。

【要领】

提踵时脊柱节节拉长，脚趾抓地，脚跟尽量抬起，双腿并拢，提肛收腹，头向上顶，略有停顿，保持平衡；下落时沉肩，颠足时身体放松，咬牙，轻震地面。

（三）易筋经

易筋经——相传天竺和尚达摩为传真经，只身东来，一路扬经颂法，后落迹于少林寺。内功深厚，面壁禅坐九年，以致石壁都留下了他的身影。达摩会意后，留下两卷秘经，一为《洗髓经》，二是《易筋经》。《洗髓经》为内修之典，归慧可，未传于世。《易筋经》为外修之书，留于少林，流传至今。然而现代考古资料证明，《易筋经》实为明末天台紫凝道人所创，原系道家导引之术，与佛教实无干系。

“易”是变通、改换、脱换之意，“筋”指筋骨、筋膜，“经”则带有指南、法典之意。《易筋经》就是改变筋骨的方法。按原来的功法要求，须先练 1 年左右内功，达到内壮后，方可练《易筋经》，进而再练《洗髓经》。在此期间，还要内服外涂佐功药，约 3 年左右才能大功告成。由于整个练功过程长，按原法修炼者不多，近代流传的《易筋经》多只取导引内容，且与原有功法有所不同，派生出多种样式。而流传较广的是经清代潘蔚整理编辑的《易筋经十二势》。

第一势：韦驮献杵

【预备】

并步站立，头正身直，目视前方，头如顶物，口微开，舌舔上腭，下颌微收，含胸拔背，直腰蓄腹，收臀提肛，松肩虚腋，双臂自然下垂于身体两侧，中指贴近裤缝，双臂不可挺直，双脚相靠，足尖并拢。心平气定，神情安详。

【动作】

（1）左脚向左横跨一步，与肩等宽，双膝微挺，五趾着地。双臂同时外展至水平位，掌心向下。肘、腕自然伸直。

（2）掌心向前，慢慢合拢于胸前，曲肘，双臂与腕徐徐内收，腕、肘、肩相平，十指朝天。

（3）双臂内旋，指尖对胸（与天突穴相平）。

（4）双肩徐徐拉开，双手在胸前成抱球状，肘略垂，十指微屈，掌心内凹，指端相对，约距 4~5 寸，身体微前倾，意守丹田。

（5）结束时，先深吸一口气，然后徐徐呼出，并慢慢放下双手，恢复预备姿势。

【要领】

练习时应全神贯注，心平气静，各部肌肉松紧适度，做到似动非动，似静非静，似实非实，似虚非虚，即所谓“动中静，静中动，实中虚，虚中实”也。使体内气血运行自如，练习日久，自觉气向下行，藏气于少腹。

第二势：横担降魔杵

【预备】

同韦驮献杵。

【动作】

（1）左脚向左横跨一步，与肩等宽，双手用力下按，掌心朝下，指端向前，肘须挺直，双目平视。

（2）双手翻掌上提至胸，拇指桡侧着力，徐徐向前推出，高于肩平。

（3）双手同时向左右分开，以拇指桡侧着力为主。双臂伸直，一字分开，肩、肘、腕相平，翻掌，掌心向下。

（4）双膝挺直，足跟提起，前掌着地，双目圆睁，牙齿紧咬。

（5）结束时，先深吸气，然后徐徐呼出，并慢慢放下双手及双足跟，恢复预备姿势，闭目片刻。

【要领】

双手平开，与肩相平，足跟提起，脚尖着力是关键。这样就会觉得双肩沉重，如负重担。练习日久，可只用脚趾点地，意念集中于掌心与趾尖，心平气静，其外部征象似目瞪口呆。如双目乱视，口动气粗，就会适得其反，甚至出现站立不稳，徒劳无功。

第三势：掌托天门

【预备】

同韦驮献杵。

【动作】

（1）左脚向左横跨一步，与肩同宽，平心静气。

（2）双手同时上提至胸前，旋腕转掌，四指并拢，掌心向上，内凹，指端相距1~2寸，不高于肩。

（3）双手上举过头，同时翻掌，掌心朝上，指端相距约1寸，四指并拢，拇指外分，微触或对着天门（前囟门）处，两虎口相对成四边形。

（4）头略向后仰，双目注视掌背，双膝微挺，足跟提起，掌着实，咬牙致耳根有振动感。

（5）结束动作同韦驮献杵。

【要领】

双目上视掌背，实指内视，不需过分仰头，意从天门观双手背，初学者一时难以做到，需要一个过程。如果不守此意，过分仰头，可致头昏脑胀，且站立不稳。初练者可不抬足跟，练习日久，要求将足跟逐步抬高，直至不能再升为止。足跟抬起时要微微向两侧分开，使阴跷收而阳跷开，三阳脉之气血上升，合络督脉，督脉阳气均衡，背后三关自然流畅，姿势也就平稳了。此外，全身要充分放松，使气血随心所指，双臂切忌贯力，否则不能持久，提肛、咬牙、舌舔上腭以通督、任脉。

第四势：摘星换斗

【预备】

同韦驮献杵。

【动作】

（1）右足向前跨半步，双足相隔一拳，成前丁后八式。双手同时动作，左手握空拳，靠于腰眼（第2腰椎旁），右手垂于右下肢内侧。

（2）左腿弯曲下蹲，右足尖着地，足跟提起离地约2寸，身体不可前倾后仰、左右歪斜。

（3）右手五指并拢弯曲如钩状，屈腕沿胸上举，至身体右侧，于额右前方约一拳远。

（4）指端向右略偏，头同时略向右侧抬起，双目注视掌心，紧吸慢呼，使气下沉，双腿前虚后实，虚中带实，实中带虚。

（5）结束时，紧吸慢呼。同时还原至预备姿势。左右交换，要求相同。

【要领】

单手高举，五指须微微捏齐，屈腕如钩状；肘向胸前，指端向外，头微偏，松肩；双目注视掌心是关键；舌舔上腭，口微开呼吸调匀，臀微收。前腿虚中带实，约负担体重的30%~40%，后腿实中求虚，约负担体重的60%~70%。换步时，前足向后退半步，动作左右相同。

第五势：倒拽九牛尾

【预备】

同韦驮献杵。

【动作】

（1）左脚向左平跨一步，距比肩宽，足尖内扣，屈膝下蹲成马裆势，双手握拳护腰。随势上身略前俯，松肩，直肘，昂头，目前视。

（2）双拳上提至胸前，由拳化掌，呈抱球势（上身势同韦驮献杵），随势直腰，肩松肘屈，肘略低于肩，头端平，目前视。

（3）旋转双掌，使掌心各向左右（四指并拢朝天，拇指外分，成八字掌）。随势徐徐向左右平分推，至肘直。松肩，挺肘，腕背伸，肩、肘、腕相平。

（4）身体向右转侧，呈右弓步，面向右方。双上肢同时动作，右上肢外旋，屈肘呈半圆状，手握空拳用力，拳心对面，高不过肩，双目注拳，拳高约与肩平。肘不过膝，膝不过足尖。左上肢内旋向后伸，做螺旋劲，上身正直，塌腰收臀，鼻息调匀。

（5）结束时，深吸气，徐徐呼气，同时还原至预备姿势。左右交换，姿势相同。

【要领】

双腿前弓后箭，前肘微屈，似半弧形，高不过眉，肘不过膝，膝不过足，后肘微屈内旋。双肩松开蓄劲用力内收，做螺旋劲，即如绞绳状，双目注视外劳宫，上身微向前俯，重心下沉，口微开，舌舔上腭，鼻息调匀，少腹藏气含蓄，运气归纳丹田。

第六势：出爪亮翅

【预备】

同韦驮献杵。

【动作】

（1）双手握拳提至腰侧，拳心向上。

（2）双拳缓缓上提至胸变掌，拇指桡侧着力，掌心向上，向前推出，掌侧相距2寸，高与肩平，双手缓缓旋腕翻掌，拇指相接，四指并拢，肩、肘、腕、掌相平。双手十指用力外分，使劲贯于指端，双目平视，头如顶物。

（3）十指用力上翘外分，肘直腕曲，双目视指端，挺胸足踏实，膝含蓄，气欲沉，握拳7次。

（4）用力收回，恢复预备姿势。

【要领】

握拳护腰，伸掌向前，拇指桡侧着力，开始时轻如推窗，继而推到极点则重如排山倒海，这时要挺胸拔背，双目睁开，不许眨眼，集中心念于双掌中，如观明月。练习日久，会感觉有月在前，不可追求。握拳7次，用力收回。收拳时要吸气，推掌要呼气，犹如海水还潮，落汐归海。

第七势：九鬼拔马刀

【预备】

同韦驮献杵。

【动作】

（1）右手上举过头，掌心朝天，肘关节伸直，指端向左，继之下按，指端向前，略向前俯。

（2）左手旋臂向后背下按，掌心朝前，指端向右。

（3）颈部用力上抬，使头后仰，右手掌用力下按，肘弯尽力，二力抗争，双目向左平视，背后五指欲紧按。

（4）结束时，深呼吸，随呼收回。左右交换，要求相同。

【要领】

上举下按，肘部欲直，上举之掌，指端向对侧，旋腕翻掌，抱颈用力下按，头后抬用力与之抗争，目需平视对侧，下按之掌，指端向前，掌心朝下。始终气沉丹田，不可升降，自然呼吸，使颈、胸、肩放松，气机平静，意念集中于后背。

第八势：三盘落地

【预备】

同韦驮献杵。

【动作】

（1）左足向左横开一步，较肩为宽，足尖微向内收。屈膝下蹲，双手叉腰。

（2）双掌心朝上如托物，沿胸徐徐上托与肩平，高不过眉，双手相距1尺左右。

（3）双掌翻转，掌心朝下，慢慢下压，五指自然分开，虎口朝内，如握物状，悬于膝上或虚掌置于膝盖，上身稍向前俯。

（4）上身正直，前胸微收，后背如弓，双肩松开，双肘内裹，双目直视，收腹提肛。

（5）结束时，深呼吸，随呼气恢复预备姿势。

【要领】

三盘是指双手、双膝、双足之间犹如三盘。练功时协同用力，勿使三盘坠地。前胸微挺，后背如弓，双肘略内旋，头如顶物，双目直视，舌舔上腭，口微开，鼻息调匀，提肛，重心放在双足，尽量屈膝 90°，不过足尖，意守丹田。

第九势：青龙探爪

【预备】

左脚向左平跨一步，与肩等宽，双手成仰拳护腰。头正身直，头端平，目前视。

【动作】

（1）左上肢仰掌向右前上方伸探，掌高过顶，随势身略向右转侧，面向右前方，松肩直肘，腕勿屈曲，右拳仍仰拳护腰。目视左掌，双足踏实勿移。

（2）左手大拇指向掌心屈曲，目视拇指。

（3）左臂内旋，掌心向下，俯身探腰，随势推掌至地。膝直，足跟勿离地，昂首，目前视。

（4）左掌离地，围左膝上收至腰，成仰拳护腰。左右交换，要求相同。

【要领】

双手握拳在腰侧，左从右出拳化掌，目注掌平勿过眉，拇指内屈四指并。肩松肘直气实掌，俯身探腰推及地，围收过膝足勿移，左右轮换要求同。需意守丹田，神贯拇指。

第十势：卧虎扑食

【预备】

同韦驮献杵。

【动作】

（1）左足向左跨出一大步，右足稍向左偏斜，呈左弓步。

（2）双手向前，五指着地，掌心悬空，后足跟略微提起，头向上抬。

（3）前足收回，足背放于后足跟之上，胸腹微收，抬头。

（4）全身后收，臀部突起，双肘挺直，头昂起，向前运行，约离地 2 寸。此时双肘弯曲右足尖着地，全身向前，然后臀部突出，呈波浪形往返动作，势如卧虎扑食。

（5）结束时，随呼吸徐徐起立。左右交换，要求相同。

【要领】

头向上抬，不可过高或过低，双目注视前方，双肘和双膝伸直时不能硬挺，切忌用力过猛，应蓄力待发，吸气时全身向后收缩，臀部突出，胸腹内收，呼气时将身向前推送，力求平衡，往返动作，切勿屏气，量力而行，紧吸慢呼。

第十一势：势打躬击鼓

【预备】

同韦驮献杵。

【动作】

（1）左足向左横开一步，足尖内扣，与肩等宽。双手仰掌徐徐向左右而上，呈左右平举势。头如顶物，目向前视，松肩直肘，腕勿屈曲，立身正直，腕、肘、肩相平。

（2）屈肘，十指交叉相握，掌心抱持后脑。勿挺腹凸臀。

（3）屈膝下蹲呈马步。

（4）直膝弯腰俯身，双手用力使头尽向胯下，双膝不得屈曲，足跟勿离地，与此同时鸣天鼓左右各24次。

（5）结束时，直腰松手，双手随呼吸恢复预备姿势。

【要领】

双手抱头，十指相握，力与项争，足勿移动，双膝勿屈，双腿下蹲，上身欲挺，打躬前俯，使头向胯，双膝勿挺，力在肘弯，舌舔上腭，不可屏气。

第十二势：掉尾摇头

【预备】

同韦驮献杵。

【动作】

（1）双手仰掌由胸前徐徐上举过顶，双目视掌，随掌上举而渐移，身立正直。

（2）十指交叉相握，旋腕反掌上托，掌心朝天，双肘欲直，目向前平视。

（3）仰身，腰向后弯，上肢随之而往，目上视。

（4）俯身向前，推掌至地，昂首瞪目，膝直，足跟勿离地。

（5）结束时，随呼吸徐徐恢复预备姿势。

【要领】

十指交叉相握，上举肘需直，身向前俯，掌需直推至地，以膝直、肘直为要，昂首，瞪目。

（四）太极气功十八式

太极气功十八式是根据太极拳中的某些功法和气功调息相配合编导而成的一种功法。其特点是动作简单、疗效颇佳。练功时要求姿势正确，动作均匀、缓慢、协调，并配合自然呼吸。坚持锻炼可以疏通经络、滑利筋骨、美体塑身，尤其适合于中老年。其练习方法如下。

1．起势调息

自然站立，双脚平行，与肩同宽或稍宽些，上体正直，眼向前平视，含胸拔背，双手自然下垂。动作是：

（1）双臂慢慢向前平举，双手稍高于肩，手心向下，同时吸气。

（2）上体保持正直，双腿屈膝下蹲（膝关节弯曲 150°左右，注意不要超出脚尖），双手轻轻下按，直到与肚脐平，掌心向下，同时呼气。

【要点】

双肩下沉，双肘下垂，手指自然微屈，重心落在双腿之间，臀部下坐不可凸出，双臂下落，随身体下蹲动作协调一致。练习次数 6 次（一吸一呼算 1 次）。1 次呼吸读两个数，单数双手上起为吸，双数双手下降为呼。随后双手分放体侧。

2．开阔胸怀

（1）将下按的双手平行上提至胸前，膝关节逐渐伸直，把向下的掌心改为掌心相对，平行向两侧拉，至尽处，做扩胸动作，同时吸气。

（2）将两侧的手平行向中间靠拢到胸前，将两掌心改为向下，在下按过程屈膝，同时呼气。

【要点】

双手臂伸直提至胸前时，人就逐渐站立；双手向下按时人才开始下蹲。提与站，按与蹲，呼与吸等动作要注意连贯、协调。练习次数 6 次（一呼一吸算 1 次）。

3．挥舞彩虹

（1）将下按的双手平行上提至胸前，这时膝关节逐渐伸直，双手继续上升至头顶，双臂伸直，掌心朝前，同时吸气。

（2）重心向右脚移动，右脚微屈，全脚掌着地，左脚伸直，以脚尖着地，提脚跟，左手从头顶向左侧伸直，平放至水平线，掌心向上。右手肘关节弯曲呈半圆形，右掌心朝下，呈右体侧动作，继续吸气。

（3）重心向左脚移动，全脚掌着地并微屈，右脚伸直，提脚跟，以脚尖着地，右手从头顶向右侧平放，伸直平放至水平线，掌心向上，左手肘关节逐渐弯曲上提至头顶，呈半圆形，左掌心朝下，呈左体侧动作，同时呼气。

【要点】

双手挥舞时，与体侧呼吸动作要协调，看起来很柔和的样子。练习次数 6 次（一呼一吸算 1 次）。

4．轮臂分云

（1）重心移至双腿之间，双腿呈马步。左掌心向上，上升直至头顶，与右手交叉，掌心向上，同时吸气。

（2）交叉的双手随着膝关节伸直，翻掌，掌手从上往前下方，右手从右侧往前下方，与左手交叉，右手在前，掌心向内，交叉于小腹前。

（3）交叉向上的掌心翻转向外，双臂伸直，同时从上向两侧降下，掌心向下，到水平位置时，双手逐渐交叉置于小腹前，肘关节微屈，同时呼气。

【要点】

轮臂时，双手以肩关节为圆心，从内下往外上划两个大圆环，双手在头顶时，可抬头挺胸帮助吸气。吸气时膝关节伸直，呼气时膝关节弯曲。练习6次。

5. 定步倒卷肱

（1）站好马步，将小腹前交叉的双手，翻掌，掌心朝上，双手前后相离，左手往前上方伸，右手经腹前由下向后上方划弧平举，腰往右转，眼神看右手，同时吸气。然后提右臂屈肘，掌心朝前，经耳侧向前推出，同时呼气，接着，前伸的左手平行往胸前收，刚好与右手小鱼际相擦而过。

（2）右手继续向后上方划弧平举，腰往左转，眼神看左手，同时吸气。然后提左臂屈肘，掌心朝前，经耳侧向前推出，同时呼气，接着，前伸的右手平行往胸前收，刚好与左手小鱼际相擦而过。如此，左右手交替进行。

【要点】

双手以胸前交叉为界，后拉时为吸气，推掌时为呼气。练习6次。

6. 湖心划船

（1）当左手推掌在胸前与右手相擦之际，将双手掌朝上，经腹前由下向上划弧。双臂向上伸直平举，掌心朝前，腿伸直，同时吸气。

（2）向上伸直平举的双手随着弯腰动作向下方划弧，同时呼气。

（3）当双手在后方尽处时，伸腰提臂，将两侧的手，向外侧划弧伸直平举在头上，掌心朝前，同时吸气。

【要点】

手臂注意伸直，弯腰时呼气，伸腰时吸气。练习6次。

7. 肩前托球

（1）当弯腰和双手在后下方尽处时，伸腰，左手不动，右手翻掌向左上方升，与左肩平高时做托球动作，重心放在左脚上，右脚尖着地，右脚跟可以抬起。在托球时吸气，接着右手返回右下方，同时呼气。

（2）重心移至右脚，左脚尖用力，脚跟抬起的同时，左手从左下方往前举至右上方，手在右肩时，做托球动作，同时吸气。接着左手返回左下方，同时呼气。

【要点】

左右手托球时，眼睛可视托球处，同侧脚尖可用力做蹬地动作。托球、蹬地、吸气动作协调。练习次数 6 次。

8．转体望月

（1）双脚自然站立，双手分放身旁，当双手伸直向左后上方挥手时，上体向左转动，头往左后方像望月，同时吸气，然后返回自然站立之姿势，同时呼气。

（2）双手伸直向右后上方挥手，上体向右转动，头往右上方像望月，同时吸气，然后返回自然站立之姿势，同时呼气。

【要点】

挥手、转腰、转头动作协调一致。望月时，手、腰、头转动到尽处时，不要抬高脚跟。练习 6 次。

9．转腰推掌

（1）站好马步，双手握拳，拳心朝上，虎口向外，分放在两腰旁。左手肘关节后拉。上体向左转动。右手变拳为掌，用内力推出，同时吸气。然后返回原姿势。同时呼气。

（2）体向右转，左手向前推掌，同时吸气。然后返回原姿势时呼气。

【要点】

推掌是伸腕动作，掌指向上，小鱼际朝前，一手推掌，另一手往后拉，有些相对用力。练习 6 次。

10．马步云手

（1）左手推掌后，左掌心朝内与眼同高，右手向前，掌心向左，与脐同高，随着腰部左转的同时，双手平行向左移动，同时吸气。

（2）向左转到尽处时，右手往上，掌心向内，与眼同高。左手往下，掌心向右，与脐同高，随着腰部右转的同时，双手平行向右移动，同时呼气。

【要点】

手的动作注意柔和，眼神始终随着上面一只手掌而移动。练习 6 次。

11．捞海观天

（1）先将左腿向前跨半步呈弓步，上体前倾，双手左右膝前交叉，开始吸气。

（2）交叉的手，随着上体后仰而上提，过头顶后做双手伸展，做观天动作，掌心相对，继续吸气。随着上体前倾，双手从两侧逐渐下降至膝前交叉，同时吸气。

【要点】

上体前倾，双手下按交叉时为呼气，双手上提在头上伸展观天时为吸气，在观天时双手尽量做伸展动作。练习 6 次。

12．推波助浪

（1）将上举的双手向前上方扑，然后屈肘，置胸前，掌心朝外，身体重心往右脚移，前脚跟着地，脚趾抬起，同时吸气。

（2）重心前移到左脚上，全脚掌着地，上体前移，右脚趾着地，脚跟抬起，双掌向前推出，齐眼高，同时呼气。

【要点】

双手后缩时，重心后移，同时吸气。双手推掌时，重心前移，同时呼气。动作好像海浪一样在波动。练习6次。

13. 飞鸽展翅

（1）将前推的双手变成伸直平行，掌心相对，重心移至右脚，前脚掌抬起，双手平行往两侧拉至尽处，同时吸气。

（2）接着重心移至左脚，右脚跟抬起，将后拉的双手平行往胸前收拢，同时呼气。

【要点】

当身体后仰时，双手像展翅似的。双手后展时为吸气，双手前收时为呼气。练习6次。

14. 伸臂冲拳

从弓步变马步，双手变拳放在腰旁，拳心向上。

（1）右手先出拳吸气，收回原处呼气。

（2）左手出拳吸气，收回原处呼气。

【要点】

从弓步变马步时呼气稍细长，在冲拳时做短促吸呼动作，眼看拳。练习6次。

15. 大雁飞翔

人站立，双手两侧平举。

（1）人深蹲，尽量蹲低，双手下按，像大雁飞翔的样子，同时呼气。

（2）人站立，双手平衡上提，同时吸气。

【要点】

腕关节要柔软，下蹲、上立与手臂下按、上提及吸气、呼气要配合好。练习6次。一蹲一立算1次。

16. 环转飞轮

人站立，双手在小腹前。

（1）双臂伸直，向左上方随转腰做环转动作，双手向左侧举到头顶，同时吸气；手从头顶向下时呼气，连续重复2次。

（2）改变环转方向，动作相同，做3次。

【要点】

当双手做环转动作时，腰部也随着转动，手臂、腰部和呼吸动作要协调。

17．踏步拍球

（1）提左腿，右手在右肩前做拍球动作，同时吸气。

（2）提右腿，左手在左肩前做拍球动作，同时吸气。

【要点】

提手、拍球、蹬脚和呼吸动作要一致，人处在踏步之中，动作非常轻松愉快。练习6次。左右手拍球算1次。

18．按掌平气

人站立，双手放在小腹前。

（1）双手指相对，掌心向上，从胸前上提到眼前，同时吸气。

（2）翻掌，双手指相对，掌心向下，从眼前下按到小腹前，同时呼气。

【要点】

上提时吸气，下按时呼气，速度缓慢。练习6次。手一提一按算1次。

接上式最后下按动作，双手下垂轻放两侧，完成十八式。

（五）龟蛇导引术

龟蛇导引术属吐纳派养生功法，兼有导引特色。该功法由周稔丰整理编写而成，发表于1988年。本功法效仿蛇身活泼，骨关节灵通，盘旋屈伸，俯仰吞吐，伸缩自如，性动而善导引行气；和龟能食气耐饥、冬眠长寿，性静而善行气导引的特点，能降低消耗，提高有效呼吸率，调动体内脏腑组织器官的潜力，从而达到防治疾病、延年益寿的目的。对肺部和脊椎、关节等疾病有一定疗效。

本功法按调身要求不同，分为站、卧、坐三式。现举站式于下。

1．龟蛇合气

自然站桩，自然缓慢呼吸，目轻闭，垂帘。先进行前后左右及正中线的全身放松；然后，内观泥丸，意气下行，依次内观咽喉、心田、胃、脐后肾前、会阴，循双腿内侧达涌泉，重复几遍。

2．二龙戏珠

全身放松，右手按于脐部，左手按于右手背上，顺时针方向揉腹若干次，意念轻轻灌注所按之处，然后如上法逆时针运转若干次。

3．左右浪动

双手沿带脉向后分开至腰肾，身躯左右摆动，腰向左侧弯时，右手上搓，左手下搓，先以两掌上下搓动若干次，次以拳眼侧上下搓动若干次，再以手背上下搓动若干次。最后仍恢复掌搓。

4．摇动摆尾

（1）吊腰旋臀：双脚平行开立，与肩同宽，拇指朝前呈叉腰状，膝胯微屈，腰部极度放松，旋臀顺时针回旋转动若干次，再逆时针转动若干次。

（2）风摆荷叶：腰臀做大幅度顺、逆时针回旋若干次。

（3）摇头摆尾：头、颈、腰、背等同时做顺、逆时针回旋若干次。

5．前后浪动

即全身关节贯穿地浪动。双脚平行开立，与肩同宽，用鼻呼吸，口似闭未闭，似张未张，舌轻舐上齿龈，下颌微前伸，同时上体呈鞠躬样前俯，腿似直非直，身体微下蹲，收下颌，依次屈伸踝、膝、髋、腰、胸、颈各关节。前俯时双臂同时自然前摆，仰面时双臂同时自然后摆。

6．玄蛇盘树

（1）左手后背，掌心朝外，置于右侧腰部，右手从体侧上举过头，然后屈肘贴枕部抱头，手指压拉左耳，右腋张开。同时，头、颈、腰、脊拧转向左后方，眼看右脚跟。

（2）拧身复正，侧头上观。舌尖轻舐上腭，身直气静，右手从脑后过头顶经面前徐徐下按，气血随之下沉丹田。恢复龟蛇合气式。

7．白蛇吐信

左虚步，左手自下向前弧形前探，高与肩平，掌心朝下；右手自下沿右胸上至乳上方，掌心斜朝外，五指朝下。右手沿胸壁下至小腹过毛际，虎口向小腹，五指向下；左手同时下至右手背上，掌心朝外，五指斜向下。如上左右交替前探若干次，再换右虚步练习。

8．金蛇缠绕

（1）平圈（半圈）：双脚平行开立，略宽于肩，右手叉腰，拧腰呈右侧弓步，同时左手呈仰掌向右侧平探。拧腰向左呈左弓步，同时左掌于身前划半围呈左平举，掌心朝上。

（2）立圈（1圈）：左掌经左上到右上呈右侧弓步，左掌向右下划弧，右腿屈膝呈扑步，左掌继续沿左腿经左下方向左方平探，掌心向上呈左侧弓步。

（3）斜圈（1圈半）：左手掌心向上呈仰掌顺时针旋腰1圈半呈右侧弓步。上体前俯时手臂运转与膝平，后仰时略高于头。

（4）肘圈后探：腰向左拧转，同时屈肘，手与脐平，沿腰向左后探出，掌心仍朝上。

（5）螺旋圈：拧腰向右，左手经左下向右上划弧至右额前上方时微屈，小臂在头上方旋转1小圈至左额前，展肘仰掌旋向右胸前，然后呈叉腰状或仰掌置于左腰侧。

（6）~（10）动作与（1）~（5）同，唯左右相反。

9. 灵龟戏水

双脚平行开立，略宽于肩，双膝微屈，双手交替做划水状圆圈。右手划时腰向右微拧，左手划则左拧；在上方划时身躯下缩，呈对拔拉长状，膝胯屈曲较深。下划则上开也呈对拔拉长状。

10. 神龟服气

马步站式，双脚分开约自己 3 脚长，双掌重叠置小腹，自然缓慢呼吸 3~5 次，如龟子海中憩息。末呼气将完时，上体浑浑前俯，头低于双膝，呼出肺之余气。接着头勺舀水似前伸，吸气，上体徐徐抬起恢复原式，然后鼓嘴唇，长呼气，反复俯身 9 次，渐增至 36 次。

二、脊柱分段导引整脊法

（一）头面部导引法

1. 眼球转动法

静坐片刻，调匀呼吸，双目微闭，收回神光，转向内视。先观肺，洁白明亮；再观心，红彤透明。然后下丹田，过会阴，经过命门观两肾，上脊膂，绕肝胆；上缘脊髓入脑中，再分向双目中。

然后转动眼球，上观天，下观地；左右观看，各 10 余次。再转向左上右下，右上左下，顺时针方向旋转，逆时针方向旋转，各 10 余次。

最后睁开双眼视物，由近而远，由远而近反复 10 余次。

2. 鼻翼扇动法

静坐片刻，调匀呼吸，以目下视，观自己的鼻翼，并同时使鼻翼张开扇动反复 10 余次。开始练习时鼻翼不动，可以照镜练习和以唇动协助练习，久之即可促使鼻翼扇动。

3. 上下叩齿法

静坐片刻，调匀呼吸，口唇微闭，舌舔上腭，反复叩齿 30~50 次。

4. 赤龙搅海法

赤龙即指舌头，海指口腔。静坐片刻，调匀呼吸，口唇微闭，用舌头在口腔内反复搅动。先自口腔左上牙外侧唇内绕至右上牙外侧唇内，再经右下牙外侧唇内绕至左下牙外侧唇内，反复 10 余次。然后逆行搅动 10 余次。再将舌头自口腔左上牙内侧绕至右上牙内侧，再经右下牙内侧绕至左下牙内侧，反复 10 余次。再逆行搅动 10 余次。

5. 鼓漱吞津法

在叩齿及搅海过程之中，口中腺体分泌旺盛，已有唾液生出。此时闭紧口唇进行反复鼓腮漱口，以使唾液分泌增多。然后分 3 次吞滑脱，滑脱之时，可发出清脆的响声。再用右手握成钳形拳，逐个牵拉左手指。

（二）颈项部导引法

1. 前俯后仰法

静坐片刻，调匀呼吸，低头屈颈，至下颌触胸，配合呼吸，然后仰头后伸，配合吸气。反复 10 余次，动作要缓慢。

2. 左右摇摆法

将头颈向左侧屈，至左耳触及左肩头，配合呼气，收回至中立位，配合吸气。再向右侧屈，至右耳触及右肩头，配合呼气，收回至中立位，配合吸气。各反复做 10 余次。

3. 左顾右盼法

将头颈旋转向左侧，用双眼看见左肩头，配合呼气，收回至中立位，配合吸气。再将头颈旋转向右侧，至双眼看见右肩头，配合呼气，收回至中立位，配合吸气。左右反复做 10 余次。

4. 犀牛望月法

将头颈旋转向左后上方，双眼看左后上方，配合呼气，收回至中立位，配合吸气。将头颈旋转向右后上方，双眼看右后上方，配合呼气，收回至中立位，配合吸气，左右各反复 10 余次。

5. 哪吒探海法

将头颈旋转至左后下方，双眼看左后下方，配合呼气，收回至中立位，配合吸气。再将头颈旋转至右后下方，双眼看右后下方，配合呼气，收回至中立位，配合吸气，左右各反复 10 余次。

6. 旋摇天柱法

将头颈向右侧屈，做顺时针旋转数周。再将头颈向左侧屈，做逆时针旋转数周。各反复 10 余次。旋转幅度要大，而旋转速度要缓慢，否则容易出现头晕。

（三）上肢部导引法

1. 货郎击鼓法

身体站直，双腿叉开，双足距离与肩同宽。肩及上肢放松，用扭动上身带动双上肢，前后摇摆，逐渐加大上肢的摇摆幅度，至右手虎口击打左肩头，左手虎口击打右肩头，交替击打 20 ~ 30 次，如摇动的货郎鼓，击打有声。

2. 前后摸肩法

同上式摇摆双臂，用右手摸左肩头，同时用左手背触右肩胛；再用左手摸右肩头，同时用右手背触左肩胛。交替反复进行 20 ~ 30 次。

3. 垂臂旋肩法

身体站立，双臂放松自然下垂，先做右肩向前旋摇数圈，再向后旋摇数圈。然后，再做左肩向前旋摇数圈，向后旋摇数圈，左右各反复 10 余次。

4．抡臂旋肩法

身体站立，左手叉腰，先用右侧上肢向前反复抡摇数圈，再向后反复抡摇数圈。然后，换右手叉腰，左侧上肢向前反复抡摇数圈，再向后反复抡摇数圈。左右各反复交替做 10 余次。

5．绕头摸耳法

身体站立，先用右侧上肢外展抬举，屈肘横臂于头顶之上，垂腕以右手摸左耳。再用左侧上肢外展抬举，屈肘横臂于头顶之上，垂腕以左手摸右耳。左右交替反复进行各 10 余次。

6．大鹏展翅法

身体站立，同时旋转双肩带动双臂，先向前大幅度旋转数圈，再向后大幅度旋转数圈，前后反复交替旋转 10 余次。

7．风轮自转法

身体站立，先将右上肢向后上旋转，当右臂旋转至头上方抬举位时，左肢也随之向后上旋转。当右上肢经上向前向下旋至下垂位时，左上肢已旋转至上方抬举位。如此交替上下旋转，并逐渐加快速度。

8．左右开弓法

身体站立，双手握拳，双上肢屈肘交叉于胸前，左外右内。然后左臂伸直外展，右臂在屈肘位外展挺胸，为左开弓式。再收回双臂屈肘交叉于胸前，左内右外，右臂伸直外展，左臂在屈肘位外展挺胸，为右开弓式。左右反复交替进行 10 余次。

9．扩胸举臂法

身体站立，双手握拳，双臂屈肘提至胸前，拳眼向上。双臂肘向后平展，挺胸，拉开双拳之距离。然后向上伸举双拳，至双臂挺直，拳眼向后。再收回至胸前，拳眼向上，再平展挺胸，向上伸举，反复进行 10 余次。

10．手摇纺车法

身体站立或坐位，左手叉腰，右手握拳屈肘，顺时针方向旋摇数圈，再逆时针方向旋摇数圈。然后换右手叉腰，左手握拳屈肘，顺时针方向旋摇数圈，再逆时针方向旋摇数圈，左右交替反复 10 余次。

11．摇腕法

先用右臂屈肘悬腕，腕关节顺时针方向旋摇活动数圈，再逆时针方向旋摇活动数圈。再用左臂屈肘悬腕，做腕关节的顺时针方向旋摇活动和逆时针方向旋摇活动。左右反复进行 10 余次。

12．旱地拔葱法

先用左手握住右手指，逐个拔伸牵拉至掌指关节松动时，可发出清脆的弹响声。然后用右手逐个握住左手指进行拔伸牵拉活动。再逐个旋摇其掌指关节。

13．拔指法

先用左手握成钳形拳，逐个夹持住右手手指末节，用力牵拉使其滑脱，滑脱之时，可发出清脆的响声。再用右手握成钳形拳，逐个牵拉左手指。

（四）下肢部导引法

1．前踢蹬腿法

身体站立，一腿站稳，另一腿向前踢出，并反复做屈膝蹬足伸直活动，蹬足时，足踝背屈足跟用力，反复10余次。然后双腿交替反复进行3~5遍。

2．后伸蹬腿法

身体站立，一腿站稳，另一腿向后伸出，并反复做屈膝蹬足向后伸直活动，蹬足时，足踝背伸足尖用力，反复10余次。然后，双腿交替反复进行3~5遍。

3．外展斜蹬法

身体站立，一腿站稳，另一腿向侧方外展伸出，并反复做屈膝蹬足，向侧方斜形伸直活动。蹬足之时，以全足底着力，反复10余次。然后，双腿交替反复进行3~5遍。

4．抱膝屈髋法

身体站立，一腿站稳，另一腿前屈屈膝屈髋，并用双手抱于膝下方，用力使其尽量屈膝屈髋，促其大腿前侧肌肉贴近胸腹部。双腿交替反复进行10余次。

5．旋转双膝法

身体站立，双膝微屈，用双手按于双膝上方。先做右膝关节的顺时针方向的旋摇活动，同时左膝关节进行逆时针方向的旋摇活动，反复10余次。再做右膝逆时针方向，左膝顺时针方向的旋摇活动，反复10余次。最后双膝相并，同时做顺时针方向的旋摇活动10余次和逆时针方向的旋摇活动10余次。

6．旋摇小腿法

身体站立，一腿站稳，另一腿屈膝抬起至大腿平直，小腿反复做顺时针方向和逆时针方向的旋摇活动，各10余次。然后，双腿交替反复进行3~5遍。

7．足跟着地摇踝法

身体站立，一足站稳，另一足向前外方向伸出半步，以足跟着地，反复做顺时针方向和逆时针方向的旋转摇踝活动，各10余次。然后，双足交替反复进行各3~5遍。

8．足尖着地摇踝法

身体站立，一足站稳，另一足向前外方向伸出半步，以足尖着地，反复做顺时针方向和逆时针方向的旋转摇踝活动，各10余次。然后，双足交替反复进行，各3~5遍。

（五）腰背部导引法

1. 挺胸弓背法

身体站立，双臂屈肘握拳，放于胸前。先做挺胸吸气，双肩外展向后，两拳距离拉开。再做弓背呼气，收胸双肩向前，两拳距离缩短。如此反复缓慢进行10余次。

2. 左旋右转法

身体站立，双腿叉开，双手叉腰，向左右两侧旋转上身。先向左旋，至头胸转向左侧，收回至中立位后，再向右转，至头胸转向右侧，如此反复进行，各10余次。

3. 左右侧屈法

身体站立，双腿叉开，双手叉腰，向左右两侧侧屈。先向左侧屈，配合呼气，回至中立位，配合吸气；再向右侧屈，配合呼气，回至中立位，配合吸气。如此左右反复进行10余次。

4. 前俯后仰法

身体站立，双腿叉开，双手叉腰。先向前弯腰，尽力弯至90°以下，配合呼气，收回至中立位，配合吸气。再向后仰，以尽力为度，配合呼气，收回至中立位，配合吸气。如此前俯后仰反复各10余次。

5. 旋转腰胯法

身体站立，双腿叉开，双手叉腰，先做腰胯的顺时针方向旋转10余圈，再做腰胯的逆时针方向旋转10余圈。反复做顺时针方向和逆时针方向的旋转腰胯活动，各3~5遍。

第四节 国外现代运动疗法

一、McKenzie疗法

自20世纪50年代，缘于偶然发现而逐渐形成的麦肯基（McKenzie）力学诊断治疗技术是一与众不同的诊断、治疗颈腰疾患的康复方法。近60年来，由发明者Robin McKenzie冠名的此项技术日趋成熟，从检查到分类、从诊断到治疗都有独到之处，并独成系统。但是，有关其在康复领域的分类似乎难以界定，因为就内容而言，它包含了手法治疗和治疗性练习。

因此，我们以Grieve’s《现代手法治疗学》（第2版，1994年）为依据可以将其归类为西式手法的范畴，或者可以将其归类为运动疗法。另外麦肯基疗法只是在必要时才对个别病人施以松动术或手法治疗，因此也有人认为麦肯基疗法总体上仍是一种治疗性体操。

1. McKenzie疗法的形成简史

McKenzie力学诊断治疗技术起源于1956年的一个偶然病例。患者Smith先生因右侧腰痛和右下肢痛就诊，但经Robin McKenzie先生治疗3周后却无明显好转。一天，Smith先生“错误”地俯卧于头端向上倾斜的治疗床上，使腰椎处于过度伸展位约5min。奇怪的是Smith先生的症状竟然获得了很大缓解，右下肢疼痛消失，腰痛部位从右侧移至中央，Smith认为这是患病以来感觉最好的一天。接着McKenzie又让患者试了2次，结果患者中央部腰痛症状完全消失，且再未出现。McKenzie由此感悟到了什么，从而开始探索应用反复运动和保持体位的方法检查和治疗腰部疾患，并逐渐扩展至颈椎和胸椎。

McKenzie发现应用反复运动和保持体位的方法可预测患者对各种运动和体位的反应，并发现了下腰痛患者恢复过程中独特的疼痛向心化现象（即患者下肢等远端和外周部位的疼痛消失，疼痛症状趋于近端或中心的现象）。产生向心化现象往往预示治疗方法是有效的。向心化过程可以迅速形成，多数患者经指导后可自我开展McKenzie治疗方法。经过15年的努力研究，McKenzie形成了将下腰痛、颈痛明确地划分为姿势综合征、功能不良综合征和间盘移位综合征等三种综合征的分类方法，提出了患者自我治疗和教育可以帮助患者独立、不依赖他人治疗和预防复发的观点。

（1）姿势综合征。患者年龄通常30岁以下，职业多为办公室工作，缺乏体育运动。其症状多局限，疼痛常在脊柱中线附近，不向四肢放射。疼痛为间歇性。患者可分别或同时有颈、胸和腰椎各部位的疼痛。体检无阳性体征，运动试验结果无变化，运动中无疼痛，仅于长时间的静态姿势后出现疼痛，活动后疼痛立即缓解。疼痛的原因是正常组织被长时间过度地牵拉。如果脊柱各节段在其活动范围的终点长时间静态承受负荷，则会引起软组织机械性变形，从而引起疼痛。长时间不良的坐姿和站姿易引起姿势综合征。

（2）功能不良综合征。患者年龄通常30岁以上（创伤除外），发病原因多为长年不良姿势并缺乏体育运动，使得软组织弹性降低，长度适应性缩短；也有许多患者的发病原因为创伤后，组织纤维化愈合过程中形成了短缩的瘢痕。疼痛的原因是短缩的组织受到过度牵拉。当患者试图进行全范围活动时，机械性地牵拉短缩的软组织而引起疼痛。疼痛为间歇性，多局限于脊柱中线附近，疼痛总是在活动范围终点发生，绝不在运动过程中出现。运动试验结果为在进行受限方向全范围活动时产生疼痛，加重不维持。当有神经根粘连时可出现肢体症状。

功能不良综合征根据活动受限的方向或出现疼痛的方向进行分型。在脊柱出现的功能不良综合征多为屈曲功能不良综合征、伸展功能不良综合征，也有部分侧屈功能不良综合征。

（3）移位综合征。患者的年龄通常在 20~55 岁之间。患者多有不良坐姿，他们经常有突发的疼痛，即在几小时或 1~2 天内，可由完全正常的情况发展至严重的功能障碍。通常发病时无明显诱因。症状可能局限于脊柱中线附近，也可能放射或牵涉至远端，主要为疼痛、感觉异常或麻木等。疼痛可为持续性，也可为间歇性。进行某些运动或维持某些体位时，对症状有影响，使症状产生或消失，加重或减轻，疼痛的范围可以变化，疼痛的程度可以加重或减轻，疼痛可能跨越中线，例如：从腰右侧发展至腰左侧。运动或体位引起的症状变化的结果是可以持续存在的。即运动试验结果为产生、加重、外周化、加重维持；或减轻、消失、向心化、好转维持。移位综合征中，尤其是严重的病例，可能出现运动功能明显丧失。在严重病例中常可见急性脊柱后凸畸形和侧弯畸形。

移位综合征根据患者距离脊柱最远端的症状的部位和是否出现急性畸形分型，共分为 7 型，其中胸椎仅有前 3 型。1~6 型为后方移位，7 型为前方移位。

①移位综合征 1。颈椎移位 1：$C_{5\sim7}$ 水平中央或对称性疼痛，肩胛或肩痛少见，无畸形。

胸椎移位 1：$T_{1\sim12}$ 水平中央或对称性疼痛，无畸形。

腰椎移位 1：$L_{4\sim5}$ 水平中央或对称性疼痛，臀部或大腿疼痛少见，无畸形。

②移位综合征 2。颈椎移位 2：$C_{5\sim7}$ 水平中央或对称性疼痛，肩胛、肩或上肢疼痛可有可无，颈椎后凸畸形。

胸椎移位 2：$T_{1\sim12}$ 水平中央或对称性疼痛，胸椎后凸畸形（极少见，多为创伤的结果）。

腰椎移位 2：$L_{4\sim5}$ 水平中央或对称性疼痛，臀部和 / 或大腿疼痛可有可无，腰椎平坦或后凸畸形。

③移位综合征 3。颈椎移位 3：$C_{5\sim7}$ 水平单侧或不对称性疼痛，肩胛、肩或上肢疼痛可有可无，无畸形。

胸椎移位 3：$T_{1\sim12}$ 水平单侧或不对称性疼痛，可在胸壁范围内出现疼痛。

腰椎移位 3：$L_{4\sim5}$ 水平单侧或不对称性疼痛，臀部和 / 或大腿疼痛可有可无，无畸形。

④移位综合征 4。颈椎移位 4：$C_{5\sim7}$ 水平单侧或不对称性疼痛，肩胛、肩或上肢疼痛可有可无，急性斜颈畸形。

腰椎移位 4：$L_{4\sim5}$ 水平单侧或不对称疼痛，臀部和 / 或大腿疼痛可有可无，腰椎侧弯畸形。

⑤移位综合征 5。颈椎移位 5：$C_{5\sim7}$ 水平单侧或不对称性疼痛，肩胛和肩的疼痛可有可无，上肢症状至肘关节以下，无畸形。

腰椎移位 5：$L_{4\sim5}$ 水平单侧或不对称疼痛，臀部和 / 或大腿疼痛可有可无，症状至膝关节以下，无畸形。

⑥移位综合征 6。颈椎移位 6：$C_{5\sim7}$ 水平单侧或不对称性疼痛，肩胛和肩的疼痛可有可无，上肢症状至肘关节以下，颈椎后凸畸形或急性斜颈畸形。

腰椎移位 6：$L_{4\sim5}$ 水平单侧或不对称疼痛，臀部和 / 或大腿疼痛可有可无，症状至膝关节以下，腰椎侧弯畸形。

⑦移位综合征 7。颈椎移位 7：$C_{4\sim6}$ 水平对称或不对称性疼痛，颈前或前侧方疼痛可有可无，无畸形。

腰椎移位 7：$L_{4\sim5}$ 水平对称或不对称性疼痛，臀部和 / 或大腿疼痛可有可无，伴脊柱过度前凸畸形。

向心化现象是 McKenzie 疗法中的治疗移位综合征的重要指标，是指在进行某个方向的脊柱运动后，脊柱单侧方或单侧肢体远端的脊源性的疼痛减轻，疼痛部位向脊柱中线方向移动的现象。在侧方或远端的疼痛减轻时，脊柱中央部位的疼痛可能暂时加重。向心化现象仅出现于移位综合征的病例，反复运动后减轻了移位的程度，症状随之减轻，且出现向心化现象，提示患者预后良好。

2．McKenzie 疗法对腰痛的一些基本观点

（1）腰痛的流行病学观点。McKenzie 的流行病学观点来自于以下一些数据。腰痛对 80%的成年人有影响，是 45 岁以下人群中最常见的限制活动的原因。急性腰痛的首次发作为 25 岁左右，35 岁时明显，发作高峰为 40~45 岁。腰痛对工业社会带来的损失是巨大的，而且腰痛的发病率愈来愈高。然而，McKenzie 认为：对于腰痛的原因仍有许多不清楚之处。即使采用最好的医学手段，也未必能明确腰痛的原因；X 线检查和临床的相关性仅为中等程度。一些预防措施，如就业前的筛选和教育工人搬重物时屈腿直腰等对降低腰痛发病率无明显效果，腰痛似与工作姿势有密切的关联。

（2）腰痛的自然转归。由于病理因素等原因，腰痛可能是自限性的。大约有 44%的腰痛患者不需治疗在 1 周内好转，1 个月内好转的百分率为 86%，2 个月内好转的百分率为 92%。McKenzie 认为，虽然腰痛可以是自限性的，但是患者仍存在 90%的复发性。复发的患者有 35%可发展为坐骨神经痛。

McKenzie 同时认为，近年的研究证明以往某些观点欠妥。以往研究认为腰痛可缓解，不成为严重问题，有些研究则认为复发为慢性腰痛。但是，复发往往是严重的，而且复发和慢性腰痛之间有区别，因为慢性疼痛是持续不间断的，而复发却存在无痛的间歇时间。因此可以这样认为：腰痛是一种长期、反复发作的自限性疾病。

（3）腰痛的易患因素。

①不良坐姿：脊柱后凸（弓背）坐姿可使腰椎处于屈曲位，并使腰椎后方韧带终点过度牵伸。因此，McKenzie认为不良坐姿可引起或加重腰痛。这一观点得到他人研究的支持。有研究表明，坐位时，当腰椎越趋向后凸位，椎间盘内压力就越大；当腰椎越趋向前凸位，则椎间盘内压就越小。

②屈曲的频度：人们日常活动中不断进行腰椎屈曲而很少伸展，每天大量的时间腰椎处于屈曲状态。有统计表明，腰椎屈曲的频度可高达3000~5000次/天。周而复始，腰椎常持续地处于最大屈曲状态而很少处于最大伸展状态。

以上两种易患因素共同作用，且在日常生活中不断重复，导致腰椎伸展活动范围受限。

（4）McKenzie对下腰痛病理学的观点。McKenzie认为在脊柱运动过程中所发生的髓核位置变化（即移动）与椎间盘病变的关系密切。脊柱屈曲髓核向后移动，脊柱伸展髓核向前移动，据McKenzie的临床观察，屈曲位是造成椎间盘病变最常见的原因。反复的屈曲易引起髓核向后移动，导致纤维环内层裂隙、椎间盘膨出、纤维环撕裂等一系列病理改变：

①椎间盘损伤最初的病理——纤维环内层裂隙。

②椎间盘损伤的进一步病理——纤维环放射状或环状裂隙形成。

③椎间盘损伤后期的病理——髓核突出。

④伴随上述病理改变，脊柱总的病理特征及发生顺序如下：椎间盘高度降低；相应椎体前倾；纤维环前外侧膨出；小关节承重并最终退化。

⑤椎间盘退变和纤维环裂隙时的病理特点：与髓核突出相反，椎间盘退化和纤维环裂隙时纤维环壁是完整的；髓核保持流体静力学机制；脊柱的位置改变和运动影响髓核的位置；运用改变体位和运动的治疗方法有效。

⑥后外侧椎间盘突出的进展过程即由椎间盘膨出进展为椎间盘突出的过程中，疼痛的症状加重和/或外周化。伴随椎间盘病变的进展，疼痛的程度和部位也发生进一步改变。以后外侧椎间盘突出为例：其第一阶段表现为腰中央部疼痛，第二阶段表现为腰后外侧疼痛，第三阶段表现为臀部和大腿疼痛，第四阶段表现为坐骨神经分布区感觉改变和疼痛。

3．McKenzie疗法对下腰痛的治疗

McKenzie认为通过手法和松动术获得的运动范围增加也可以通过某一种形式的练习获得。当练习以某一种频率进行时，则形成一种节律性被动牵伸。这时练习则可能视为一种松动术。相似的方式，被动的松动也可被视为一种手法治疗。因此，在许多情况下，教会患者自我进行脊柱“松动”和“手法”是可能的。在治疗的初始阶段，减少治疗师的操作，最大限度地发挥患者自身的“技术”，患者会由此意识到其疼痛的减少和恢复，在极大程度上是因为自我努力的结果。因此，McKenzie 选择两种治疗力量（治疗师产生的力量和患者产生的力量）进行力学治疗。治疗师产生的力量包括按摩、手法和徒手、持续或间歇牵引。患者产生的力量可以是静态的，如患者改变并保持一种新的姿势；也可是动态的，如患者进行练习。

McKenzie 疗法对下腰痛的治疗一般有 17 个程序，每一程序的基本方法如下。

（1）程序 1 为俯卧位：患者俯卧于治疗床，双上肢放于躯干两侧，头转向一侧。在这一体位腰椎自动地处于一定的前凸角度。

（2）程序 2 为俯卧伸展位：患者在俯卧位的基础上，双肘于双肩下屈曲，双前臂支撑于床面，撑起上半身，而骨盆和双下肢仍贴于床面。在这一体位腰椎前凸自动地增加。

（3）程序 3 为卧位伸展：患者在俯卧位的基础上，双上肢于双肩下进行推起动作，使上半身在双上肢伸直时获得最大撑起，而骨盆以下的下半身仍贴于床面。这一动作可反复进行。

（4）程序 4 为皮带固定的卧位伸展：用皮带固定于将要伸展的节段处或节段下，再进行如程序 3 的动作。皮带作为首先使用的简单的外在辅助，用于增强最大限度的伸展。

（5）程序 5 为持续伸展：患者俯卧于可调节的治疗床上，将治疗床的头端逐渐调节升起，使患者在可耐受的前提下完成被动的持续伸展。一般每抬高 2 寸持续 5 ~10min，达到最大伸展程序，保持这一持续伸展体位 2 ~10min。推起时患者吹气。然后逐渐以 2~3min 为 1 周期逐渐降低治疗床的头端。

（6）程序 6 为站立位伸展：患者分足站立，双手置于腰际后部；将双手作为支撑，腰椎尽可能向后伸展至最大位置。这一动作可反复进行。

（7）程序 7 为伸展松动术：患者如程序 1 俯卧位，治疗师站于患者一侧。治疗师双手交叉将双手手掌置于相应腰椎节段的横突。对称地轻柔施加压力并随即快速地放松，但治疗师的手掌仍贴于患者皮肤。这一动作可反复进行。并根据患者的耐受程度和疼痛的改变情况，每一次施加的压力较前一次略大一些。一般可行 10~15 次。

（8）程序 8 为伸展手法：患者如程序 1 俯卧位，治疗师站于患者一侧。治疗师选择受累节段，将双手如程序 7 放置于患者腰椎两侧（这是一手法治疗前的试验程序）。若可继续进行，治疗师借助身体下倾力量向患者腰椎缓慢施压直至患者感到脊柱绷紧。然后用一高速的推压产生一短促的震颤，并随即快速地放松。

（9）程序 9 为伸展位旋转松动术：患者和治疗师的位置如程序 7。改良伸展松动术，将压力首先施加于相应节段一侧的横突，然后再施加于对侧横突，以获得一摆动的效果。每次椎体向施压的对侧旋转。

（10）程序10为伸展位旋转手法：患者如程序1俯卧位，治疗师站于患者一侧，选择需要矫正的节段。治疗师双手如程序9放置于患者腰椎两侧，以进行手法前的试验程序，获得需要手法治疗为何侧、何方向的信息。然后患者将一手置于确定节段的横突，另一手置其上加强作用，借助身体下倾力量缓缓施压，用一突然的高速的推压产生一短促的震颤，并随即快速地放松。

（11）程序11为屈曲位旋转松动术：患者侧卧位，治疗师站于患者下肢端，面朝床头。治疗师近患者手推压患者侧卧位时上方侧的肩部，并使该肩部固定于床面，治疗师另一手将患者双下肢髋、膝关节屈曲，并用大腿支持患者双踝，使患者双下肢达到最大限度的屈曲。此时患者腰椎处于屈曲和旋转位。

（12）程序12为屈曲位旋转手法：在程序11的基础上，用一突然的高速推压产生一短促的震颤，使患者腰椎达到更大限度的屈曲和旋转。

（13）程序13为卧位屈曲：患者仰卧位，双足平踏于床面，双膝、双髋屈曲约45°。双手扶握双下肢，过度加压使双膝、双髋获得更大程度的屈曲。这一动作可反复进行。

（14）程序14为坐位屈曲：患者坐位，双下肢分开，腰椎向前屈曲，双手向下及地，或双手向下扶握双踝。这一动作可反复进行。

（15）程序15为站立位屈曲：患者分足站立，双足间距30cm，腰椎向前屈曲，双手向下扶握双侧小腿胫前部，达最大限度。这一动作可反复进行。

（16）程序16为跨步站立位屈曲：患者单腿站立，将另一腿的髋、膝关节屈曲近90°，足踏于一凳子上。在站立的下肢保持垂直的情况下，腰椎向前屈曲，双肩尽可能靠近踏于凳子的下肢膝部，双手扶握该下肢的踝部。这一动作可反复进行。

（17）程序17为侧方滑动的矫正：包括医师矫正和患者自我矫正。首先，可让患者采用自我侧方推挤方法（即侧移的自我矫正），具体方法（以右移为例）：患者右侧上臂与上半身靠墙垂直侧立，双足并立距墙20cm；右侧肘关节屈曲90°，握拳；骨盆轻柔向墙侧移动，重复10~12次。这一练习可适度进行。单纯的侧移一般可自我解决。其次，可由治疗师进行侧方推挤方法（即侧移矫正）。具体方法（以右侧移为例）：患者分足站立，右侧肘关节屈曲90°，握拳；治疗师面对患者右侧站立，头位于患者右侧肩背后，用右肩顶住患者上臂下部，双手抱患者左侧髂棘，同时用右肩向左侧挤压，双手向右侧牵拉完成该动作。完成过程应轻柔，重复过程应逐渐加大范围，次数为10~12次。每次重复时应询问症状，了解整个过程中疼痛加重、减轻、向上、向下发展的改变，以保证安全性。必要时，可休息片刻，重复10~12次，在解决侧移变形的基础上再进行伸展。具体方法可在治疗师操作侧方推挤动作后附加患者站立位的伸展动作。此外，在伸展程序中可能会有症状外周化的表现，这时应让患者先做自我侧方推挤，然后再进行伸展。

4．国内临床工作者对于 McKenzie 疗法治疗腰痛的简化

由于 McKenzie 疗法治疗腰痛的整个程序比较繁琐，国内的临床工作者对其进行了简化，以利于患者掌握和练习。下面介绍一下上海交通大学医学院附属仁济医院的田骏涛医师的简化 McKenzie 疗法，其动作要领如下。

（1）第一节：俯卧位，双手置于身体两侧，头转向一侧深呼吸，完全放松腰部，维持 4~5min。

（2）第二节：在第一节基础上，头抬起，用前臂及肘关节支撑上身使腰部尽量放松并伸展，正常呼吸，维持 4~5min。

（3）第三节：在第二节基础上，用手掌支撑上身，肘关节伸直，腰部放松，维持 4~5min。

（4）第四节：站立位，双手托住腰部，膝关节伸直上身尽量往后仰，使腰部充分伸展，维持 4~5min。

（5）第五节：放松及休息，同第一节。

5．McKenzie 疗法在颈椎疾患中的应用

Mckenzie 认为，颈椎疾患的易患因素为过长时间的坐姿和频繁的颈部屈曲。长时间的坐姿：与下腰部相似，这是一个最常见的因素。具体来讲，也就是头颈部的前探姿势，尤其是在驾车、电脑操作时更会出现这一姿势。坐位时过长时间的颈部弯曲可以导致颈痛，而夜间休息后醒来发生的颈痛（这是一种发生率较高的情况）往往是由于不正确坐姿或卧姿时的静态负荷所致。不良坐姿本身不需要附加其他因素，就可使颈椎及其周围发生疼痛或发生头痛。正确的坐姿是保持脊柱曲线处于正常的曲度。日常生活颈部频繁地屈曲是第二个易患因素。每天清晨起床至夜晚入睡，许多活动使头、颈部持续处于前探和屈曲位，过长时间的坐姿导致在下颈段屈曲活动终点、上颈段伸展活动终点产生姿势性静态负荷。此时，若附加频繁的颈部屈曲就不可避免地导致椎间盘退变、变形，最终造成损伤和移位。

许多患者的症状往往是在长期静态负荷下由一个简单的动作而诱发，例如：在较长时间颈部屈曲后的转头或抬头动作，或是在夜间俯卧睡眠后，醒来的一个无意识动作，在头部处于前探位，尤其过长时间处于这一位置的同时，颈部的侧屈或旋转，往往可致症状突发。外伤也是导致颈椎问题的一个常见原因。

在颈椎疾患的力学诊断和治疗过程中也可发生向心化现象，其定义与腰椎机械性疼痛的向心化现象相似。作为颈部某一重复运动或某一位置调整的结果，源于颈椎的上肢放射痛和远端牵涉痛由远端移位向颈椎（脊柱）的中线，确定了产生这一现象的运动，

既可用于解除放射症状牵涉痛，也可应用于颈段和腰段运动的唯一不同之处。由于两者之间解剖的差异，导致向心化的运动可能不同于 McKenzie 有关向心化假说：导致上肢放射症状或牵涉症状的髓核后外侧移位由于某一反复运动或位置调整而减轻，并移回至中央位置（髓核原始位），这通常是由于后中央部纤维环和后纵韧带处压力的暂时增加所致。

McKenzie 疗法对于颈椎疾患总的治疗原则与下腰痛一致，其具体治疗程序和技术如下。

（1）程序 1，回缩（坐位或站位，加压）：患者头部尽可能从前探位向后运动，以使头部在脊柱上方更多地向后方移动。在这一运动过程中，头部必须保持水平位，面朝前，不要向上或向下。节律性地反复运动，渐进的方法为患者自己用单手或双手抵住下颌加压，或治疗师加压。这一程序可产生上颈段屈曲同时导致下颈段伸展，尤其上颈段，可发生较大的屈曲。这是减轻下颈段后方间盘移位首先使用的最基本方法，还可用于治疗上颈段的屈曲功能不良综合征和下颈段的功能不良综合征，也是颈源性头痛的主要治疗技术。

（2）程序 2，回缩和伸展（坐位或站位，加压）：患者在程序 1 的基础上，随之将头、颈部向后达到最大伸展位。这是一个连续性的运动。这一程序为减轻下颈段后方椎间盘移位首先使用和广泛应用的方法，也是长期预防时的最好运动形式，并可用于治疗伸展功能不良综合征。

（3）程序 3，回缩和伸展（仰卧位或俯卧位，加压）：患者仰卧位或俯卧位，在类似程序 2 的方法基础上，合并在运动范围终点附加轻微的旋转。这是降低颈段后方椎间盘移位第二个方法，尤其适用于相当急性或顽固性的后方椎间盘移位综合征，也可用于治疗伸展功能不良综合征。

（4）程序 4，牵引和旋转下的回缩和伸展（仰卧位）：这一程序在患者自我治疗安全应用且不导致症状加重、外周化的条件下方可由治疗师应用。若现有症状为外伤由外力所致，应有影像学检查除外骨折或韧带结构失稳的问题。治疗师在患者仰卧位于治疗床的情况下，徒手牵引，并在此基础上做患者的回缩 / 伸展，及在最大伸展位旋转。这是降低颈段后方椎间盘移位的第三个方法，尤为适合相当急性或顽固性后方间盘移位综合征；适用于前面治疗程序有效，但不能更好保持的患者。这一程序不适合治疗伸展功能不良综合征，某些颈源性疼痛也可由此加重，有些患者还可由于眩晕或恶心而不能耐受这一练习。

（5）程序 5，伸展松动术（俯卧位）：在上述程序虽可使症状缓解或向心化，但不能保持症状的缓解，并在练习结束后很快症状再现时使用这一程序。患者俯卧位，用一枕头垫于上胸部和下颈处，以使中、下颈段产生局部节段的伸展，治疗师在此基础上完成所需节段的松动。这一程序一般在患者存有源于中、下颈段的对称性症状、反复的伸展不能使放射性或牵涉性症状缓解或向心化，或向心化不能保持时使用，也适合中下颈段的功能不良综合征。

（6）程序6，回缩和侧屈（坐位、站位或仰卧位，加压）：在侧屈之前先进行头和颈部的回缩运动，在侧屈过程中保持回缩位置。椎间盘移位综合征时，侧屈方向为疼痛侧；功能不良综合征时，侧屈方向为疼痛侧的对侧。必要时可用同侧手过头顶够及对侧耳部加压，这一程序适用于后侧方椎间盘移位、源于下颈段的单侧症状、反复伸展不能使放射性症状或牵涉性症状缓解或向心化。一旦疼痛向心化或症状有改善，侧屈就应停止，而采用程序2（或必要时程序3）获得完全的缓解。

（7）程序7，侧屈松动术和手法（坐位和俯卧位）：这一程序在前述程序应用后症状仍然存在时使用，或作为程序6的进一步手法，此时运动方向需恰当决定。治疗师附加的力量可以有效地增强前面患者自我产生的侧屈和压迫力量等一系列程序的作用。这一程序适合中下颈段后侧方椎间盘移位、前面的程序应用后症状仍存在的患者，也适合治疗中下颈段的侧屈和旋转功能不良综合征。

（8）程序8，回缩和旋转（坐位或站位，加压）：这一程序是在保持头颈部回缩的基础上进行的旋转运动，旋转方向为疼痛侧，必要时可用自己的双手加压完成。适用于治疗中颈段的后侧方椎间盘移位和旋转、侧屈功能不良综合征；当患者存有源于中上颈段的单侧症状、反复的矢状运动不能缓解或向心化症状时，也最常用此方法；单侧颈源性疼痛、屈曲程序无改善者也在此列。一旦患者疼痛向心化或有改善，停止旋转操作，继续用程序2（必要时程序3），以获得完全缓解。

（9）程序9，旋转松动术和手法（坐位和仰卧位）：这是在前面的程序无法奏效或症状缓解不能保持、练习后症状很快复现时采用的程序。运动方向的选择要适当，必须强调运动的节点。在此之前应在不同节段水平试验应用压力的效果。这一程序用于治疗颈椎后侧方间盘移位且前面程序未能解除症状者，或可作为程序8之后的进一步操作。适用于治疗上颈段功能不良综合征，尤其是当它与颈源性头痛相关时，配合使用程序8和程序6可治疗中、下颈段的旋转和侧屈功能不良综合征。

（10）程序10，屈曲（坐位或站位，加压）：在程序10之前，先进行程序1反复8~10次后，确认无副作用，方可使用程序10。这一程序适用于前方椎间盘移位者，可作为解除后方椎间盘移位后出现屈曲功能不良时的主要治疗手段，也可用于治疗颈源性头痛。

（11）程序11，屈曲松动术（仰卧位）：这一程序为治疗师操作屈曲松动术的方法，有时还可采用单侧屈曲松动。适用于治疗与颈源性疼痛症状有关的屈曲功能不良综合征，可用于治疗由于不良姿势习惯所致的中、下颈段屈曲功能不良或伴随下颈段后方椎间盘移位形成的屈曲功能不良。通过改良可用于治疗神经根粘连。

（12）程序 12，颈椎牵引（仰卧位）：Mckenzie 推荐仰卧位牵引，颈椎屈曲角度和牵引方向根据最严重的外周症状决定，牵引时间由患者的耐受程度及对症状的治疗效果而定。

6．McKenzie 疗法中胸椎疾患的治疗技术

（1）程序 1，直坐屈曲。

起始位：患者坐直，双手交叉置于颈后。

技术类型：患者自我运动。

具体方法：患者尽可能地弓背屈曲，同时用交叉的双手加压。在弓背屈曲时，从中颈椎至骶椎，整个脊柱处于屈曲位。一旦达到最大屈曲位，立即回复至直立坐位，重复 5~15 次。

适用范围：屈曲功能不良综合征。

（2）程序 2，卧位伸展。

俯卧位伸展起始位：患者俯卧，双手掌心朝下，置于肩下。

技术类型：患者自我运动。

具体方法：患者双上肢同时用力将上身撑起，注意保持骨盆以下不离开床面。上半身被撑起后再回复到起始位，重复 5~15 次。

仰卧位伸展起始位：患者仰卧于治疗床上，T_4 椎体水平以上身体悬于床头以外，用一手支托头部。

技术类型：患者自我运动。

具体方法：患者支托头颈部的手逐渐降低，使得头颈和上胸部伸展至最大范围，1s 后让患者用手支托枕部回复至起始位，重复 5~15 次。

适用范围：卧位伸展是胸椎移位 1 和胸椎移位 3 复位的首选方法，也适用于伸展功能不良综合征。这个治疗技术是施加胸椎伸展的力，俯卧位进行，力主要作用于中下胸椎，仰卧位进行，力主要作用于上胸椎。

（3）程序 3，伸展松动术和手法。

伸展松动术起始位：患者俯卧位，头转向一侧，双上肢置于体侧。治疗师站在患者身旁，双上肢交叉，双手掌根部放置于相应节段的两侧横突位置。

技术类型：治疗师治疗技术。

具体方法：治疗师双上肢均匀对称地用力，然后慢慢地放松，放松时治疗师双手与患者的皮肤仍保持接触。有节律地重复 5~15 次，每一次较前一次略增加力度，根据患者的耐受性和疼痛的变化调整力度。需要时可以在相邻节段进行松动术。

力的升级：伸展手法。

起始位：患者与治疗师的体位同前。

技术类型：治疗师治疗技术。

具体方法：必须先进行松动术并评测其效果。治疗师双手掌根置于应治疗节段的两侧横突上，双上肢伸直，用力将脊柱活动至最大伸展位时，施加1次瞬间、小幅度、快速的猛力，随后立即松开。

适用范围：伸展松动术是胸椎移位综合征1和移位综合征3患者进行复位时治疗技术的第一个升级，是非常有效的技术，也用于伸展功能不良综合征。伸展手法治疗是胸椎移位综合征1和移位综合征3患者进行松动术后力的升级，只在伸展松动术治疗4~5次之后仍无满意疗效时应用。

（4）程序4，直坐旋转。

起始位：患者挺直坐位，双手十指相勾置于颌下，双手和双肘抬至与胸同高。

技术类型：患者自我运动。

具体方法：患者向疼痛侧旋转身体直至最大旋转角度，然后回复至起始位。有节律地重复5~15次，力度逐渐增大，仿佛用肘撞击身后的物体。

适用范围：是胸椎移位综合征3的患者复位治疗时治疗技术的第二个升级。也适用于旋转功能不良综合征，用于旋转功能不良综合征时，旋转向非疼痛侧。

（5）程序5，伸展位旋转松动术和手法。

伸展位旋转松动术起始位：患者俯卧于治疗床上，头转向一侧，双上肢置于体侧。治疗师站在患者身旁，双上肢交叉，双手掌根置于相应节段的两侧横突。

技术类型：治疗师治疗技术。

具体方法：治疗师通过一手掌根向受累节段的一侧横突加压，然后缓慢轻轻地松开，在松开压力的同时，治疗师的另一手向对侧横突加压。重复这个动作，造成交替旋转。每一次加压都较上一次略强，力度根据患者的耐受性和疼痛的变化来确定。重复10~15次后，根据患者的反应应该能够确定哪一侧加压可使症状减轻或向心化，提示进一步进行松动术或手法治疗的位置。

力的升级：伸展位旋转手法。

起始位：患者与治疗师的体位同程序5。

技术类型：治疗师治疗技术。

具体方法：在进行手法治疗前，必须先进行旋转松动术并评测患者的反应。运用疼痛的减轻或向心化作为标准，来确定治疗的节段、治疗的方向。治疗师一手置于相应节段的一侧横突上，另一手叠加其上，双上肢共同用力使得脊柱向伸展方向活动，直至最大幅度，在这个位置施加1次瞬间、小幅度、快速的猛力，随后立即松开。

适用范围：伸展位旋转松动术是移位综合征3的患者进行复位时治疗技术的第三个

升级，如果效果不佳，可应用旋转手法。旋转手法治疗是移位综合征 3 的患者复位时治疗技术的第四个升级。

7. 脊椎姿势综合征的治疗方法

无论颈椎姿势综合征、胸椎姿势综合征，还是腰椎姿势综合征都需要矫正姿势，以避免引起疼痛的应力。由于脊柱是一个整体，在矫正姿势时，不可能只矫正脊柱的某一个局部，而是要考虑整个脊柱。姿势的矫正必须在治疗师的指导下，由患者本人完成。没有患者的积极配合，就根本无法达到姿势矫正的效果。因此，患者对姿势矫正的意义的理解在治疗中至关重要。一定要让患者对不良姿势与疼痛的因果关系有切身的体验，并向患者讲解其疼痛产生的机理，以达到患者主动的配合。用“牵拉手指”产生疼痛的例子给患者作解释，患者比较容易理解。

有必要向患者解释，在矫正坐姿的过程中可能会出现新的疼痛。新的疼痛通常位于腰部，只是调整姿势习惯的结果。当产生疼痛的结构不再受应力的影响，由这个结构引起的疼痛消失了，但其他结构的张力增加，会暂时出现疼痛。由于对新姿势的不适应而产生的疼痛，一般 5～6 天可缓解。

（1）坐姿的矫正。在坐姿矫正时，首先让患者知道什么是正确的坐位姿势，然后指导患者如何长时间地保持正确的坐姿。

无论患者的症状在脊柱的哪个节段，在矫正坐姿时需要从臀部开始，然后是腰部，最后是颈部。

用“弓背—过度伸展”的练习来指导患者学会正确的坐姿。让患者坐在无靠背的板凳上，腰部尽可能地弯曲，头颈部前突，这个位置是最坏的坐姿。然后让患者缓慢地坐高，即挺直腰部达到最大腰前凸度，头颈部尽量后缩，同时头顶向上，使头的位置恰在脊柱的正上方，这个位置是最好的坐姿。这个过程连续地、有节律地进行，使患者反复从最坏的体位活动至最好的体位，同时体会身体各部位的相对位置和感觉。“弓背—过度伸展”的练习每次重复 5~15 次，每天 3 次。坚持练习 3 周，必要时练习更长时间，直至患者能够自动采取正确的坐姿。最好的坐姿不是正确的坐姿，也不可能维持很久，因为有许多组织结构被完全牵拉，时间长后会出现疼痛。

正确的坐姿是：患者首先采取最好的坐姿，然后腰椎从最大前凸度放松 10%，颈椎从最大后缩位放松 10%。当长时间坐位时，保持正确的坐姿很困难。正确坐姿的保持可依靠人的主动意识，但当人的注意力放在工作等其他事项上时，就不容易注意保持正确的坐姿。在正确的坐姿中，腰椎的前凸度是很重要的，因此，在工作时可以使用有靠背的椅子，并在腰部使用腰椎靠枕来保持腰椎前凸度。这样，在工作中就可以持续保持正确的坐位姿势。腰椎靠枕的作用是保持腰椎处于良好的前凸位，但不是维持在前凸的极限位。腰椎靠枕应置于系皮带位置或略高，大约第 3～4 腰椎位置。腰椎靠枕不能太大，大的靠垫只是使整个脊柱前移几厘米，而没有维持腰椎前凸的作用。

当患者忽略了坐位姿势而产生了疼痛症状时，可以立即自我采取最好的坐姿并维持数分钟。用这个方法，不良坐姿引起的疼痛多能很快消失。

（2）站姿的矫正。常见站立放松姿势是：头颈部前突，胸部下陷，胸椎后移，屈曲呈字母 C 型，骨盆前移，腰椎处于过伸位。

指导患者达到正确站位姿势的方法：教患者头颈后缩，胸部尽可能抬高，胸椎前移，腹部肌肉缩紧，骨盆后倾。

（3）卧姿指导。如果患者夜间无症状，且清晨睡醒时也无症状，则无须矫正卧位姿势。只有当疼痛在夜间反复发生，影响睡眠质量，或者每日睡醒时疼痛症状最重时，才需要关心卧位姿势和卧具。

卧姿的矫正要因人而异。人体的轮廓不是一条直线，而是曲线。颈腰部相对较细形成凹陷。卧姿矫正的原则是颈部和腰部在睡眠时要有良好的支撑。可用颈椎垫枕填充颈部的凹陷，用腰椎靠枕填充腰部的凹陷。

卧具选择提倡使用软硬适度的床垫。太硬的床具只能支撑人体轮廓曲线突出的部位，不能使人完全放松，得不到很好的休息。

8．McKenzie 疗法的注意事项和禁忌证

（1）注意事项：根据患者的具体情况选择治疗原则和具体方法，在运动或治疗过程中，患者远端的症状不能出现加重，近脊柱侧的症状可能暂时加重，在运动或治疗后症状逐渐好转。若患者对治疗的反应不典型，需要进一步做各种检查以明确诊断，以防止非力学性失调的严重病理改变漏诊。

（2）禁忌证：

①各种运动和（或）各种体位不能影响症状。

②各种严重的病理改变，如严重的心脑血管疾病或糖尿病等。

③鞍区麻木和膀胱无力。

④骨折、脱位、韧带撕裂等不稳定因素。

⑤运动时剧烈疼痛和完全不能运动。

⑥原发或继发的各种肿瘤。

⑦任何类型的感染。

⑧活动性炎症疾患，如风湿性关节炎、强直性脊柱炎、痛风等。

⑨心理疾患。

二、Williams体操

1937 年，Williams 报道的姿势体操是屈曲运动的典型代表。Williams 认为过度的腰椎前凸是引起腰痛的重要原因，通过屈肌强化，可以减轻腰椎前凸，从而达到治疗和

预防腰痛的目的。基于这种考虑，Williams 体操以强化腹肌、臀大肌，并牵张腘绳肌为主要手段，力求达到以下目的。

（1）使椎间孔和椎间关节间隙扩大，减轻对神经根的压迫。

（2）使紧张的屈髋肌和腰背肌得到牵张，减轻腰椎前凸。

（3）强化腹肌和臀肌，使腰椎前凸减轻。

（4）缓解腰骶关节挛缩。

其基本练习方法如下。

（1）仰卧位，双膝屈曲稍分开，双手伸直在膝上滑动，缓缓抬起上身。

（2）仰卧位，向腹肌用力，使腹肌向腰椎部下压；从腰椎部起整个上背部平平地贴附在床上，收缩臀部肌肉抬起臀部，使臀部离开床面。

（3）仰卧位，屈曲双膝，压向胸部，用双手压住双腿。

（4）仰卧位，屈曲一侧膝部，再从此位置使膝完全伸直上举，此时膝关节呈 0°，放下该下肢，再开始另一下肢做同样动作。如此反复。

（5）伸直双肘，屈曲一侧膝，而另一侧膝则保持伸直状态，将体重向前下方移动。

（6）将双足分开 10cm 保持立位，按颈、胸部、腰部的顺序在向前倾的同时屈曲双膝向下蹲，直到腰部肌肉充分拉直，此时两足跟紧紧地贴在床上。

Williams 姿势体操较为适合腰椎前屈弧度过大或有滑脱倾向者，其中的 6 种动作每天可以反复进行 1~3 遍，每种动作应进行 10~40 次，年轻人可做 40 次，年长者可减少，一般从 5 次开始。动作（4）和（5）最难，宜与其他动作交替进行。

虽然 Williams 姿势体操得到 Barthink“腹腔内压论”的支持，但有研究提示，屈曲运动训练应该因人适度，不可一概而论。对于严重的椎间盘突出症，过度腰椎屈曲运动可使椎间盘内压升高，招致症状恶化。

三、Pheasant体操

Pheasant 体操是一种做伸展肌力强化运动的体操，这里只介绍强化背肌肌力的运动以治疗腰痛。

（1）抬高尾骨运动。此动作类似 Williams 体操之（2）。

（2）腹肌强化运动。此动作类似 Williams 体操之（3），但本法是使背部挺直，须将上身抬高 30cm 左右高度才可以。要用手来支撑头部，抬起胸部。

（3）背肌肌力强化运动，此项头和肩不必过度伸展，脊椎的伸展以双手相握的位置为支点向上抬起。

四、Kraus体操

Kraus 把肌肉的功能分为收缩和弛缓，假定前者的障碍为肌力低下，则后者是与柔软性低下有关，治疗体操以这两者为目标进行。

根据放松、柔软、伸展来增强有问题的姿势肌群的柔软性和肌力。其治疗腰痛练习方法如下。

（1）双手相握放在头后，由仰卧位起身。

（2）侧卧位立膝起身。

（3）仰卧位两髋关节 30° 屈曲，双下肢上举 10s。

（4）俯卧位，在腹下放枕头，双手相握放在头后 10s，躯干笔直。

（5）俯卧位，双下肢上举 10s。

（6）取站立姿势，双膝伸直，躯干前屈，慢慢用手触到床。

每次训练，同样的运动简单的 8~10 次，稍复杂的反复 3~4 次较好。另外，运动缓慢时要在可能运动的全部范围进行。

五、Cailliet体操

Cailliet 体操是一种与 Williams 体操类似的屈曲运动体操，Cailliet 认为，不良姿势和腰椎前凸能引起肌力低下、软组织短缩，从而导致腰痛。因此，Cailliet 体操特别重视强化躯干肌肉、牵张软组织、训练骨盘回旋等。另外，Cailliet 还强调治疗体操不应局限于卧位，于是增加了坐位和站立位的体操。主要动作包括骨盆倾斜运动，腹肌增强运动，腰椎、腘绳肌、跟腱、屈髋肌牵张运动和腰椎、骨盆节律性训练，体侧屈运动等。

六、骨盆的后倾训练

患者平卧，全身放松，使腰椎尽量贴床面，嘱患者收腹提臀，使骨盆后倾。目的在于矫正由于腰痛所致的腰椎前凸和骨盆前倾，预防腰椎伸展肌群挛缩和维持椎间关节的关节活动度（ROM），适用于腰痛早期的患者。

七、身体柔软性训练（牵张训练）

适用于附着于腰椎的肌肉、韧带短缩，椎间关节发生失用性挛缩等导致腰椎 ROM 受限，可用膝手位让患者交替做收腹—放松动作，使骨盆得到运动，或取坐位做躯干前屈运动等训练。附着于骨盆的肌肉短缩影响骨盆和腰椎的活动，可采用直腿抬高或仰卧抱膝活动等训练。上述训练，操作时应注意循序渐进，逐渐扩大 ROM，操之过急会致腰椎间盘内压升高，反致腰痛加重。

八、躯干肌力强化

腹肌强化：仰卧起坐 + 骨盆后倾训练；腰背肌强化：俯卧位躯干伸展。

九、躯干肌协调运动

近年来，有研究报告指出，慢性腰腿痛患者的躯干肌收缩速度较正常人迟缓，导致躯干肌的协调性降低。如果在躯干肌强化训练的同时，注意对患者进行感觉—神经刺激和（或）闭锁运动链训练，以及通过在运动球上的不稳定状态下的运动训练，可以提高日常生活中躯干肌收缩的反应速度，避免或减少损伤，预防腰痛的发生。

第五节　国内医疗体操

医疗体操是一种巩固疗效、防止复发的重要康复手段，必须给予足够重视。医疗体操能发挥病人与疾病斗争的主观能动性，也是防治脊柱疾患诸如颈椎病、腰椎间盘突出症的方法之一。

一、颈椎疾患的医疗体操

医疗体操对颈椎病的主要作用是通过颈背部的肌肉锻炼，增强颈背部肌肉力量以保持颈椎的稳定性。通过颈部功能练习，可恢复及增进颈椎的活动功能，防止颈椎关节的僵硬；并可改善颈部血液循环，促进炎症的消退；颈背肌肉锻炼还可解除肌肉痉挛，减轻疼痛，防止肌肉萎缩。颈椎病的治疗应根据病情不同阶段区别对待：在急性阶段以静为主，动为辅；在慢性期或恢复期，应积极进行医疗体操。

现将常用的颈椎病医疗体操介绍如下。

1．颈椎病医疗体操

（1）左顾右盼：取站位或坐位，双手叉腰或自然下垂，头轮流向左、右旋转。动作要缓慢，幅度要大，每当旋转至最大限度时，停顿 3～5s，使肌肉和韧带等组织受到充分牵拉并增强肌肉力。左右各旋转 8～12 次。

（2）左倾右斜：体位同（1），头轮流向左、右侧屈。动作要缓慢，幅度要大，每当侧屈至最大限度时，停顿 3～5s。左右各侧屈 8～12 次。

（3）前屈后伸：体位同（1），头尽量前屈和后伸，达最大限度时停顿 3～5s。前后各重复 8～12 次。

（4）伸项拔背：体位同（1），双肩放松下垂，同时颈部尽量向上伸，如以头顶球状，持续 3～5s，重复 8～12 次。

（5）耸肩缩头：体位同（1），双肩向上提拉，同时颈部尽量向下缩，如防寒缩头状，持续 3~5s，重复 8~12 次。

（6）与项争力：体位同（1），双手交叉置于枕部，头用力向后移，同时双臂向前用力，持续 3~5s，重复 8~12 次。

（7）回头望月：取半蹲位，一手扶枕部，一手背于体后，头向后上方旋转，如回头望月状，达最大限度时停顿 3~5s，左右侧各重复 4~6 次。

（8）环绕颈项：取站位或坐位，双手叉腰或自然下垂，头颈放松，呼吸自然，缓慢地转动头部，幅度宜大，顺时针方向与逆时针方向交替进行，各重复 6~8 次。

（9）擦颈按摩：体位同（1），双手轮流擦颈项，各 20~30 次，并用双手拇指或中指点按穴位，如太阳、风池、肩井、曲池、手三里、内关、合谷等。

2. 哑铃体操

解放军总医院康复医学专家黄美光教授编制的治疗颈椎病的哑铃体操，经多年实践证明，这套体操有较好的近期疗效和远期疗效，具体练习方法和要领如下。

（1）第 1 节屈肘扩胸运动。

预备姿势：双手持哑铃自然下垂，分腿站立。

动作：双臂屈肘，同时后摆扩胸，还原成预备姿势。反复进行 12~16 次。

（2）第 2 节斜方击出运动。

预备姿势：双手持哑铃屈肘置于胸两侧，分腿站立。

动作：上体稍向左转，右手向左前方击出，还原成预备姿势；左手同上击出，还原成预备姿势。左右交替，各重复 6~8 次。

（3）第 3 节侧方击出运动。

预备姿势：同第 2 节。

动作：左手持哑铃向左侧方击出，还原成预备姿势；右手同上击出，还原成预备姿势。左右交替，各重复 6~8 次。

（4）第 4 节上方击出运动。

预备姿势：同第 2 节。

动作：右手持哑铃向上方击出，还原成预备姿势；左手同上击出，还原成预备姿势。左右交替，重复 6~8 次。

（5）第 5 节直臂外展运动。

预备姿势：双手持哑铃下垂，分腿站立。

动作：右上肢直臂外展 90°，还原成预备姿势；左上肢直臂外展，还原成预备姿势。左右交替，各重复 6~8 次。

（6）第 6 节直臂前上举运动。

预备姿势：同第 5 节。

动作：右上肢直臂由前上举，还原成预备姿势；左臂上举，还原成预备姿势。左右交替，各重复 6~8 次。

（7）第 7 节耸肩运动。

预备姿势：双手持哑铃下垂，分腿站立。

动作：双臂伸直，双肩用力向上耸起；双肩向后旋放下。反复进行 12~16 次。

（8）第 8 节双肩后张扩胸后伸运动。

预备姿势：同第 7 节。

动作：双臂伸直外旋，双肩后张，同时扩胸，还原成预备姿势。反复进行 12~16 次。

（9）第 9 节直臂前后摆动运动。

预备姿势：双手持哑铃下垂，双腿前后分立。

动作：左、右上肢直臂同时前、后交替摆动，重复 6~8 次；双腿互换站立位置，再同样摆动 6~8 次。

这一套颈椎病医疗体操的要领为：

（1）完成各节动作时，动作要准确。

（2）哑铃重量可依据患者的体力情况选择。

（3）各节动作的重复次数可根据情况加减。

（4）头颈部运动要针对活动障碍的方向，反复做适应性加大范围的练习。

（5）对某些动作，如头部侧转和旋转易引起椎动脉型颈椎病患者眩晕症状加重时，可暂时不进行这些动作。

（6）这一套医疗体操每日可做 1~2 次。

二、腰椎疾患的医疗体操

国内学者综合国外运动体操的优点，针对下腰痛、椎间盘突出症等，也编制了不同的体操。

1. 椎间盘突出症的体操

其练习方法如下。

（1）俯卧，上肢放于身体两侧，头转向一侧，保持这个位置，做深呼吸，保持此动作 2~3min，然后完全放松。

（2）起始动作同（1），然后用肘关节支撑抬起上身，做几次深呼吸，然后下腰肌肉完全放松。保持这个姿势 2~3min。

（3）俯卧，起始动作同（1），缓慢用双手支撑抬起上身，伸直时肘关节在疼痛允许的最大范围内抬高上半身，腰腿部完全放松，下腰凹陷，保持这个动作 2s，然后降到起始位。每次重复这个动作时，都要试着不断抬高上身，使腰部尽可能后伸。如果疼痛减轻，下腰凹陷保持的时间可超过 2s。

（4）双腿分开直立，膝关节伸直，双手撑腰尽可能后伸腰部，保持这个动作 2s，然后回到起始位，重复这个动作，试着尽量后伸腰部以达到最大后伸角度。

（5）仰卧位，屈膝，双足平放于床面，然后双上肢及一足撑床面，一侧下肢与躯干抬起做“桥”式动作，使上身与抬起的腿呈一直线，保持该位置 5s 再慢慢返回原位，重复 10 次。

（6）双手和双膝撑地，然后右腿后伸，左臂前伸，维持 10s，回复。重复 10 次，再换对侧重复同样动作。

（7）双手和双腿撑地，膝关节屈曲，一侧向后上抬起下肢，再回原位，如此交替重复 20 次。

（8）“背飞”。俯卧位，双上肢置于身体两旁，腰背肌收缩使头、上身及下肢离开床面，维持 10s，然后慢慢回原位，重复 10 次。

（9）蹲位，一条腿后伸，双手扶地，双腿交替向前蹦跳，重复 10 次。

（10）双手和双膝撑地，抬起一条腿靠近胸部，同时屈颈，然后将腿向后下伸，颈部后伸，使躯干和腿呈一直线，重复 10 次，然后换对侧重复同样的动作。

2. 下腰痛的体操

下腰痛是很常见的症状，能够造成下腰痛的疾病也很多，如腰椎间盘突出、腰椎管狭窄、腰肌劳损、腰椎滑脱、腰椎后关节紊乱、第 3 腰椎横突综合征、腰臀部肌筋膜炎、梨状肌综合征、骶髂关节综合征等。对于下腰痛的治疗，运动疗法是比较有效的。其原理有以下几方面。

（1）可以使椎间孔和椎间关节间隙扩大，从而减轻对神经根的压迫。

（2）使紧张的屈髋肌肉和腰背肌得到牵张，减轻腰椎前凸。

（3）强化腹肌和臀肌，使腰椎前凸减轻。

（4）缓解腰骼关节挛缩。

下面介绍两种可以治疗下腰痛的医疗体操。

（1）由中日友好医院物理康复科的彭越、王廉治疗师改良的下腰痛医疗体操。

①躯干伸展训练：俯卧位，双肘关节屈曲，前臂与手心支撑于床面，双下肢放松贴于床面。做欲撑起上身的动作（若腰背和上肢力量不足，也可减低难度，从俯卧位做到肘支撑位即可），上身撑起时肘关节尽量伸直，骨盆不离开床。10 次为一组，共做 2 组。

②躯干屈曲旋转训练：仰卧位（以向左侧屈曲旋转为例）先屈曲左侧下肢，将左脚放在床面上，左手扶持在左大腿外侧，然后右手做抓握左膝关节的动作。尽量使右侧肩

关节及右半身离开床面，可根据自己的实际情况控制动作幅度。10 次为一组，左、右各做一组。

③下肢屈曲训练：仰卧位下肢抬高屈曲尽量靠近腹部。双腿交替各做 10 次。

④躯干屈曲训练：双腿伸直并拢坐于床上，双手前伸。指尖达到力所能及的地方（最好触到脚趾），维持 2~3s，共做 10 次。

⑤下肢伸展训练：俯卧位，在双髋紧贴床面前提下，下肢尽量抬高。双腿交替各做 10 次。

⑥骨盆后倾训练：仰卧位，屈髋屈膝抬臀，维持 3~5s 为 1 次，共做 10 次。

⑦立位抬腿训练：站立位，一手叉腰，另一手扶持一物体（如桌角、椅背等），双脚并拢。抬起腿，膝关节伸直，抬起大约 50°，维持 3~5s，然后还原。左、右各做 10 次。

⑧立位腿后伸训练：站立位，一手背后，另一手扶持一物体（如桌角、椅背等），双脚并拢。后伸腿，膝关节伸直，后伸大约 15°，维持伸 3~5s，然后还原，左、右各做 10 次。

（2）老年腰痛医疗体操。腰痛是老年人最常见的一种疾病。腰痛给老年人的精神和身体都会带来痛苦，并影响日常生活。治疗腰痛的方法很多，其中以腰痛康复体操简便易行，不受地点、条件的限制。只要按照要求，长期坚持锻炼，并注意日常生活中的动作姿势，那么可使老年人的腰痛减轻或消除，重新获得活动功能。

①抬起上体：仰卧屈膝，把双手伸向膝部，上体慢慢地抬起，当肩与床面相距 30cm 左右时，停止抬起，并保持此姿势约 5s，然后慢慢躺下，恢复原来的姿势，做 5 次。用右手摸膝外侧，扭转抬起上体，再换左手，如此左右交替进行各 5 次。

②屈腿展腰：取仰卧位，双膝弯曲，足底着床面。将一侧髋关节屈曲呈 90° 以上，并尽可能使膝部靠近胸部，左右交替各 5 次。再将双下肢以屈曲位从床面抬起并保持这种姿势 5s，然后伸直下肢与身体呈 90°，保持这种姿势 5s。

③望肚脐：仰卧屈膝，双手放在肚脐两侧或者抱头、收腹，将腰尽量塌向床面。然后臀部用力，将腰浮起，用力抬头望肚脐。保持这个姿势约 5s，头放下恢复开始的姿势。也可以坐在椅子前部，双脚分开同肩宽，双手放在肚脐两侧。呼气，同时缓慢地弯腰成弓背，收腹低头，眼望肚脐，停约 5s。然后慢慢恢复原状，把上身挺起来。

④坐抱单膝：双腿稍分开坐在椅子前部，双手用力抱右膝，尽量贴在胸前，稍停，收回，恢复原状。换左腿，各进行 5 次。

⑤坐鞠躬：坐在椅子前部，双上肢伸直，一边呼气，一边慢慢做鞠躬动作。进行时，双下肢稍分开，头部低入双腿中间。

⑥拧腰：取仰卧位，屈曲双膝，双肩着床，上肢伸直不动，双下肢交替倒向左右

侧床上，各5次。然后，一侧下肢先伸直上举，再向相反方向侧倒。如此左、右下肢交替进行锻炼。

⑦卧抱单腿：取仰卧位，双膝屈曲，然后用双手扣住一侧大腿，伸展膝关节，如此左右交替进行。

老人在做腰痛康复操时，要注意以下几点。

①在腰痛急性期或疼痛剧烈时，不宜做操，宜做理疗。

②以上7节操，老人既可全做，也可选择其中一节或数节，做操次数不限，可先简后难。

③为预防腰痛复发，即使在消除腰痛后，仍须坚持做操半年至1年。

④老人运动量过大，会加重腰痛，过小效果不明显。以做操后感觉爽快、舒服或稍感疲劳为宜。

第四章　牵引整脊术

牵引整脊术疗法（简称牵引疗法）是应用力学的作用力与反作用力的原理，借助椎间韧带和关节囊及牵引时的拉力，使椎间隙轻微增宽，错位椎体复位，缓解软组织的紧张和回缩，消除因椎间盘变性、骨质增生对神经、血管的纵向压迫和刺激。

第一节　牵引方法

一、手法牵引

（一）颈椎牵引法

（1）掌托牵引法：患者坐位，术者站于其后。以双手拇指分别顶按住其两侧枕骨下方风池穴处，双掌分置于两侧下颌部以托挟助力。然后掌指及臂部同时协调用力，拇指上顶，双掌上托，缓慢地向上拔伸 1~2min，以使颈椎在较短时间内得到持续牵引。

（2）肘托牵引法：患者坐位，术者站于其后方。以一手扶于其枕后部以固定助力，另一侧上肢的肘弯部托住其下颌部，手掌则扶住对侧颜面以加强固定。托住其下颌部的肘臂与扶枕后部的一手协调用力，向上缓慢地拔伸 1~2min，以使颈椎在较短的时间内得到持续牵引。

（3）仰卧位牵引法：患者仰卧位，术者置方凳坐于其头端。以一手托扶其枕后部，另一手扶托下颌部。双手臂协调施力，向其头端缓慢拔伸，拔伸时间可根据病情需要而定，使颈椎得到持续的水平位牵引。

（二）腰部牵引法

患者俯卧，双手用力抓住床头。术者立于其足端，以双手分别握住其两踝部，向后逐渐用力牵引。在牵引过程中，身体上半部应顺势后仰，以加强牵拉拔伸的力量。

二、器械牵引

（一）颈椎牵引法

1. 枕颌带牵引法

将枕颌带后部贴附在枕骨后隆凸；其前部贴附在下颌骨上面，患者取坐位或仰卧位，通过滑轮及牵引支架，加重量牵引。适用于轻度颈椎骨折、脱位、颈椎间盘突出症及神经根型颈椎病、痉挛性斜颈等。

（1）坐位间断牵引。患者取坐位，腰部放松屈曲，双臂放松垂于身体两侧，两腿伸展，使全身放松。将牵引绳固定在患者头上方，使牵引过程中颈部保持舒适的轻度屈曲位或垂直位。每日 1~3 次，每次 20~30min。牵引重量可从 1.5~2kg 开始，逐渐增至 6kg。临床上可根据患者体质、病情及反应适当调整牵引重量和时间。

（2）仰卧位持续牵引。患者取仰卧位与睡眠体位一致。症状轻者可根据情况每天牵引 1h 至数小时，症状重者，需卧于木板床上进行牵引。头部系好枕颌牵引带，重量一般 2~3kg。症状严重者除睡眠时间外均可保持牵引，一般牵引 3~4 周为一疗程。牵引过程中一定要调整好体位，保持牵引带松紧适当，以患者舒适为宜。

2. 气囊充气式治疗器

气囊充气式治疗器具有体积小、重量轻、易操作、便于携带、可自己控制的优点。治疗中患者自己恰当调整充气压力，以适度为宜。

（二）骨盆牵引法

骨盆牵引为脊柱牵引最常用的方法，多用于治疗腰椎滑脱、腰椎管狭窄症、腰椎小关节紊乱、腰椎间盘突出症、腰神经根刺激症状者等。

1. 轻重量持续牵引

用骨盆牵引带包托于骨盆固定，在两侧牵引带系相等重量。该重量患者可以长期耐受，而不致引起肌肉的痉挛，牵引时床尾抬高 10~15cm，以体重对抗牵引。每次 30~60min，每日 1~2 次，或行 24h 不间断牵引。

2. 大重量短暂牵引法

上方的牵引布带固定胸部，下方的固定在骨盆部位，保持患者躯体的舒适，向上、下两个方向牵引，牵引重量先从体重的 1/3 开始，逐渐增加牵引重量，牵引重量为 40kg 左右。每次 15~30min，每日 1 次。腰椎不稳者，不宜使用较大重量牵引，以免加重症状。

3. 电脑控制三维多功能牵引

电脑三维多功能牵引采用三维平衡牵引理论，模拟中医正骨手法，做成角牵引、摇摆牵引、侧扳及平直的牵引动作。临床应用时可仰卧也可俯卧，行纵向牵引、成角牵引、旋转侧扳摇摆牵引，上述三种功能可单独使用，也可结合使用。在行持续牵引过程中牵引力可自动补偿；间隙牵引即持续、间隙牵引交替进行，同时做牵引力自动补偿；

行反复牵引是模拟快牵，使负压牵引更为有效。

第二节　注意事项

（1）手法牵引时用力要由小到大逐渐增加，动作要稳而缓，牵引到一定程度后，则保持一个稳定的持续牵引力。不可用突发性的暴力进行牵引，以免造成副损伤。注意牵引的角度和方向。

（2）脊柱化脓性疾病、脊柱结核、中重度脊髓型颈椎病，颈、腰椎间盘中央型和颈、腰椎间盘游离型髓核突出及巨大髓核突出、肿瘤、孕妇、月经期、老年合并高血压、心脏病者则不宜采用牵引治疗。

（3）牵引期间，密切观察患者的反应，随时调整牵引力线和重量，及时处理不良反应。

（4）宜先试用 1~3 次，观察患者对牵引的反应，尤其是急性发作的患者，更要小心行事。如疼痛未缓解或未加重可继续使用，如疼痛加重则停用止使用。

第五章　注射整脊术

注射疗法因其操作简单、疗效显著而被临床医生广泛使用。注射疗法是以注射的方式，向机体局部给予药液或其他液体，以达到治疗疾病的目的。其中以调节脊柱动态平衡为原则和目的的称为注射整脊。

第一节　水针疗法

水针疗法，是选用中西药物注射人体压痛点、反应点、穴位或有关部位，以防治疾病的方法。是在针刺疗法和现代医学封闭疗法相结合的基础上，根据经络理论和药物治疗原理发展起来的一种治疗方法。它将针刺与药物对穴位的双重刺激作用有机地结合起来，发挥其综合效能，以提高疗效。本法具有操作简便、用药量小、适应证广、作用迅速等优点。

一、适应证

水针疗法的适应证非常广泛，除其注射的部位治疗其相应部位的疾病外，凡是针灸的适应证大部分也适用于注射疗法。

（1）脊柱相关性疾病：如颈源性心脏病、颈源性眩晕等。

（2）运动系统疾病：如肩周炎、关节炎、腰肌劳损、骨质增生、颈椎病、腰椎间盘突出症、腱鞘炎、肱骨外上髁炎等。

（3）神经精神系统疾病：如三叉神经痛、面神经麻痹、坐骨神经痛、多发性神经炎、精神分裂症、癫痫、神经衰弱、偏头痛、失眠等。

（4）消化系统疾病：如胃肠神经官能症、胃下垂、胃十二指肠溃疡、腹泻、腹痛、痢疾、消化不良、厌食等。

（5）呼吸系统疾病：如急慢性支气管炎、上呼吸道感染、支气管哮喘、肺结核等。

（6）心血管系统疾病：如高血压病、冠心病、心绞痛等。

（7）妇科疾病：如痛经、月经不调、带下病、盆腔炎、乳腺增生等。

（8）皮肤病：如荨麻疹、痤疮、黄褐斑、神经性皮炎、带状疱疹等。

二、体位的选择

注射时对患者体位的选择，应以医者能够正确选取注射点、施术方便、患者感到舒适自然为基本原则。临床注射常用体位有以下几种。

（1）俯卧位：适用于后身及背部的注射点，也是注射整脊术最常用的体位。

（2）仰卧位：适用于前身部的注射点。

（3）侧卧位：适用于侧身部的注射点。

（4）仰靠座位：适用于前额、颜面、颈前和上胸部的注射点。

（5）俯伏座位：适用于头顶、枕项、背部的注射点。

（6）侧伏座位：适用于头颞、面颊、颈侧、耳部的注射点。

三、注射点

（1）根据针灸经络穴位定位注射。临床常结合经络、腧穴理论选穴进行注射治疗。其触诊部位一般选择腰背部的背腧穴、夹脊穴，胸腹部的募穴和四肢的某些特定腧穴。

（2）根据内脏疾病的反射点定位注射。各系统疾病阳性反应点易出现的部位：呼吸系统疾病在胸3、5、11椎两旁和风门、肺俞、中府、膻中等穴处；循环系统疾病在胸4、5椎两旁和厥阴俞、心俞等穴处；消化系统疾病在胸5、6、9、10、11、12椎体两旁和肝俞、胆俞、脾俞、胃俞、大肠俞、小肠俞等穴处；神经系统疾病在胸4~9椎、腰2椎两旁和心俞、厥阴俞、肾俞等穴处；泌尿系统疾病在胸5~7椎、腰2至骶椎两旁和肾俞、膀胱俞等穴位处；运动系统疾病在阿是穴、胆俞、肾俞等穴位处；皮肤疾病在胸3、10椎两旁和肺俞、脾俞等穴位处；妇产科疾病在心俞、肝俞、肾俞、八髎等穴位处；眼科疾病在肺俞、心俞、肝俞、脾俞、肾俞等穴位处。

（3）根据软组织损伤部位定位注射。如局部软组织损伤形成的劳损点、疤痕粘连点或无菌性炎症部位。对这些部位进行触压诊，大都有压痛、酸胀、酸沉、摩擦音、筋结滑动感等阳性反应。劳损点常见于病椎上下棘上韧带，棘突旁1~2cm处的多裂肌、夹肌、大小菱形肌附着点，棘突旁开3~5cm处的最长肌附着点。

（4）根据受损肌肉肌腱的起始点、附着点、受力点、牵拉点、交汇点、腱鞘处、滑囊挤压处等部位进行定位注射，如肩胛提肌起止受力点在$C_{2\sim4}$横突点与肩胛骨内上角点处。

（5）根据骨粗隆的骨性标志定位注射。如乳突骨、项上线、枕骨粗隆、肱骨内上髁和外上髁及股骨内外上髁。

（6）根据错位椎体定位注射。在错位的棘突下缘注射，对俯仰式错位的椎体在复位后起辅助复位的作用；在错位的棘突旁注射，对椎体旋转式或侧弯侧摆式错位在复位后起人工水肿固定作用。在错位的棘突下缘呈半环形注射，即先注射 1/3 药液，然后将针退至皮下，向另一侧以 45° 角进针，注射 1/3 药液后，再将针退至皮下，向另一侧以 45° 角进针，将药液注射完毕。此法对椎间盘变性早期椎间隙变窄，经牵引增宽后，能保持牵引效果。

四、针具、药物和疗程

1．针具的选择

使用消毒的注射器和针头，现在临床已基本使用一次性注射器。根据使用药物和剂量大小及注射部位的深浅，来选用不同规格的注射器和针头，一般可使用 1mL、2mL、5mL 注射器，若肌肉肥厚的部位或椎管内注射则可使用 10mL、20mL、50mL 的注射器。针头可选用 5~7 号的普通注射针头和牙科用 5 号长针头及封闭用的长针头。

2．注射常用药液

中草药制剂：如复方当归注射液、丹参注射液、川芎注射液、鱼腥草注射液、银黄注射液、柴胡注射液、板蓝根注射液、威灵仙注射液、徐长卿注射液、清开灵注射液等。

维生素类制剂：如维生素 B_1、维生素 B_6、维生素 B_{12}、维生素 C 注射液，维丁胶性钙注射液。

其他常用药物：5%~10% 葡萄糖注射液、生理盐水、注射用水、三磷酸腺苷、辅酶 A、神经生长因子、胎盘组织液、硫酸阿托品、山莨菪碱、加兰他敏、强的松龙、盐酸普鲁卡因、利多卡因、氯丙嗪等。

3．一般药物剂量

要根据注射部位、药物的性质和浓度来决定注射药物的剂量。一般四肢部位每个注射点注射 1~2mL，胸背部每点注射 0.5~1mL，腰臀部每点注射 2~5mL。5%~10% 葡萄糖注射液可注射 10~20mL，而刺激性较大的药物（如乙醇）和特异性药物（如抗生素、激素、阿托品等）一般用量较小，中药注射药品的注射量一般在 1~4mL。

4．疗程

每日或隔日注射 1 次，治疗后反应强烈的可以间隔 2~3 天注射 1 次，所选部位或穴位可交替使用。一般 10 次为一疗程，休息 5~7 天后再进行下一个疗程。

五、操作方法

（1）对注射部位进行常规皮肤消毒后，用无痛快速进针法刺入皮下或穴位，然后缓慢推进，或在穴位处上下提插，待针下有得气感后，回抽若无回血，即可将药物推入。

（2）注射的深度和角度，要根据注射的部位和病变组织的不同要求来决定。一般腰部和四肢肌肉丰厚的部位或穴位可以深刺，而头面和四肢远端的皮肉浅薄处要浅刺。

（3）推注药物的速度要根据病情而有所不同，一般慢性病、体弱者宜轻刺激，药物推注宜缓慢轻轻推入；急性病、体强者可强刺激，药物推注可较快推入。如注射药物较多时，可将注射针头由深部逐渐退后至浅层，边退针边推药物，或将注射针头变换不同的方向进行注射。

（4）半环形注射。在错位的棘突下缘进针，先注射 1/3 药液，然后将针退至皮下，向另一侧以 45° 角进针，注射 1/3 药液后，再将针退至皮下，向另一侧以 45° 角进针，将药液注射完毕。

软组织粘连、硬结点注射可分 1~3 点注射，注射后局部行拇指按揉松解手法。

劳损点注射分注于两侧劳损点。

六、禁忌证和注意事项

1．禁忌证

（1）孕妇不宜在腰骶部注射。

（2）酒后、饭后以及强力劳动过度时不宜立即进行注射疗法。

（3）不宜在表皮破损处进行注射，以免引起深部感染。

（4）严禁将药物注射到血管内。

（5）体内有恶性病变，如骨癌、淋巴瘤等。

（6）注射部位有红、肿、热、痛或有深部脓肿。

（7）对药物过敏者。

2．注意事项

（1）严格遵守无菌操作规程，防止感染。

（2）注射之前，应向患者说明本疗法的特点和注射后可能出现的正常反应。如局部注射后会出现酸胀感，数小时内局部可有轻度不适，甚或不适感持续更长，但一般不超过 24h。

（3）注意注射药物的性能、药理作用、剂量、配伍禁忌及毒副作用。凡能引起过敏的药物，如青霉素、链霉素、普鲁卡因等，必须做常规皮试，副作用较严重的药物，使用时要谨慎。某些中草药制剂有时也有一些不良反应，应用时也要注意观察和预防。要注意药物的有效期，不要使用过期的药物。在注射前注意检查摇曳有无沉淀、变色、变质等情况，如有此类问题应禁止使用。

（4）若非关节腔、脊髓腔专用药物，不得将药物注入关节腔和脊髓腔内，否则可能引起关节红肿、发热、疼痛和脊髓的损伤，严重者可导致瘫痪。

（5）注意避开神经干，以免损伤神经。如针尖触到神经干而出现触电感时，应及时退针，不可盲目提插。

（6）在背部脊柱两侧部位注射时，注意避免直刺引起气胸。体内有重要脏器的部位不宜刺入过深，以免伤及内脏。

（7）对年老体弱及初次接受注射疗法者，最好采取卧位，注射部位和药量均不宜太多，以免引起晕针。在注射过程中，要密切观察患者感觉和变化，如注射中出现头晕、心慌、出冷汗等表现时，应及时停止注射，按一般晕针处理。

（8）同一注射点，尽量不做连续注射，以免局部注射过多造成吸收不良。人为水肿最多连续注射 3 次。

七、意外及其处置和预防

1．意外的种类

水针整脊常见的临床意外有：

（1）感染：多由于消毒不严，或药液浓度较大，注于软组织较薄处，长时间不吸收所致。感染局部轻者发炎，重者化脓，甚至形成溃疡，愈合后留有瘢痕，有的发生深部脓肿，出现败血症。

（2）神经损伤：多由于针头较粗、手法粗暴，刺伤神经干或因药物作用致使神经麻痹。

（3）药物过敏：轻者局部或全身出现药疹，甚者可出现过敏性休克。

2．处置办法

（1）一旦发生意外，应以积极态度迅速进行有效的治疗，以防止继续发展、恶化。

（2）对于感染者应做到早期发现，早期治疗，防止化脓，如已化脓应予以外科处理。

（3）发生过敏反应时，应立即停药，应用脱敏药物进行治疗。如遇过敏性休克者需迅速抢救。

3．预防措施

（1）必须按操作规程进行操作，熟悉各条注意事项。

（2）树立良好的医德，操作细心认真。

（3）严格消毒，必须有严格的无菌观念。

（4）熟悉药物配伍，掌握药物禁忌。

（5）进针手法熟练，不可大幅度提插，如遇强烈触电感并沿神经走行放散，多为刺中较大神经干，需将针头退出少许，再注入药液。

第二节　枝川注射疗法

枝川注射疗法是日本枝川博士发明的局部注射的方法，以低浓度的皮质类固醇药物生理盐水溶液注射到人体的肌硬结及相应的穴位，以解除或减轻患者的疼痛等不适症状。

一、适应证与禁忌证

枝川疗法只有严格掌握适应证和禁忌证才能确保治疗效果和减少并发症。

1．适应证

（1）各种急慢性软组织损伤以及久治不愈和迁延性疼痛疾病。

（2）诊断明确的循环、呼吸、消化、泌尿等系统、脏器的疾病引起躯体各部位之疼痛。

但对需病因治疗（如手术治疗）的疾病，则不应因行此疗法而延误有效治疗。

2．禁忌证

（1）诊断不明确或因外科疾病引发的疼痛。

（2）有精神病史、药物过敏史的患者不宜使用。

（3）伴有糖尿病、严重心血管疾病、免疫性疾病等患者不宜使用。

二、诊断方法

枝川疗法的诊断方法就是指压诊法，用手指压下患者手指所指的部位，掌握体壁肌压痛及硬结程度、范围、肌肉名称，然后指压与此相对应的脊髓分节后支支配肌。指压可用中、食、拇指，从皮肤向肌肉深处强烈压下，了解患者压痛的程度。即以痛点或硬结节为注射点。

三、体位选择

操作时应将压诊部肌肉处于最紧张或伸张的体位。

四、注射药物

注射液主要成分为10mL的生理盐水内含地塞米松0.3mg。广范围部用此溶液20~30mL，小范围部（颈肌、腱鞘、关节周围等）则用此溶液10mL。每日总量按氢化可的松每日生理性分泌量20mg为度，地塞米松0.6~0.8mg。根据病情每周1~2次。

五、操作方法

注射针和皮肤要呈 30° 角并与肌肉纤维平行刺入，边注药、边进针，从一点向 2~3 个方向注入。

六、注意事项

（1）熟悉注射局部解剖结构，避免损伤重要的血管、神经和脏器。

（2）同一进针点要向 3 个方向推进，缓慢注药。

第三节　局部封闭疗法

局部封闭疗法是将最有效的药物，在最短的时间内注入病变组织或与病变有关的组织中，利用药物和针刺的作用，阻滞传导和产生良性刺激，是治疗疼痛的常用方法之一。

一、适应证

（1）急性损伤性疾患，如急性软组织扭挫伤、创伤性滑膜炎等。

（2）慢性劳损性疾病，如肱骨外上髁炎、滑囊炎、腱鞘囊肿等。

（3）骨关节退行性病变，如颈椎病、腰椎间盘突出症等。

（4）神经卡压综合征，如腕管综合征、股外侧皮神经卡压综合征等。

（5）某些关节疾患，如风湿性关节炎、类风湿性关节炎及痛风等。

二、禁忌证

（1）局部皮肤有擦伤、糜烂或感染。

（2）化脓性、结核性、血友病关节炎，或既往有感染史的关节。

（3）患有全身性严重疾患，如恶性肿瘤、血友病等。

（4）体弱或全身情况欠佳，肝肾功能不全者。

（5）诊断不甚明确者，精神失常者。

三、常用药物

（1）局部麻醉类药物，如普鲁卡因、利多卡因等。

（2）激素，如地塞米松、氢化可的松、强的松龙、考的松、去炎松等。

（3）透明质酸酶。

（4）中药注射制剂，如当归注射液、丹参注射液、川芎注射液等。

（5）维生素类，如维生素 B_1、维生素 B_{12} 等。

四、常用封闭方法

1．肌腱、韧带附着部封闭法

从压痛点垂直进针至肌腱、韧带附着部的骨膜下，回抽无血后，即注入封闭药液的1/2量，然后将针尖退出骨膜，将余下药液注入肌腱、韧带附着处组织中。

2．软组织痛点封闭法

由痛点垂直刺入，患者痛感加剧时，即可注入药物。

3．穴位封闭法

封闭穴位的选择可根据经络腧穴学理论辨证取穴或以痛为腧。刺入后待有得气反应后，如回抽无血，即可注入封闭药液。

4．颈椎硬膜外腔封闭法

患者取右侧卧位，颈屈曲，头垫一方枕，两侧肩胛对称，以防颈椎扭曲。封闭穿刺点多选择在膨大最粗的颈7、胸1棘突间隙，也可上下移动1个棘突。由棘突间垂直刺入达棘上韧带后，将针尾向健侧倾斜15°~30°，以斜型针口偏向患侧。通过黄韧带后，回吸无脑脊液，注气无阻力，将导管送入硬膜外腔3~4cm，上肢有异感则止，退针留管。经导管注入封闭药液2mL，观察5min，无脊髓麻醉现象时改为患侧卧位，再注药5~7mL，观察15min，患肢阻滞充分，根性痛完全消失，上肢痉挛缓解，则认为操作满意。术后观察1~2h。

5．腰椎硬膜外腔封闭法

患者取患侧卧位，一般在腰4、5间隙进针，少数病例从腰5骶1或腰3、4间隙穿刺。针尖穿过黄韧带，即达硬膜外腔，针尖的斜面要对向患侧和尾部，注气无阻力，抽不出脑脊液，就可注入封闭药液。

五、注意事项

（1）预防晕针。

（2）严格遵守无菌操作规程。

（3）熟悉注射局部解剖结构，避免损伤重要的血管、神经和脏器。

（4）遵守先回抽后注射的原则，不得将药液注入血管。

（5）孕妇腹部、腰骶部及一些穴位如合谷、肩井等禁止使用封闭疗法。

第六章　针灸整脊术

第一节　针刺整脊法

针刺整脊是以中医基础理论为基础，以经络学说为指导，辨证选穴，使用针具并通过一定的手法达到疏通经络气血，调理脏腑阴阳，整理脊柱及其周围组织，从而治疗和预防脊柱疾病及其相关疾病的一种方法。

一、选穴

（1）近部选穴。选取病变所在部位或临近部位的腧穴，脊柱病变以背俞穴和夹脊穴为主，如胸 11~12 椎后关节紊乱时，使用针刺治疗时局部可针刺脾俞、胃俞。

（2）远道选穴。辨证选取与病变部位有关联的经脉的远处穴位。如胸 8~10 椎后关节紊乱时，可见右胁胀满疼痛，连及右肩，胸闷善太息，嗳气频作，嗳腐吞酸，苔白脉弦等肝胆气郁、经气不舒的症候。远端可针刺内关、阳陵泉。腰扭伤如痛在腰脊正中为督脉腰痛，远道可针刺水沟穴，如腰痛连及腹部，不能左右回顾为阳明腰痛，可针刺足三里、手三里穴。

（3）选用阿是穴。在临床上一方面可寻找病变部位局部压痛点、阳性反应点进行针刺。另一方面还可在脊柱相关病的标部寻找“反阿是穴”（按压此处可缓解病痛）进行针刺。

（4）特定取穴。一些穴位未列入十四经穴中但对某些病症具有显著的疗效，在临床上针刺这些穴位往往能取到立竿见影的效果。如急性腰扭伤针刺手上腰痛穴，颈部软组织损伤如落枕针刺落枕穴。

二、针刺前准备

1. 针具选择

最常用的是金属毫针，现在多使用一次性毫针，以 1.5 寸、2 寸，28 号、30 号针常用。

2．体位选择

选择体位的原则应考虑便于准确选穴、针刺，患者感到舒适并能持久。临床常用体位有以下几种。

（1）仰卧位：适用于取头面、胸腹及下肢前面等处穴位。

（2）侧卧位：适用于取身体侧面的腧穴。

（3）俯卧位：适用于取头项、背、腰、臀部以及下肢后面的腧穴。

（4）屈肘侧掌位：适用于取上肢外侧等处穴位。

（5）屈肘俯掌位：适用于取手背及臂外侧等处穴位。

（6）伸肘仰掌位：适用于取上肢内侧等处穴位。

（7）屈肘仰掌位：适用于取手掌及臂内侧等处穴位。

（8）仰靠位：适用于取头面等处穴位。

（9）俯伏位：适用于取头项背等处穴位。

（10）侧伏位：适用于取头颈侧面等处穴位。

3．消毒

为了防止针刺过程中的感染，施术前做好各个方面的消毒是十分重要的，尤其对针具器械、医生手指和施术部位的消毒。

三、操作方法

1．进针法

多采用指切进针法：以左手拇指指甲切按在穴位旁，右手持针，紧靠左手拇指指甲将针刺入皮肤。

2．针刺角度

针刺的角度，是指进针时针身与皮肤表面所构成的夹角。一般分三种。

直刺；针身与皮肤表面呈 90° 角，适用于四肢、腹部。

斜刺：针身与皮肤表面呈 45° 角，适用于皮肤肌肉较浅薄处及内有重要脏器、血管、神经的部位，如胸、背部。

平刺：又称“沿皮刺”，身体与皮肤表面呈 15° 角，适用于皮肤特别薄的部位，如头部。或用于透刺方法。

3．针刺的方向

针刺方向是指进针时针尖对准的某一方向或部位，一般依经脉循行的方向、腧穴的部位特点和治疗的需要而定。

（1）依循行定方向：即根据针刺补泻的需要，为达到“迎随补泻”的目的，在针刺时结合经脉循行的方向，或顺经而刺，或逆经而刺。

一般来说当补时，针尖须与经脉循行的方向一致，而当泻时，针尖须与经脉循行的方向相反。

（2）依腧穴定方向：即根据针刺腧穴所在部位的特点，为保证针刺的安全，某些穴位必须朝向某一特定的方向或部位。如针刺哑门穴时，针尖应朝向下颌方向缓慢刺入，针刺背部某些腧穴如背俞穴、夹脊穴，针尖要朝向脊柱。

（3）依病情定方向：即根据病情的治疗需要，为使针刺的感应达到病变所在的部位，针刺时针尖应朝向病所，也就是说要达到“气至病所”的目的，采用行气手法时须依病情决定针刺的方向。

4. 针刺的深度

针刺的深度是指针刺入腧穴部位的深浅而言。一般来说，体强形胖者宜深刺，体弱形瘦者应浅刺。多以患者感到酸、胀、重、麻，医者感到手下有沉紧感的“得气”感为度。

5. 行针基本手法

（1）提插法：将针从浅层插向深层，再由深层提到浅层，运用指力要均匀，提插的幅度不宜过大。

（2）捻转法：将针左右来回旋转捻动，捻转的幅度一般在 180°~360° 左右，必须注意不能只向单方向捻转，否则会造成滞针，给患者增加疼痛。

6. 常用的单式补泻手法

（1）提插补泻：先浅后深，重插轻提，提插幅度小，频率慢为补法。先深后浅，轻插重提，提插幅度大，频率快为泻。

（2）捻转补泻：捻转角度小，频率慢，用力较轻为补。捻转角度大，频率快，用力较重为泻。

7. 留针

留针是指针刺得气后，施行或补或泻的手法，将针留置穴内不动，以加强针感和针刺的补泻持续作用，留针与否和时间的长短，主要依病情而定。一般临床分如下几种情况。

（1）不留针：不合作的病人，如儿童、精神病患者；针刺时体位不能持久，如廉泉穴等；病情需浅刺急出，或单刺不留针，如十二井穴泻血及运动损伤时采取的动、静结合刺法等。

（2）短时间留针：适用于一般性疾病，针下得气后，施行补泻手法酌情留针 10~20min。

（3）长时间留针：适用于顽固性疼痛、痉挛性病症、急性炎症等，可留针长达 1h。

（4）间歇运针：在留针过程中，每隔数分钟进行插提捻转 1 次，可反复进行多次。

适用于镇痛、消炎、解痉。

（5）持续运针：在针刺得气后，连续不停地提插、捻转，维持一定的时间，直到症状缓解或达到治疗目的和临床中的要求时为止。适用于止痛、抗休克及针刺麻醉。

8．出针

在施行所需的手法或达到留针目的后即可出针。出针时，先以左手拇、食二指捏住消毒棉球按在穴位的旁边，然后将针柄微微捻动而提至皮下，稍停，随即出针。

四、异常情况的预防和处理

针刺整脊疗法虽然比较安全，但如果操作不慎，疏忽大意，或犯刺禁，或针刺手法不适当，或对人体解剖部位缺乏全面了解等，有时也会出现一些不应有的异常情况。一旦发生，应妥善处理，否则将会给患者带来不必要的痛苦，甚至危及生命。为此，应随时注意加以预防。现就常见的针刺整脊异常情况分述如下。

（一）晕针

晕针是在针刺过程中患者发生的晕厥现象。

原因：多见于初次接受治疗的患者，可因精神紧张、体质虚弱、过度劳累、饥饿，或大汗、大泻、大失血之后，或体位不适，以及施术手法过重，而致针刺时或留针过程中发生此症。

症状：患者突然出现头晕目眩，面色苍白，心慌气短，出冷汗，恶心欲吐，精神萎倦，血压下降，脉沉细。严重者会出现四肢厥冷，神志不清，二便失禁，唇甲青紫，脉细微欲绝。

处理：立即停止针刺，将已刺之针迅速起出，让患者平卧，头部放低，松开衣带，注意保暖。轻者静卧片刻，给予热茶或温开水饮之，糖水亦可，一般可渐渐恢复。重者在行上述处理后，可选取水沟、素髎、内关、合谷、太冲、涌泉、足三里等穴指压或针刺之。亦可灸百会、气海、关元等穴，即可恢复。若仍人事不省、呼吸细微、脉细弱者，可考虑配合其他治疗或采用急救措施。

预防：主要根据晕针发生的原因加以预防，对于初次接受针灸治疗和精神紧张者，应先做好解释工作，以消除疑虑。注意患者的体质，尽量采取卧位，并正确选择舒适自然且能持久的体位。取穴宜适当，不宜过多，手法宜轻，切勿过重。对于饥饿、过度疲劳者，应待其进食、体力恢复后再进行针刺。医者在治疗施术过程中，应思想集中，谨慎细心，密切观察患者的神态变化，询问其感觉。只要做好预防，晕针现象完全可以避免。

（二）滞针

滞针是指在行针时或留针后医者感觉针下涩滞，捻转、提插、出针均感困难，而患者则感觉疼痛的现象。

原因：患者精神紧张，或因病痛或当针刺入腧穴后，患者局部肌肉强烈收缩；或行针手法不当，向单一方向捻针太过，以致肌肉纤维缠绕针体所致。若留针时间过长，有时也可出现滞针。

现象：针在体内，捻转不动，提插、出针均感困难，若勉强捻转、提插时，则患者痛不可忍。

处理：若因患者精神紧张，或肌肉痉挛而引起的滞针，可嘱其不要紧张，尽量放松。医者用手指在邻近部位做循按动作，或弹动针柄，或在附近再刺 1 针，以宣散气血、缓解痉挛。若因单向捻转而致者，须向相反方向将针捻回。

预防：对于初诊患者和精神紧张者，要做好解释工作，消除顾虑。进针时应避开肌腱，行针时手法宜轻巧，不可捻转角度过大，或单向捻转。若用搓法时，注意与提插法的配合则可避免肌纤维缠绕针身而防止滞针的发生。

（三）弯针

弯针是指进针时或将针刺入腧穴后，针身在体内形成弯曲的现象。

原因：医者进针手法不熟练，用力过猛过速，或针下碰到坚硬组织，或因患者体位不适，在留针时改变了体位，或因针柄受外力碰击，或因滞针处理不当，而造成弯针。

现象：针柄改变了进针或刺入留针时的方向和角度，伴有提插、捻转和出针困难，而患者感到疼痛。

处理：出现弯针后，便不得再行提插、捻转等手法。如系轻度弯曲，可按一般拔针法，将针慢慢地退出。若针身弯曲较大，应注意弯曲的方向，顺着弯曲方向将针退出。如弯曲不止一处，须视针柄扭转倾斜的方向，逐渐分段退出，切勿急拔猛抽，以防断针。如患者体位改变，则应嘱患者恢复原来体位，使局部肌肉放松，再行退针。

预防：医者施术手法要熟练，指力要轻巧，避免进针过猛、过速。患者的体位要舒适，留针期间不得随意变动体位。针刺部位和针柄不得受外物碰压。

（四）断针

断针又称折针，是指针体折断在人体内。若能术前做好针具的检查和施术时加以应有的注意，是可以避免的。

原因：多由针具质量不佳，或针身、针根有剥蚀损伤，术前失于检查；或针刺时将针身全部刺入，行针时强力提插、捻转，致肌肉强力收缩，或留针时患者体位改变，或遇弯针、滞针未及时正确处理，并强力抽拔，或外物碰压，均可出现断针。

现象：行针时或出针后发现针身折断，或部分针体浮露于皮肤之外，或全部没于皮肤之下。

处理：医者态度必须镇静，并嘱患者不要惊慌，保持原有体位，以防残端向深层陷入。若折断处针体尚有部分露于皮肤之外，可用镊子钳出。若折断针身残端与皮肤相平或稍低，而尚可见到残端者，可用左手拇、食两指在针旁按压皮肤，使残端露出皮肤之外，遂即用右手持镊子将针拔出。若折断部分全部深入皮下须在X线下定位，施行外科手术取出。

预防：针前必须认真仔细检查针具，对不符合要求的针要剔除不用。选针长度必须比准备刺入深度长些，针刺时切勿将针全部刺入，应留部分在体外，避免过猛、过强地行针。在进针行针过程中，如发现弯针时，应立即出针，不可强行刺入。对滞针和弯针应及时处理，不可强行硬拔。

（五）血肿

血肿是指针刺部位出现的皮下出血而引起肿痛的现象。

原因：针尖弯曲带钩，使皮肉受损，或刺伤血管所致。

现象：出针后，针刺部位肿胀疼痛，继则皮肤呈现青紫色。

处理：若微量的皮下出血而出现局部小块青紫时，一般不必处理，可自行消退。若局部肿胀疼痛较剧，青紫面积大而且影响到活动功能时，可先做冷敷止血后，再做热敷，以促使局部瘀血消散吸收。

预防：仔细检查针具，熟悉人体解剖部位，避开血管针刺。针刺手法不宜过重，切忌强力捣针，并嘱患者不可随便移动体位。出针时立即用消毒干棉球揉按压迫针孔。

五、注意事项

应用针法治病时，要考虑施术部位、病人体质、病情性质、针刺时间等因素，要从患者实际情况出发，避免发生不良后果。具体应用时，必须注意以下几个方面。

（1）预防晕针。患者过于饥饿、疲劳、精神紧张时，不宜立即针刺。对于体质瘦弱、气血虚亏的患者，针刺手法宜轻，并尽量选取卧位。

（2）妇女怀孕3月以内者，不宜针刺小腹部的腧穴；怀孕3个月以上者，腹部、腰骶部腧穴也不宜针刺。三阴交、合谷、昆仑、至阴等腧穴，在怀孕期间亦予禁刺。在行经期，若非为了调经，亦不应针刺。

（3）小儿囟门未合时，头部的囟门及其周围的腧穴不宜针刺。

（4）有自发性出血或损伤后出血不止者，不宜针刺。

（5）皮肤有感染、溃疡、瘢痕或肿瘤的部位，不宜针刺。

（6）项部的风府、哑门等穴，脊椎部腧穴及重要脏器、大血管、神经处的腧穴必须注意掌握针刺的角度、方向和深度，不宜大幅度地提插、捻转和长时间留针，以免伤及重要组织器官，产生严重的不良后果。

（7）针刺前仔细检查针具，针刺手法要熟练，防止发生滞针、弯针、断针等意外情况。

六、常见病症的常用穴位处方

当人体脊柱内外平衡失调移位时，错位处及局部的充血、渗出、水肿等炎症刺激和压迫神经、血管及脊柱区的其他组织器官，就会造成肢体或内脏器官疾病的发生。针刺整脊时可根据患者临床表现辨证进行治疗。以下简单介绍一些常见脊柱及脊柱相关病症的常用穴位处方。

（1）颈、胸、腰椎小关节紊乱、椎间盘突出：常用病变椎体附近背俞穴、夹脊穴、水沟、后溪、悬钟、阳陵泉、昆仑等穴。

（2）耳鸣、耳聋：常用翳风、听宫、听会、肾俞、肝俞、三阴交、太冲等穴。

（3）头痛、头晕：常用风池、百会、天柱等穴。

（4）语言障碍：常用哑门、风府、廉泉、通里等穴。

（5）落枕：常用阿是穴、天柱、大椎、落枕穴、后溪、悬钟等穴。

（6）颈椎病：常用病变颈椎旁夹脊穴、天柱、大椎、风池、肩井、曲池、合谷、后溪等穴。

（7）胸闷、胸痛、心悸：常用心俞、厥阴俞、膻中、内关、神门等穴。

（8）高血压：常用风池、心俞、肝俞、肾俞、悬钟、三阴交、足三里等穴。

（9）咳嗽、咯痰、呼吸困难：常用肺俞、脾俞、膻中、太渊、丰隆等穴。

（10）失眠：常用心俞、脾俞、肝俞、肾俞、神门、三阴交、内关、百会等穴。

（11）坐骨神经痛：常用腰夹脊、肾俞、次髎、环跳、秩边、殷门、阳陵泉、悬钟等穴。

（12）胃脘不适、胀、痛等：常用脾俞、胃俞、中脘、足三里、内关、公孙等穴。

（13）胁肋胀痛、恶心等肝胆系症状：常用肝俞、胆俞、期门、日月、阳陵泉、支沟等穴。

（14）尿频、尿急、尿痛等泌尿系症状：常用肾俞、膀胱俞、中膂俞、次髎、中极、关元、三阴交等穴。

（15）腹痛、腹泻等肠道症状：常用肾俞、大肠俞、天枢、足三里、上巨虚等穴。

（16）阳痿：常用肾俞、命门、次髎、会阳、关元、中极、三阴交等穴。

（17）痛经：常用肝俞、肾俞、次髎、关元、中极、三阴交等穴。

（18）腰痛包括急性腰扭伤、慢性腰痛：常用肾俞、大肠俞、腰阳关、命门、腰夹脊穴、后溪、水沟、委中、悬钟等穴。

第二节　拔罐整脊法

拔罐整脊是以罐为工具，借助热力排除罐中空气造成负压，使之吸附于腧穴或应拔部位的体表而产生刺激，使局部皮肤充血、瘀血，以达到调理脊柱，防治疾病的目的。

一、罐的种类

（1）竹罐：竹罐的特点是轻巧、价廉、不易跌碎，且取材容易，制作简便。缺点是易爆裂漏气。

（2）陶罐：由陶土烧制而成，罐的两端较小，中间略向外展。特点是吸力大，但较重，且落地易碎。

（3）玻璃罐：玻璃制成，优点是质地透明，使用时可以观察罐内皮肤的瘀血程度，便于掌握时间，缺点也是容易破碎。

（4）抽气罐：用青霉素、链霉素药瓶或类似的小药瓶，将瓶底切去磨平，切口须光洁，瓶口的橡皮塞须保留完整，便于抽气时应用。现有用透明塑料制成者，上置活塞，便于抽气。

二、拔罐的方法

拔罐的方法目前常用的有以下几种。

（1）火罐法：利用燃烧时火焰的热力，排去空气，使罐内形成负压，将罐吸着在皮肤上。有下列几种方法。

投火法：用小纸条点燃后，投入罐内，不等纸条烧完，迅即将罐罩在应拔的部位上，这样纸条未燃的一端向下，可避免烫伤皮肤。

闪火法：用长纸条或用镊子夹酒精棉球点燃后，在罐底绕一圈再抽出，迅速将罐子罩在应拔的部位上，即可吸住。

贴棉法：用1cm见方的棉花一块，不要过厚，略浸酒精，贴在罐内壁上中段，以火柴点着，罩于选定的部位上，即可吸住。

架火法：用一不易燃烧及传热的块状物，直径小于罐口，放在应拔的部位上，上置小块酒精棉球，点燃后将火罐扣上，即可吸住。

（2）煮罐法：一般用于竹罐。先将罐子放在沸水或药液中煮沸，使用时将罐子倾倒用镊子夹出，甩去水液，乘热按在皮肤上，即能吸住。

（3）抽气法：先将青霉素、链霉素等废瓶磨制成的抽气罐紧扣在需要拔罐的部位上，用注射器从橡皮塞抽出瓶内空气，使产生负压，即能吸住。或用抽气筒套在塑料杯罐活塞上，将空气抽出，即能吸住。

三、各种拔罐法的运用

（1）单罐：用于病变范围较小或压痛点。可按病变的或压痛的范围大小，选用适当口径的火罐。如胃病在胃俞穴拔罐，颈椎病在大椎穴拔罐。

（2）多罐：用于病变范围比较广泛的疾病。可按病变部位的解剖形态等情况，酌量吸拔数个乃至拾数个。如某一肌束劳损时可按肌束的位置成行排列吸拔多个火罐，称为“排罐法”。治疗某些内脏或器官的瘀血时，可按脏器的解剖部位的范围在相应的体表部位纵横并列吸拔几个罐子。

（3）闪罐：罐子拔上后，立即起下，反复吸拔多次，至皮肤潮红为度。多用于局部皮肤麻木或机能减退的虚证病例。如风湿性腰痛，腰部感觉迟钝，可在腰部使用闪罐法。

（4）留罐：拔罐后，留置一定的时间，一般留置 5~15min。罐大吸拔力强的应适当减少留罐时间，夏季及肌肤薄处，留罐时间也不宜过长，以免损伤皮肤。

（5）推罐：又称走罐，用于面积较大，肌肉丰厚的部位，如腰背、大腿等部，须选口径较大的罐子，罐口要求平滑，最好用玻璃罐，先在罐口涂一些润滑油脂，将罐吸上后，以手握住罐底，稍倾斜，即后半边着力，前半边略提起，慢慢向前推动，这样在皮肤表面上下或左右来回推拉移动数次，至皮肤潮红为止。在脊柱两侧来回推拉移动数次，可以缓解肌肉痉挛，有利于手法复位，并能防止其他椎体错位。

（6）药罐：常用的有两种。

煮药罐：将配制成的药物装入布袋内，扎紧袋口，放入清水煮至适当浓度，再把竹罐投入药汁内煮 15min，使用时，按水罐法吸拔在需要的部位上。多用于风湿痛等病。

常用药物处方：麻黄、蕲艾、羌活、独活、防风、秦艽、木瓜、川椒、生乌头、曼陀罗花、刘寄奴、乳香、没药各二钱。

贮药罐：在抽气罐内事先盛贮一定的药液（约为罐子的 1/2~2/3）。常用的有辣椒水、两面针酊、生姜汁、风湿酒等。然后按抽气罐操作法，抽去空气，使之吸在皮肤上。也有在玻璃火罐内盛贮 1/3~1/2 的药液，然后用火罐法吸拔在皮肤上。常用于风湿痛、哮喘、咳嗽、感冒、溃疡病、慢性胃炎、消化不良等。

（7）针罐：先在一定部位施行针刺，待达到一定的刺激量后，将针留在原处，再以针刺处为中心，拔上火罐。如果与药罐结合，称为“针药罐”，多用于风湿病。

（8）刺血（刺络）拔罐：用三棱针、采血针、粗毫针、小眉刀、皮肤针、滚刺筒等，先按病变部位的大小和出血要求，按刺血法刺破小血管，然后拔以火罐，可以加强刺血法的效果。适用于各种急慢性软组织损伤、神经衰弱、胃肠神经官能症等。

四、注意事项

（1）体位须适当，局部皮肉如有毛发、皱褶、松弛、疤痕、凹凸不平及体位移动等，火罐易脱落。

（2）根据治疗部位，选用大小合适的罐。应用投火法拔罐时，火焰须旺，动作要快，使罐口向上倾斜，避免火源掉下烫伤皮肤。应用闪火法时，棉花棒蘸酒精不要太多，以防酒精滴下烧伤皮肤。用贴棉法时，须防止燃着棉花脱下。用架火法时，扣罩要准确，不要把燃着的火架撞翻。用煮水罐时，应甩去罐中的热水，以免烫伤病人的皮肤。

（3）在应用针罐时，须防止肌肉收缩，发生弯针，并避免将针撞压入深处，造成损伤。

（4）在应用刺血拔罐时，针刺皮肤出血的面积，要等于或略大于火罐口径。出血量须适当，每次总量成人以不超过 10mL 为宜。

（5）在使用多罐时，火罐排列的距离一般不宜太近，否则因皮肤被火罐牵拉会产生疼痛，同时因罐子互相排挤，也不易拔牢。

（6）在应用走罐时，不能在骨突出处推拉，以免损伤皮肤或火罐漏气脱落。

（7）起罐时手法要轻缓，以一手抵住罐边皮肤，按压一下，使气漏入，罐子即能脱下，不可硬拉或旋动。

（8）拔罐后针孔如有出血，可用消毒干棉球拭去。一般局部呈现红晕或紫红色，为正常现象，会自行消退。如局部瘀血严重者，不宜在原位再拔。如留罐时间过长，皮肤会起水泡，小的不需处理，防止擦破引起感染；大的可以用针刺破，流出泡内液体，涂以龙胆紫药水，覆盖消毒敷料，防止感染。

第三节　四极感应整脊法

四极感应整脊法是运用手法、夏天无注射液注射和小磁石粘贴作用于四肢远端的落枕、京骨及脊柱上下端的风池、长强，以通调督脉，治疗脊柱疾病的方法。

一、方法

（1）点穴法：术者拇指端分别点按、揉双侧落枕、京骨各100次（正揉、倒揉各50次）；点按双侧风池、长强各50次，揉各100次。

（2）穴位注射法：在双侧落枕、京骨、风池及长强穴分别注射夏天无注射液0.5mL，隔日一次，10次为一疗程，隔4天注射第二个疗程。

（3）小磁石粘贴法：将800高斯小磁石粘贴在上述穴位。

二、注意事项

心衰、有出血倾向者及所用穴位有病理性变化者禁用。

第四节　生物全息整脊法

生物全息律认为人体的某一特定部分，能完整地反映整体机能状态的信息，人体某一器官组织有病，必定在特定的穴位上有所反映，如痛觉敏感、皮肤颜色变化或出现斑疹、结节及皮肤电阻降低等，而在这些特定部位（穴位）加以针刺、艾灸、按摩等刺激，就会对相应的组织器官产生调整、治疗作用。全息治疗就是指在全息区给予一定刺激而治疗其对应整体部位的疾病，包括眼部全息疗法、鼻部全息疗法、耳部全息疗法、第二掌骨侧全息疗法、足部全息疗法等多种治疗方法。

一、全息整脊常用全息区

（一）上肢全息区

上肢全息区包括：手部全息区，第二掌骨侧全息区，第五掌骨侧全息区，上肢尺桡部全息区。

（二）下肢全息区

下肢全息区包括：足全息区，下肢胫腓部全息区。

（三）头部全息区

头部全息区包括：面部全息区，眼部全息区，耳部全息区，鼻部全息区。

（四）躯干部全息区

躯干部全息区包括：华佗夹脊全息区，背腰部膀胱经全息区，腹部全息区。

二、人体各全息区穴区简介

1．穴位分布的全息律

1973年，张颖清先生发现了第二掌骨侧穴位群排布规律，经过研究发现，这一节肢恰像个人体的成比例的“缩小”。他把这一规律进行总结：人体任何一个节肢即任何一个相对独立的部分都是这样一个微体系统，任何一节肢的穴位都遵循着第二掌骨侧相同的分布规律。这一规律即是穴位分布的全息律。人体的任一节肢存在相同的穴位分布规律，并且每两个相连节肢的结合处总是对立的两极连在一起，如上肢肱骨节肢、桡尺骨节肢、各掌骨节肢、指骨节肢远心端是头穴，近心端是足穴。下肢股骨、胫腓骨、趾骨各节肢远心端是足穴，近心端是头穴。各节肢的各穴分布遵循同一比例：头穴与足穴连线中点是胃穴，头穴与胃穴连线中点是肺穴，头穴与肺穴连线分为三等分，从头穴端算起的中间两个分点分别是颈穴和上肢穴。胃穴与足穴连线分为六等分，从胃穴端算起的中间五个分点分别是十二指肠穴、肾穴、腰穴、下腹穴、腿穴。

2．耳部全息区

现代耳全息认为耳廓就像一个头朝下、臀向上的倒蜷缩在母体子宫中的胎儿，其分布规律是：与头面部相对应的全息穴区在耳垂或耳垂邻近；与上肢相对应的全息穴区在耳舟；与躯干或下肢相对应的全息穴区在对耳轮和对耳轮上下脚；与内脏相对应的全息穴区集中在耳甲艇与耳甲腔；消化系统在耳轮脚周围环形排列，这些穴区与人体五脏六腑、四肢百骸、五官九窍一一对应，耳廓上包含了人体各部位的信息。当人体发生疾病时，常会在耳廓上出现阳性反应，如变色、丘疹、脱屑、压痛等，通过观察耳廓形态和色泽的变化能判断相应脏器的病理改变，可依此来诊断疾病。反之对耳廓全息穴区给予刺激，又可起到治疗相应脏器疾病的作用。

3．足部全息区

人体的各部位器官在足部都有各自的反射区，如果将人体从中线分为左右两部分，双足合并在一起的中线即与人体从鼻尖到脐部所连中线相互对应。中线左右内侧缘的位置对应人体脊椎，外侧缘对应人体上、下肢；脚趾部分相当于人体头颈部，前脚掌部分对应人体胸腔和上腹部，足心相当于人体下腹部，双足跟相当于人体的臀部。即足内反射区对应人体脊椎及盆腔器官；足外反射区对应人体肢体及盆腔器官；足底反射区对应人体脏腑器官；足背反射区对应人体面部组织器官。

4．手部全息区

分布于整个手掌和手背，有30多处有序反射区，其中的头面五官、肩、手肘、脊椎、腰、膝、左右脚等穴区可用于脊柱及脊柱相关疾病的治疗。

5．鼻部全息区

分布于鼻部周围四十多个穴位，选用相应穴位可用于脊柱及脊柱相关疾病的治疗，如腰脊、腰三角主治腰痛。

6. 面部全息区

常用的面部穴位有二十多个，选用相应穴位可用于脊柱及脊柱相关疾病的治疗。

7. 华佗夹脊全息区

夹脊穴位于脊柱棘突下旁 0.5 寸处，其主治如下。

（1）颈夹脊：主治头颈部、肩部、上肢疾患。如后头痛、枕神经痛、肩关节周围炎、臂神经痛、上肢瘫痪等。

（2）胸夹脊：胸 1~2 夹脊穴主治上肢疾患；胸 1~5 夹脊穴主治呼吸及心血管系统疾病、胸部疾病；胸 5~12 夹脊穴主治消化系统疾病、腹部疾病。

（3）腰夹脊：腰 1~5 夹脊穴主治腰、骶、小腹、下肢疾病，如下肢无力、疼痛，腰部疼痛。

（4）骶夹脊：即八髎穴。主治生殖泌尿系统疾患，如遗精、阳痿、遗尿、子宫脱垂、月经不调等。

三、全息整脊取穴原则

1. 选穴原则

（1）按相应部位取穴：当患病时，在全息区相应部位有一定的敏感点，它便是本病的首选穴位，如腰痛，首选“腰”。

（2）按脏腑辨证取穴：根据脏腑学说的理论，按脏腑的生理功能和病理表现进行辨证取穴，如脱发者可取“肾穴”，皮肤病取“肺”“大肠”等穴。

（3）按经络辨证取穴：根据十二经脉的循行和其病候选取穴位。如坐骨神经痛，取膀胱穴等。

（4）按现代医学理论取穴：全息医学中的一些穴位名字是根据现代医学命名的，如“交感”“肾上腺”等穴。这些穴位的功能基本上与现代医学理论一致，所以在选取穴位时可加以考虑，如炎性疾病取“肾上腺”穴。

（5）按临床经验取穴：在临床实践中发现某些全息区上的穴位具有治疗本部以外疾病的作用，如“外生殖器”可以治疗腰腿痛。

2. 配穴方法

（1）同一全息区配穴法：在某一全息区取几个穴位相配而达到治疗目的的配穴方法。如腰痛取耳部“腰”“外生殖器”等穴进行治疗。

（2）不同全息区配穴法：指不同的全息区穴位相互配合使用的配穴方法，如颈项痛可以取手全息区的颈项痛穴，同时也可取足全息区的颈椎等。

（3）全息区与经穴配穴法：全息区穴位与经穴配合使用。如坐骨神经痛可以取手全息区的坐骨神经穴，配合秩边、环跳、阳陵泉等经穴。

四、全息整脊方法

（一）毫针针刺方法

针刺前准备、方法、注意事项见针刺整脊内容，现仅介绍华佗夹脊全息区针刺方法：病人取俯卧位，常规消毒后，术者将毫针与皮肤呈75°角，针尖向脊柱方向刺入，一般根据部位及患者胖瘦可刺入0.5~2寸左右，待有酸、麻、重、胀感时即停止进针。

（二）耳部压丸法

将王不留行籽贴附在胶布上，用镊子挟住贴敷在穴位上，每日按压3~5次，每次1min，3~7日更换1次，双耳交替。刺激强度以患者情况而定，一般儿童、孕妇、年老体弱、神经衰弱者用轻刺激，急性疼痛性病症用强刺激。

（三）穴位注射法

用微量药物注入全息穴，通过注射针对穴位的刺激和药物的药理作用协同调整机体功能，促进疾病恢复，达到防治疾病的目的。具体操作见水针疗法。现仅介绍耳部注射方法：一般使用结核菌素注射器配26号针头，依病情吸取选用的药物，左手固定耳廓，右手持注射器刺入耳穴的皮内或皮下，行常规皮试操作，缓缓推入0.1~0.3mL药物，使皮肤成小皮丘，耳廓有痛、胀、红、热等反应，完毕后用消毒干棉球轻轻压迫针孔，隔日1次。

（四）刮痧法

用牛角作的刮板，在患者相应全息区进行操作，在相应全息区穴位涂上刮痧油，刮动的角度，以45°为宜，力度适中。适用于背腰部、上肢、下肢全息区。

（五）推拿方法

通过按摩上下肢、足部、手部、耳部等全息反射区穴位来达到治疗疾病的目的。

1．推拿前的准备

治疗前应认真检查足部、手部、耳部等全息区，用手指、按摩棒、火柴棒等在全息区认真触摸探查，如有明显的酸麻胀痛感，就表明反射区相应的脏腑器官可能有疾病，在此处可以进行手法治疗。

2．常用全息推拿手法

（1）揉法：

①拇指揉法：以拇指罗纹面着力于施术部位，余四指置于相应的位置以支撑助力，腕关节微悬。拇指及前臂部主动施力，使拇指罗纹面在施术部位上做轻柔的环旋运动。适用于各全息区穴位。

②大鱼际揉法：大拇指内收，余四指自然伸直，以大鱼际着力，肘关节为支点，

前臂做主动用力，带动腕部摆动，使大鱼际吸定施术部位上，带动该处的皮下组织做轻柔缓和的环旋揉动。适用于手、足、背、上肢、下肢、腹部等全息区。

③小鱼际揉法以小鱼际着力，以肘关节为支点，前臂做主动运动，带动腕关节摆动，使小鱼际吸定在施术部位上，带动该处的皮下组织做轻柔缓和的环旋揉动。适用于手、足、背、上肢、下肢、面、腹部等全息反射区。

（2）推法：

①拇指推法：拇指关节伸直，用拇指罗纹面着力于反射区进行单方向推动。适用于手、足、鼻、面、耳等全息反射区。

②掌推法：腕关节略背伸，以掌根部为着力点，上臂主动施力，使掌根部做单方向直线推进。适用于上下肢、脊柱部全息区。

（3）擦法：

①掌擦法：手掌伸直，以掌面紧贴皮肤，腕关节伸直，以肩关节为支点，上臂主动用力，带动手掌做上下或左右直线往返摩擦。适用于背部、腹部全息区。

②大鱼际擦法：指掌并拢微屈成虚掌，以大鱼际及掌根部紧贴皮肤，腕关节伸直，以肩关节为支点，上臂主动用力，带动手掌做上下或左右直线往返摩擦。适用于上肢、下肢全息反射区。

③小鱼际擦法：手指伸直以小鱼际紧贴皮肤，腕关节伸直，上臂主动用力，带动手掌做上下或左右直线往返摩擦。适用于夹脊全息区、背腰部膀胱经全息区。

④指擦法：以食指、中指、无名指和小指的指面为着力部位，以肘关节为支点，前臂主动用力，擦动往返的距离小。适用于面、鼻、足、手指全息区。

（4）拇指按压法：以拇指罗纹面为着力部位，垂直缓缓按压。适用于各全息区穴位。

（5）点法：

①拇指端点法：手握空拳，拇指伸直紧贴食指中节，以拇指端着力于穴位上，前臂与拇指主动用力，进行持续点压。起到“以指代针”的作用。

②屈拇指点法：屈拇指，以拇指指间关节桡侧着力于穴位上，拇指端抵于食指桡侧缘以助力，前臂与拇指主动用力，进行持续点压。

③屈食指点法：屈食指，其他手指相握，以食指第一指间关节突起部着力于穴位上，拇指末节尺侧缘紧压食指指甲部以助力，前臂与食指主动用力，进行持续点压。适用于手、足全息区。

（6）掐法：用拇指端、食指端或拇指与中指端相对着力于穴位上，适用于手、足、指侧、耳等全息区。

（7）拿法：用拇指与食、中指或用拇指与其余四指罗纹面相对用力，在一定的穴位或部位上逐渐用力内收并做持续的揉捏动作。适用于上下肢全息区。

（8）捏法：用拇指与食、中指或用拇指与其余四指罗纹面着力，做对称性的挤压。适用于手、足、耳、上下肢全息反射区。

（9）捏脊法：

①病人俯卧，背部肌肉放松。医生用双手拇指桡侧顶住其脊柱两侧皮肤，食指和中指前按与拇指相对捏起皮肤，随捏随提，双手交替捻动并向前推进，自尾骶部起沿脊柱向上至大椎穴止。

②姿势同上。将双手食指屈曲，以食指中节的背面紧贴脊柱两侧皮肤，拇指前按与食指中节相对分别捏起皮肤，随捏随提，双手交替捻动并向前推进。适用于夹脊全息区。

（10）捻法：用拇指与食指挟持住治疗部位，并相对用力做对称的如捻线状的快速捻搓动作。适用于指全息区。

（11）拨法：用拇指端着力按于全息区穴位，并做与肌纤维或经络方向垂直的来回拨动。适用于手、足、背部、上肢、下肢等全息区。

（12）拧法：用屈曲的食指和中指，或用拇指和屈曲的食指张开如钳形，挟住施术部位的皮肤，两指施力将皮肤向外拉扯，当拉至将尽极限时，将皮肤从挟持的两指间滑出，反复连续操作，一拉一放，可闻及“嗒嗒”声响。适用于手、足、耳、背部等全息区。

（13）刮法：拇指或食指指间关节屈曲，其余手指自然弯曲，用指间关节桡侧着力于施术部位，进行来回刮动。适用于手指、足全息区。

（14）拍法：手指自然并拢，掌指关节微屈，腕关节放松，用虚掌有节奏地拍打治疗全息区。适用于背部全息区。

（15）拳击法：手握空拳用拳背叩击全息区，适用于背部、足全息区。

（16）摇法：一手托住被摇手指或足趾部远端，另一手握住被摇手指或足趾部，稍用力做牵引拔伸，并在此基础上做关节摇转运动。适用于手、足关节部。

3．全息推拿手法操作的要求

（1）推拿顺序：人体是有机的整体，各个脏器之间互有联系，在对足反射区按摩时应注意操作顺序，以便使身体各器官保持最佳的协调状态。如果处于紧急状况，需要立即缓解时，如头痛、牙痛、关节扭伤等，可直接按摩相对应的反射区。一般疾病的治疗和保健，应该按下列顺序进行：首先按摩肾脏、输尿管、膀胱反射区；其次按摩头反射区；再次按摩胃肠道、肝脏、胰腺及淋巴反射区；最后是对症按摩。

在实际按摩中，不可拘泥，应根据具体情况灵活掌握。另外应先按摩左脚，待左脚按摩完毕，再按摩右脚。

（2）推拿时间：一般来说，每个穴位和反射区按摩 2~3min 或 3~5min。对严重的心脏病患者，各个反射区仅 1min 即可。

（3）推拿强度：根据受术者的体质差别、不同病症以及选取的穴位和反射区的不同，所施力量应有所不同。一般来说，年老体弱、妇女儿童用力宜轻，体质强壮者用力宜重。骨骼系统的病痛，必须用较强的力量。对一些急性病的疼痛，亦可视情况加大刺激量。敏感性较强的反射区，如眼、耳、尾骨外侧等反射区，在按摩时用力不宜过重，只要有明显的痛感就行了。敏感性相对较弱的反射区，如头、斜方肌、腰椎、胸椎、膝、肘关节等反射区应用较大的力量。

第七章　小针刀整脊术

小针刀整脊术是吴汉章医师在西医外科手术疗法和中医针刺疗法的基础上，创立的治疗脊柱及脊柱相关疾病的新疗法，是针刺与手术疗法的有机结合，具有剥离粘连、疏通气血、刮除瘢痕、松解肌肉、镇静止痛的作用。

第一节　小针刀的规格

小针刀是兼有针和刀两种性能的一种新型治疗器械，根据临床治疗的不同需要，小针刀可做成Ⅰ型、Ⅱ型、Ⅲ型等各种大小、长短不同的型号规格，但常用的是Ⅰ型小针刀，适用于各种软组织松解术、小骨刺铲削术、瘢痕刮除术等。Ⅰ型又分为长短不同的四种，分别记作：I–1，I–2，I–3，I–4 四个型号。

I–1 号小针刀全长 15cm，针柄长 2cm，针身长 12cm，针头长 1cm，针柄为一扁平葫芦形，针身为圆柱形，直径为 1mm，针头为楔形，末端扁平带刃，刀口线为 0.8mm，刀口分齐平口和斜口两种，以适应临床不同需要。四种Ⅰ型小针刀，结构模型全部一样，只是针身长度不同，I–2 号针身长度为 9cm，I–3 号针身长度为 7cm，I–4 号针身长度为 4cm。

Ⅱ型小针刀全针长 12.5cm，针柄长 2.5cm，针身长 9cm，针头长 1cm，针柄为一梯形葫芦状，针身为圆柱形，直径 3mm，针头为楔形，末端扁平带刃，刀口线为 0.8mm，刀口为齐平口。适用于较小骨折畸形愈合凿开折骨术。

Ⅲ型小针刀全长 15cm，针柄长 3cm，针身长 11cm，针头长 1cm，结构模型和Ⅱ型小针刀相同，适用于较大骨折畸形愈合凿开折骨术。

第二节　小针刀疗法的适应证和禁忌证

一、小针刀疗法的适应证

（1）各种因软组织粘连、挛缩、结疤而引起四肢躯干的一些顽固性痛点、痛性结节、条索软组织粘连，包括外伤性软组织粘连和病理性软组织粘连。外伤性软组织粘连，包括暴力外伤、积累性损伤和隐蔽性外伤所引起的软组织粘连。病理性软组织粘连，如风湿和疽、痈、疖切开排脓及其他做切开手术愈合后引起的肌肉与骨、肌肉、韧带、血管、神经等粘连。小针刀可剥离疏通肌肉和韧带间的各种粘连，解除血管、神经的嵌压。

（2）部分骨刺（或骨质增生）。在骨关节附近的肌肉和韧带附着点处的骨质增生（或骨刺），大多数是因软组织应力过高造成的，小针刀治疗有很好的疗效。应用小针刀可将紧张和挛缩的肌肉、韧带松解，并可对骨刺进行铲削磨平。

（3）滑囊炎。急、慢性损伤之后滑液囊闭锁，而使囊内的滑液排泄障碍，造成滑囊膨胀，而出现酸胀、疼痛、运动障碍等症状，或由于过度膨胀而挤压周围的神经、血管，出现麻木、肌肉萎缩等症状。应用小针刀闭合性将滑囊切开数孔，往往可立见成效。

（4）各种腱鞘炎。尤其对狭窄性腱鞘炎、跖管综合征、腕管综合征有特殊的疗效，但有时必须配合一些药物。

（5）四肢躯干因损伤而引起的后遗症。损伤后遗症包括四肢、躯干伤经治疗急性症状已解除，超过 3 个月以上，尚残留功能障碍或肌肉萎缩，无其他骨断筋伤并发症者，均可用小针刀疗法来治疗，但有时要配合其他方法。

（6）骨化性肌炎初期（包括肌肉韧带钙化）。适应在骨化还没有完全僵硬之前，即肌肉还有弹性的情况下，应用小针刀治疗，但疗程较长，一般要 60 天左右。

（7）肌肉和韧带积累性损伤。小针刀治疗肌肉和韧带积累性损伤，对病损较久的疗效显著，对病损时间较短的疗效较差。

（8）外伤性肌痉挛和肌紧张（非脑源性的）。应用小针刀松解，能取得立竿见影的效果。

（9）骨干骨折畸形愈合。畸形愈合的骨干骨折，可应用小针刀松解剥离、截骨，既可准确地截骨，又不损伤周围的软组织。

小针刀疗法对以上骨伤科疾病均有较好的疗效，在颈椎病治疗方面，小针刀疗法亦有很好的疗效。但颈项部血管、神经极为丰富，且为生命中枢，必须细心从事，严防事故发生。

二、小针刀疗法的禁忌证

（1）凡有发热、感染症状的患者。

（2）一切严重内脏病的发作期。

（3）施术部位有皮肤感染、肌肉坏死者。

（4）施术部位有重要神经、血管或重要脏器，而施术时无法避开者。

（5）有出血倾向或凝血功能障碍者。

（6）体质极度虚弱或有高血压、心脏病、糖尿病的患者，也宜慎用小针刀疗法。

第三节　小针刀疗法的要点

小针刀在临床应用时有其特定的技术要求和操作规范，为保证小针刀疗法的安全性和有效性，临床操作者必须掌握以下要点。

（1）寻找准确的压痛点（伤灶）。根据损伤病灶部位在肌肉腱膜、肌腱、腱鞘和韧带等组织中的起始点、抵止点与软组织的体表投影，寻找一个或多个压痛点，作为针刀进针部位（或称进针点）。

（2）掌握伤灶与进针的深浅度。如肩项部组织、皮下脂肪丰厚处，以及身体肥胖者进针可相应深些；椎体附近、枕后、筋膜韧带、肌腱与腱鞘组织处进针时要浅一些。

（3）根据针刀刀口线与组织走行方向进针。针刀刺入皮肤时要与大血管、神经及肌纤维走向一致。

（4）避免发生重要神经与血管的损伤。术者应熟练掌握局部解剖结构，尤其掌握局部神经与血管的体表投影及深浅位置。

（5）手法操作要稳准轻柔。术者对伤灶定位要准确无误，手法要稳准轻柔，不可过多地损害正常组织。利用小针刀对损伤组织弹拨、切割、剥离、松解的范围一般在压痛点的面积或范围之内进行，压痛范围广泛或成条索状者，可分段给予治疗，防止不必要的医源性损伤。

第四节　小针刀操作技术

小针刀在临床上有它独特的使用和操作方法，操作方法主要有进针四步规程，八种用刀方法。

小针刀操作要严格实行无菌操作规程。小针刀要用高压或煮沸消毒，现在有一次性针刀可以使用，每一治疗点，用一个小针刀。局部的皮肤用碘酒消毒，再用酒精脱碘，最后铺上消毒小孔洞巾。术毕，针孔盖以无菌纱布，胶布固定，嘱患者在施术后 3 天内不可洗澡、污染，常规服抗生素 3 天以防感染。每周复查 1 次，根据病情可继续治疗，7 天 1 次，3 次为一疗程，一疗程结束症状尚未完全消失者，可休息 1~2 周后继续第二疗程。

一、进针四步规程

定点、定向、加压分离、刺入这四步规程是小针刀手术在刺入时必遵循的四个步骤。临床操作者熟悉病变局部解剖结构，掌握针刀进入的技巧，是保证小针刀安全有效的首要条件。

1. 定点

确定病变部位，根据病变局部解剖结构，找准进针点。

2. 定向

针刀刀口线与大血管、神经及肌纤维走向平行，将刀口压在进针点上。

3. 加压分离

定点定向后，右手拇、食指捏住针柄，其余三指托住针体，稍加压力但不使针刀刺破皮肤，使进针点处形成一长形凹陷，刀口线与重要的血管、神经及肌纤维走向平行。这样，血管神经就会被分离在刀刃两侧。

4. 刺入

在定点、定向、加压分离的基础上继续加压，当感到针刀下有坚硬感时，说明刀下皮肤已经被推挤到接近骨质，此时稍一加压使针刀快速刺入皮肤。在复杂而有重要结构的进针处，应缓慢地试探进针到位，以免损伤这些结构。

二、针刀手术八法

1．纵行疏通剥离法

适用于粘连结疤发生于肌腱韧带附着点时，将刀口线和肌纤维走行方向平行刺入患处，当刀口接触骨面时，沿肌纤维走向纵行疏剥，按附着点的宽窄，分几条线疏剥，不可横行剥离。

2．横行剥离法

适用于肌肉与韧带和骨发生粘连时，将刀口线和肌纤维走行方向平行刺入患处，当刀口接触骨面时，做肌纤维走行方向垂直的铲剥，将肌肉或韧带从骨面上铲起，当觉得针刀下有松动感时即出针。

3．切开剥离法

适用于瘢痕、粘连发生在软组织之间，如肌肉与韧带、韧带与韧带互相结疤粘连时，将刀口线和肌肉或韧带走行方向平行刺入患处，切开互相间的粘连或瘢痕。

4．铲磨削平法

适用于长在关节边缘或骨干的骨刺治疗。刀口线与骨刺竖轴线垂直刺入，达骨面后，将骨刺尖部或锐利的边缘铲去磨平。

5．切割肌纤维法

适用于肌纤维紧张或痉挛引起的顽固性疼痛和功能障碍。将刀口线与肌纤维走向垂直刺入，切断少量紧张或痉挛的肌纤维。主要用于四肢、腰背较大的肌腹，广泛用于四肢、腰背痛的治疗中。

6．通透剥离法

适用于范围较大的粘连板结。在病变范围数点进刀，进刀点选在肌间隙或其他软组织间隙处，达骨面时除软组织在骨上的附着点之外，将软组织都从骨面上铲起，并尽可能将软组织之间的粘连疏剥开来，并将结疤切开。

7．疤痕刮除法

适用于瘢痕发生在腱鞘壁或肌肉附着点和肌腹处的治疗。刀口线与腱鞘或肌纤维走向平行进刀，先沿软组织纵轴切割数刀，然后在反复疏剥至刀下有柔韧感，说明疤痕已碎，再将其从附着点处刮除。

8．骨痂凿开法

当骨干骨折畸形愈合时，可用小针刀穿凿数孔，再用手法折断重新复位。将刀口线与患骨纵轴垂直刺入骨痂，在骨折间隙或两骨间隙穿凿。

第五节　小针刀疗法注意事项

（1）严格掌握适应证、禁忌证。

（2）严格无菌操作规则，防止感染。

（3）防止针刀折断、卷刃，用前应仔细检查，并定期更换。

（4）防止晕针，尤其对精神紧张和体弱者，在手术过程中应随时了解病情，观察患者反应并进行解释工作。

（5）防止损伤较大血管、神经、脊髓及内脏，背部、第7颈椎处不可刺入太深。

（6）术后以无菌纱布敷盖，3天内保持清洁干燥，以保证伤口愈合、无感染。

第八章　水针刀微创整脊术

水针刀微创整脊术是在传统九针与现代水针疗法的基础上，与针刀疗法精华相结合所发明的一种微创针法，该微创技术治疗脊柱相关病，是以背部疾病阳性反射区为九大诊疗区，以背部神经脊神经、内脏神经投影线为治疗线，将水针松解、注药融为一体，用于治疗脊柱相关疾病。该技术方法简便，疗效确切，易于掌握。

第一节　水针刀微创整脊术的作用机理

一、水针刀松解椎周软组织结节作用

人体动静态的稳定，是靠骨骼系统的稳定结构即骨骼肌的肌腱、韧带及筋膜等附着结构构成的许多立体三角区。它的受力点大部分都在肌肉、肌腱、韧带的起点，少部分在终止的附着点、肌肉的交叉点及筋膜所构成的三角区，这些三角区的每个顶角，为生物力学的凝力点、损伤点，损伤点就是水针刀的治疗点。

当椎周软组织急慢性损伤，形成脊柱周围无菌炎症，软组织机化、粘连，形成无菌结节，刺激或压迫椎周的脊神经、内脏神经，就会引起临床相关症候群。

水针刀微创整脊术治疗脊柱相关性疾病，按脊背九大疾病诊疗区诊疗方法，直接在脊柱相应的疾病诊疗区内，进行水针刀的松解分离椎周挛缩、硬化等病变的软组织，错位的后关节囊，同时在胸腹部对应诊疗区进行针刀分离注射，消除无菌结节，起到直接快速地治疗脊柱相关疾病的作用。

当脊柱急慢性损伤造成脊椎本身的椎间关节错位、小关节紊乱、骶髂关节半错位或尾骨偏歪，均可引起脊柱力学平衡失调，出现脊柱功能障碍，同时，脊椎错位的关节也可刺激压迫脊神经及交感神经节，出现临床症状。

水针刀微创整脊术治疗脊柱相关疾病按脊背九大疾病诊疗区的诊疗方法，对于脊柱

小关节错位可直接在相应的脊柱诊疗区内，通过整脊手法的复位，使错位的小关节恢复原有功能位置，从而解除相应节段脊神经及交感神经节的压迫，从而解除了相应病区内内脏神经的受累，达到治疗脊柱相关性疾病的目的。

二、水针消除椎周软组织无菌炎症作用

我国著名生物学家冯德培教授指出：在人体病变部位注入一定量局麻药或生理盐水，可对病变处产生张力及物理膨胀作用，一方面对病灶区产生破坏作用，另一方面可对人体内脏产生调整功能。

无论是脊柱病变，或脊柱相关性疾病，其病变早期椎周软组织势必要存在无菌性炎症，这些炎症物质不仅刺激脊神经，引起局部疼痛；而且刺激交感神经，引起相关临床症候群。

水针刀微创整脊术根据不同疾病，选用有效的药物，注入最敏感的部位，使药物直达病灶区，直接快速消除局部无菌性炎症。同时，药物注入治疗点后，因占有一定空间，对周围组织产生压力，从而刺激局部感受器而产生酸、麻、胀、困等“针感”样作用，由此而产生调节内脏、平衡自主神经、改善微循环等作用，以达到治疗目的。现代研究认为这类刺激可影响神经系统，反射性地通过神经体液系统调节发挥作用，对神经递质的分泌，各腺体分泌、血液成分、免疫系统以及各脏器、组织功能产生影响，进而调节各系统的功能而达到治疗疾病的目的。

三、水针刀人体对应调节作用

根据人体背部生物信息学原理，人体内脏疾病在背部存在有规律性反射点，这些反射点为水针刀微创整脊术治疗点。应用水针刀注射分离软组织阳性反射点，可快速治疗内脏疾病。水针刀微创整脊术在脊背九大诊疗区内内脏疾病反射点，脊神经、内脏神经的体表投影点，根据不同疾病，选用有效的针对性药物，注入最敏感治疗点，达到“治之以外，调之以内”的治疗效应。如哮喘症在水针刀微创整脊术治疗时，可以脊背$T_{1\sim3}$肺部疾病诊疗区为主要治疗区，以胸前部肺区为对应治疗区，注入安喘四联针，水针刀扇行分离；胃炎、胃溃疡，可以直接在背部胃病相关诊疗区及腹部的对应治疗区反应点进行水针刀注射分离；男、女生殖系统疾病可直接在脊背生殖病区进行水针刀注射分离。

第二节　水针刀微创整脊术的定位方法

一、脊柱区带的概念

脊柱区带是根据脊柱的分部来命名的。脊柱区带是指上至上项线，下至尾骨在内，外至竖棘肌外缘及骶髂关节线，包括脊神经后内外支、自主神经、椎旁交感神经节及脊髓投影线所在的区域。脊柱相关病多发生在该区。

传统中医学已经模糊地认识到了脊柱区带的功能。比如，中医的华佗夹脊穴，就是在脊柱两侧进行针或灸的治疗，许多顽固的内脏疾病得到治愈。这些穴位大多在相应的椎体后关节囊内线，与脊神经、自主神经、椎旁神经节都有一定的联系，所以，治疗脊柱相关病及临床疑难病就有很好的效果。

脊柱周围能引起相关内脏出现病理性改变的相关组织器官有：肌肉、韧带、关节囊、神经和骨性组织等。脊柱区带和内脏自主神经连接的主要组织结构有交通支、窦椎神经等，通过这些组织结构就会把脊柱区带的信息传递到有关内脏的自主神经，从而引起内脏功能的变化，导致许多脊柱相关病及临床疑难病。

脊柱九大诊疗区内的各种组织器官导致内脏疾病不同的病因病理是由于肌肉、韧带、筋膜、关节囊等软组织在脊柱区带极易劳损，损伤后在自我修复的过程中形成新的病理因素，即粘连、瘢痕、挛缩、堵塞，这些病理因素在适当的深度和部位压迫、牵拉相应的神经，造成神经功能障碍，从而直接影响内脏器官的功能。

脊椎小关节紊乱后，因自主神经节大多位于脊柱的两侧及前方，如果小关节出现紊乱，椎体出现移位，必然牵拉和挤压有关的自主神经节，同样引起自主神经功能障碍，从而导致有关脏器的病变。

二、脊柱相关病背部的九大系统疾病临床表现

脊柱的疾患除可产生自身功能范围的改变外，还可引起脊髓、神经、血管及周围软组织损伤等临床综合征。尤其是各相关系统脏器的功能紊乱、疾病和亚健康状态交互存在，使其临床表现错综复杂，给诊断和鉴别诊断带来一定困难。通过多年临床研究与总结，将上至上项线枕骨面、环枕关节，下至尾骨在内，外至竖脊肌外缘的脊柱区带软组织损伤、小关节错位，根据不同节段，受累的不同脊神经、内脏神经节所支配的不同

内脏，可出现九大系统临床表现，主要表现列表详细说明（表 8–1）。

表8–1　脊柱软组织损伤及小关节错位所致的九大系统疾病临床表现

症状	相应棘突	主要经穴	主要临床症状及诊治
颅脑症状及五官科症状	上至上项线、枕骨面、环枕关节、环枢关节，以及$C_{1\sim3}$周围软组织损伤、小关节错位以后所致的症状	主要是由于枕骨面、上项线、枕筋膜挛缩，环枕、环枢关节半错位，或颈3以上软组织损伤、小关节错位，刺激压迫了颈上内脏神经节、舌下神经或舌咽神经支，部分刺激压迫了颈丛神经后支，如枕下神经、枕大神经、枕小神经、耳大神经所引起的临床症候群	表现为头痛、头晕、耳聋、耳鸣、视力障碍、鼻塞、流涕、咽喉部不适、伸舌障碍、语言障碍
内分泌症状	主要为$C_{3\sim4、5\sim6、6\sim7}$小关节错位	主要为颈椎中下段脊神经、交感神经节受累所致	主要表现为甲状腺功能低下或亢进，或者血糖不稳、血压不稳
肺部症状	主要为$T_{1\sim3}$小关节错位	主要为支配肺组织的脊神经、交感神经受累所致	主要表现为咳嗽、咯痰、呼吸困难
循环系统症状	$T_{3\sim6}$损伤引起	颈部交感神经受刺激及周围血管功能失调	表现为血压异常，类冠心病，如胸闷、胸痛、气短、心悸等，部分伴有心律失常等
肝胆系统症状	主要为$T_{7\sim9}$小关节错位	支配肝胆系统的脊神经、交感神经受累所致	主要表现为右上腹隐痛、不适、胀满，可伴有恶心、呕吐等症状
胃、十二指肠症状	主要为$T_{9\sim12}$小关节错位	支配胃、十二指肠的脊神经、交感神经受累	主要表现为腹痛、腹胀、恶心、呕吐等症状
泌尿系症状	胸腰关节、$T_{11\sim12}$、$L_{1\sim2}$、肋脊角周围	主要为支配泌尿系的脊神经、交感神经受累所致	表现为肾区疼痛、胀痛不适，小便次数增多，尿急、尿频等症状
肠道症状	$L_{3\sim5}$软组织损伤、小关节错位	主要为腹丛神经低级排便中枢受累所致	表现为下腹部张满、不适、大便次数增多、腹痛、腹泻等症状
生殖系统症状	主要L_5以下致尾椎，外至骶髂关节周围	由于腰椎下段或者骶髂筋膜区骶髂关节周围软组织损伤、小关节错位刺激压迫脊神经、椎旁交感神经节引起	表现为男性阳痿、性欲低下、不育症；女性痛经、闭经、不孕症

三、脊柱相关病九大诊疗区划分

脊柱区带以脊柱节段的横向划分为每个区域，一般来说九大诊疗区除脑病诊疗区之外，以每三节棘突作为一个横向的病区节段，外至竖脊肌外缘为一个诊疗区，因而脊柱区带自上项线脑病诊疗区，下至尾骨在内的生殖病区，自上而下共分为九大诊疗区。每个诊疗区之间既是独立的，又是相互交叉联络的，因为脊神经与内脏神经之间是相互交融的，所以应用针灸、针刀、埋线方法纵向治疗时，要以靠近上方为准（表 8-2）。

表8-2 脊柱相关疾病九大系统相关诊疗区简表

诊疗区	相应棘突	主要经穴	主要临床症状及诊治
脑病相关诊疗区	上项线枕骨面至C_3棘突下构成的倒置三角区	风池、风府、哑门、定晕、安眠、治脑穴等	头痛、头晕、后枕部疼痛、颈部僵痛、失眠多梦、眼眶胀痛、视力障碍、脑血管意外偏瘫、头面、五官科疾病、失语、耳聋、耳鸣等
交感平衡相关诊疗区	C_3棘突下至双肩胛内缘纵线所构成的三角区	大椎、夹脊、降压、降糖、天元穴等	神经官能症、精神紧张综合征、头晕、失眠、多梦、焦虑症、歇斯底里症、内分泌功能紊乱、高血压、糖尿病、甲亢颈性心脏病等
肺部相关诊疗区	C_7棘突至T_3棘突下，外至肩胛骨内缘纵线区构成的长方区	大椎、定喘、大杼、风门、肺俞穴等	胸闷、气喘、咳嗽、咯痰、呼吸困难、心慌、过度换气、心悸、心律失常、心动过速或过缓等症状
心脏病相关诊疗区	$T_{3\sim6}$棘突下，外至肩胛骨内缘线区构成的长方区	华佗夹脊穴、心俞、厥阴俞、神道穴等	心神经官能症、功能性心律失常、肋间神经痛、胸痹症如心悸心慌、心烦易怒、胸口堵闷、功能性心脏病或颈源性心脏病等
肝胆病相关诊疗区	$T_{7\sim9}$棘突下，外至肩胛骨内缘线区构成的长方区	膈俞、肝俞、胆俞、肝炎穴、至阳穴等	右上腹部胀满、肝区不适、右肩胛区痛、腹部胀痛、食欲不振、厌食、乏力、急慢性胆囊炎、胆石症、慢性肝炎等
胃病相关诊疗区	T_9棘突上至T_{11}棘突下，外至肩胛骨内缘线纵线区构成的长方区	脾俞、胃俞、三焦俞、胃仓、胃下垂穴等	上腹部饱满，胀痛、胃脘部不适、恶心、呕吐、泛酸、嗳气、胃炎、贲门炎、胃溃疡、十二指肠溃疡等病症
肾病相关诊疗区	T_{11}棘突下至L_2棘突下，外至肩胛骨内缘纵线区所构成的长方区	肾俞、命门治疗点等	肾区隐痛、输尿管牵涉痛、尿急、尿频、尿痛、排尿困难等、肾积水、结石症、慢性肾盂肾炎等病症
肠道相关诊疗区	L_2棘突下至L_5棘突下，外至肩胛骨内缘线区构成的长方区	气海穴、大肠俞、腰阳关、腰台外穴等	腹痛、腹泻、便秘、下腹部胀满、慢性肠炎、结肠炎、慢性阑尾炎等病症
生殖病相关诊疗区	L_5棘突下至尾椎，外至骶髂关节构成的骨性三角区	八髎穴、胞肓、白环俞、会阳、长强等穴	阳痿、性欲低下、前列腺炎、痛经、闭经、不孕症、盆腔炎、肛肠病

1．脑病相关诊疗区

该区为脑神经疾病相关诊疗区，主要用于诊断治疗脑部疾病及脑部相关疾病。

定位：从上项线两端外至颞骨乳突外缘线，与 C_3 棘突下缘连线大约 6cm 处所构成的倒置三角区（图 8–1）。

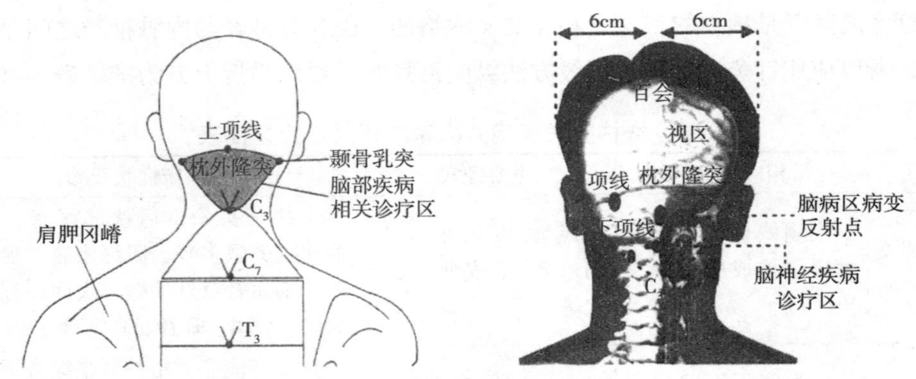

图8–1　脑神经疾病相关诊疗区

病理及征象：脑病区位于颈 3 以上包括环枕、环枢在内，该区是颈椎节段活动大的部位，容易损伤。当颈椎上段软组织损伤、小关节移位、环枕筋膜挛缩、增生退变等，可刺激、牵拉、压迫颈部的椎动脉、枕神经、颈交感神经、窦椎神经，临床上可出现脑部疾病及脑部相关疾病。

临床主症：当该区发生以上病理改变时，临床可出现头痛、头晕、后枕部疼痛、颈部僵痛、失眠多梦、眼眶胀痛、精神紧张、神经衰弱等症状，该区为诊治脑血管后遗症、中风失语症等脑血管疾病的主要区域。

通常当枕骨偏歪、错位或枕筋膜损伤、枕腱弓增厚或环枕筋膜挛缩，可引起头晕、头痛、视力障碍或语言障碍。

当环枕、环枢关节错位、$C_{2\sim3}$ 小关节错位，环枕筋膜损伤、挛缩，刺激椎动脉、交感神经受刺激，临床上可引起头痛头晕、视力障碍、语言障碍、运动性失语、耳聋耳鸣、重听、鼻塞、牙痛。

水针刀微创整脊术：在脑病诊疗区应用水针刀微创整脊术，松解枕筋膜及 C_3 以上椎周软组织结节，于竖脊肌外缘线进行水针刀注射松解。配合整脊手法纠正脊椎关节错位，治疗脑血管意外后遗症、脑外伤失语症、小脑平衡障碍、颈性头痛、颈性眩晕、颈性耳鸣、颈性三叉神经痛、颈性视力障碍、颈性咽炎、颈性鼻炎等。

2．交感平衡相关诊疗区

交感平衡区又称为平衡区，是指位于颈椎中下段的颈交感神经节（星状神经节）所对应的部位，主要是用于诊断和治疗交感性疾病、神经性疾病、内分泌系疾病及内脏疾病。

定位：C_4 棘突上缘与 C_7 棘突下缘，外至竖脊肌外缘线大约 6cm 处的等腰三角区，主要用于诊治颈交感神经相关疾病及颈、肩、臂、手部疾病（$C_{6\sim7}$ 棘突之间）（图 8–2）。

病理及征象：根据生物信息学原理及中医藏象学原理，当临床上出现交感神经功能失调可能引起的一系列临床病变。当颈椎下段软组织损伤、小关节紊乱、增生退变、粘连，尤其是颈胸关节后方的高凝力点—G 棘突周围的头夹肌及封套筋膜挛缩，形成无菌结节，刺激或牵拉了脊神经后支、颈交感神经下节即星状神经节及心迷走神经，可引起广泛的交感神经功能失调的一系列症候群。$C_{4\sim7}$ 小关节错位时，局部软组织损伤，在 $C_{4\sim7}$ 棘突两侧、后关节囊、横突后方，可出现条索状结节、压痛、弹响声、弹拨痛，酸胀不适、异常感觉、局部色素沉着。

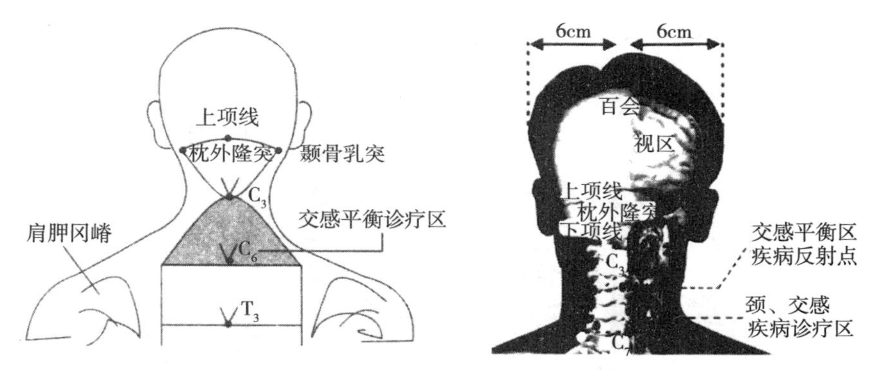

图8–2　交感疾病相关诊疗区

临床主症：当该区发生以上病理改变，临床上可出现不定陈述综合征、慢性疲劳综合征、心神经官能症、精神神经紧张综合征；内分泌功能紊乱，如失眠、多梦、焦虑等；高血压、糖尿病、甲亢、内分泌失调性、颈源性心脏病等。

当 $C_{3\sim4}$ 小关节错位刺激咽喉部神经，可出现咽喉部疼痛、吞咽不适等现象。

当 $C_{4\sim5}$ 软组织损伤、小关节错位，临床上可出现甲状腺功能异常，甲亢或甲状腺功能低下；同时也可刺激颈旁交感神经节中段，引起颈源性心脏病。

当 $C_{5\sim6}$ 软组织损伤，小关节错位或韧带钙化，临床上可出现内分泌失调，血糖不稳，血糖过低或过高。

当 $C_{6\sim7}$ 小关节错位、软组织损伤或韧带钙化，临床上可出现血压不稳，血压过高或过低，部分可出现颈源性心脏病。

当 $C_7\sim T_1$ 小关节错位，软组织损伤或韧带钙化，临床上可出现胸闷、气喘、呼吸困难等症状。

水针刀微创整脊术：在交感病区 $C_{4\sim7}$ 椎周软组织结节，进行水针刀注射分离松解可留植药磁线，主要沿着中枢神经治疗线、内脏神经治疗线，配合整脊手法纠正脊椎关节错位，治疗亚健康综合征、不定陈述综合征、神经官能症；内分泌功能紊乱；高血压、糖尿病、甲亢、内分泌失调性、颈源性心脏病、颈性发热、肩背及上肢疼痛等。

3．肺病相关诊疗区

该区又称呼吸病诊疗区，为肺、气管疾病相关诊疗区。

定位：从 C_7 棘突下至 T_3 棘突上，外至竖脊肌外缘肩胛内纵行线，大约 6cm 处，两条横线的连线构成长方形区（图 8–3）。

病理及征象：根据生物信息学原理及中医藏象学原理，当 $T_{1\sim3}$ 的软组织损伤，小关节移位或增生退变，软组织粘连、椎间孔变小可刺激压迫脊神经后支与椎旁交感神经节，该区局部出现阳性病灶反应点；当 $T_{1\sim3}$ 小关节错位时，局部软组织损伤，在 $T_{1\sim3}$ 棘突两侧、后关节囊、肩胛内上角内缘，可出现条索状结节、包块、局部色素沉着、按之压痛、弹响声、弹拨痛、酸胀不适等异常感觉。

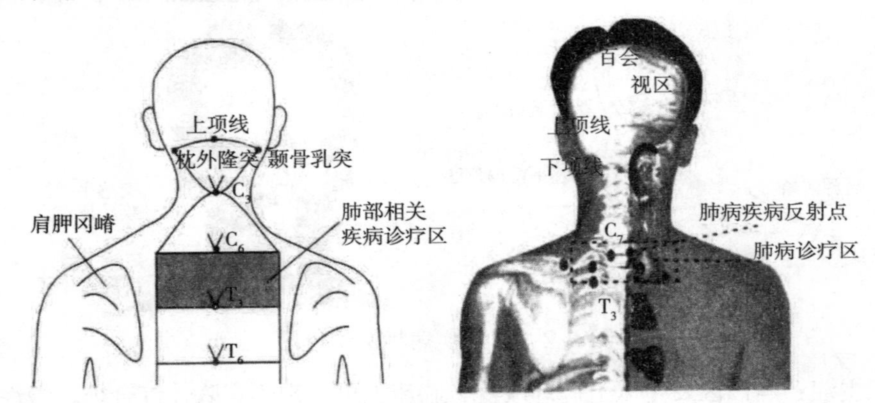

图8–3　肺病相关诊疗区

临床主症：临床上可出现胸闷、气喘、咳嗽、呼吸困难、过度换气等症候群。

水针刀微创整脊术：在肺病区进行水针刀注射分离松解 $T_{1\sim3}$ 椎周软组织结节，留植药磁线等，配合整脊手法纠正脊椎关节错位，治疗脊源性哮喘、慢支、急慢性哮喘、早期肺气肿、支气管扩张、迁延性肺结核。应用微创整脊术水针注射，水针刀分离，留植药磁线，治疗肺部疾病，具有确切疗效。

4．心脏疾病相关诊疗区

该区又称功能性心脏病治疗区，为功能性心脏疾病诊疗相关区。

定位：自 T_3 棘突下至 T_6 棘突上，外至竖脊肌外缘线，大约 6cm 处，两条横线的连线所构成的长方区（图 8–4）。

病理及征象：当颈椎下段、胸椎中上段 3、4、5 节软组织损伤，小关节移位，增生退变，可引起该区脊神经后支与胸神经节受刺激、自主神经功能紊乱，传导抑制，当临床上出现心脏疾病，或 $T_{3\sim6}$ 小关节错位时，在颈椎下段及 $T_{3\sim6}$ 棘突左侧、后关节囊、横突后方出现条索状结节、压痛、弹响声、弹拨痛、酸胀不适、异常感觉、局部色素沉着。

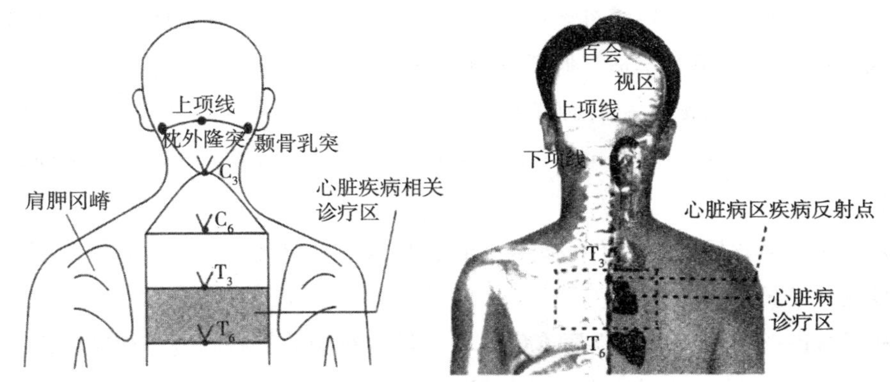

图8-4　心脏疾病相关诊疗区

临床主症：临床上可出现心慌胸闷、功能性心律失常、心烦易怒等。

水针刀微创整脊术：颈椎下段交感平衡区，左侧后关节囊处，以 $C_{5\sim7}$ 后关节囊与 $T_{4\sim6}$ 后关节囊为主要分离注射区。主要沿着内脏神经治疗线，相当于关节突关节线内缘；脊神经后内侧支治疗线、关节突关节外缘线；脊神经后支的外侧支治疗线，相当于竖脊肌外缘线，进行水针刀注射分离松解颈交感区左侧及心脏投影区的椎周软组织结节，留植药磁线，配合整脊手法纠正脊椎关节错位，治疗脊源性心脏病、心脏神经官能症、功能性心律失常、胸肋部疼痛等。

5．肝胆疾病相关诊疗区

该区又称肝胆病诊疗区，为肝胆相关疾病诊疗区。

定位：从 T_6 棘突下至 T_9 棘突上，外至竖脊肌外缘线，大约 6cm 处，两条横线的连线所构成的长方区（图 8-5）。

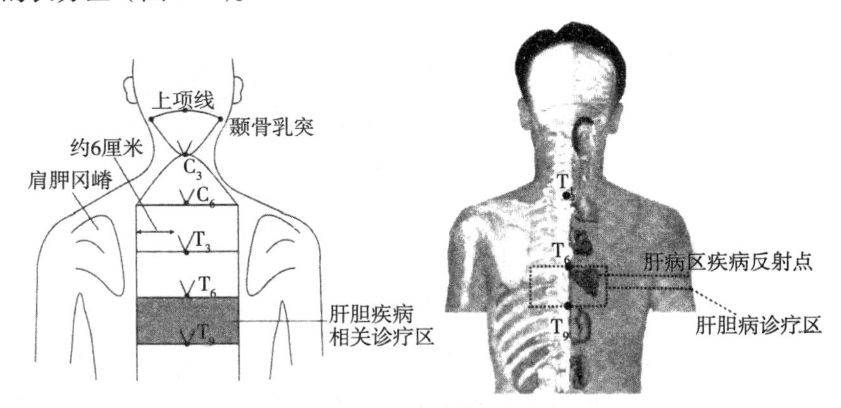

图8-5　肝胆疾病相关诊疗区

病理及征象：胆汁的分泌主要是由肝细胞及上皮细胞完成的，胆汁的分泌和排泄受体液因素和自主神经系统的调节。空腹时，大部分胆汁进入胆囊进行浓缩，餐后，浓缩的胆汁可很快排入胃肠道以助消化吸收。当 $T_{7\sim9}$ 小关节错位、软组织损伤时，刺激、压迫了支配胆道的大、小内脏神经纤维即交感神经纤维，影响了胆汁的正常分泌与排泄，临床上可出现肝胆区不适、腹部胀满、恶心呕吐、食欲不振等症状；当 $T_{7\sim9}$ 小关节错位时，$T_{7\sim9}$ 棘突右侧，右肩胛筋膜区大菱形肌附着点，可出现条索状结节、包快、压痛、弹响声、弹拨痛、酸胀不适、异常感觉、局部色素沉着，并可触及软组织异常改变的结节。

临床主症：当该区发生以上病理改变时，临床上可出现急慢性胆囊炎、胆石症、胆绞痛及慢性肝炎。

水针刀微创整脊术：在肝胆病诊疗区 $T_{7\sim9}$ 棘突右侧沿着右侧内脏神经治疗线，右肩胛下角反射线，进行水针刀注射分离松解 $T_{6\sim9}$ 椎周软组织结节，留植药磁线等，配合整脊手法纠正脊椎关节错位，治疗脊源性胆囊炎、慢性胆囊炎、胆石症、胆绞痛及慢性肝炎等。

6．胃病相关诊疗区

该区又称胃病诊疗区，为胃病相关诊疗区。

定位：从 T_9 棘突下至 T_{12} 的棘突上，至竖脊肌外缘线，大约 6cm 左右处，两条横线的连线所构成的长方区（图 8–6）。

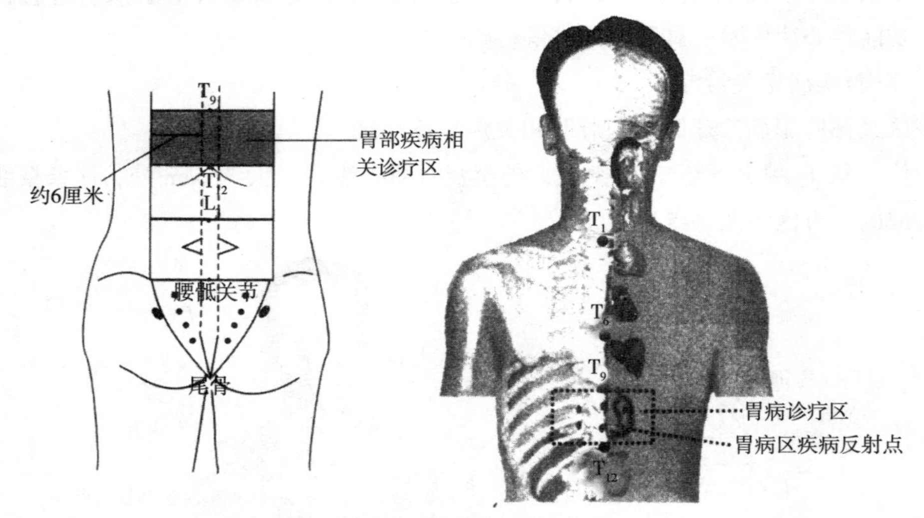

图8–6　胃病相关诊疗区

病理及征象：当 $T_{9\sim11}$ 软组织损伤，小关节紊乱，增生退变可致相应节段的脊神经与交感神经节受刺激，内脏神经、窦椎神经受刺激与牵拉，可出现条索状结节、压痛、弹响声、弹拨痛、酸胀不适、异常感觉、局部色素沉着。

临床主症：当临床上出现胃部疾病，或 $T_{9\sim12}$ 小关节错位时，$T_{9\sim12}$ 棘突两侧、后关节囊、横突后方可出现消化系统症状，如上腹部胀痛、反酸嗳气、食欲不振、胃痛、恶心、呕吐等。

水针刀微创整脊术：在胃病诊疗区沿着内脏神经治疗线，相当于胸椎 8、9、10、11 后关节囊线；脊神经后内侧支治疗线，关节突关节外缘线；脊神经后支的外侧支治疗线，相当于竖脊肌外缘线，在胃病区 $T_{9\sim11}$ 棘突两侧进行水针刀注射分离，留植药磁线，配合整脊手法纠正脊椎关节错位，治疗脊源性胃脘痛、慢性胃炎、胃溃疡、胃下垂、十二指肠溃疡等。

7．肾病相关诊疗区

该区又称肾病区，为肾泌尿系统疾病诊疗区。

定位：自 T_{12} 棘突下缘至 L_3 棘突上缘，外至竖脊肌外缘线，大约 6cm 处，两条横线的连线所构成的长方区（图 8–7）。

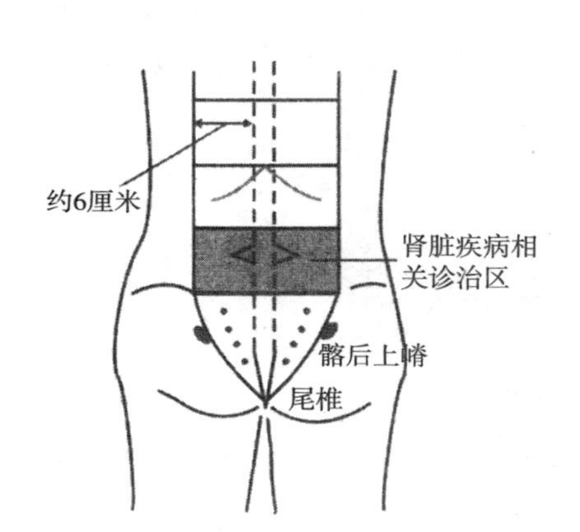

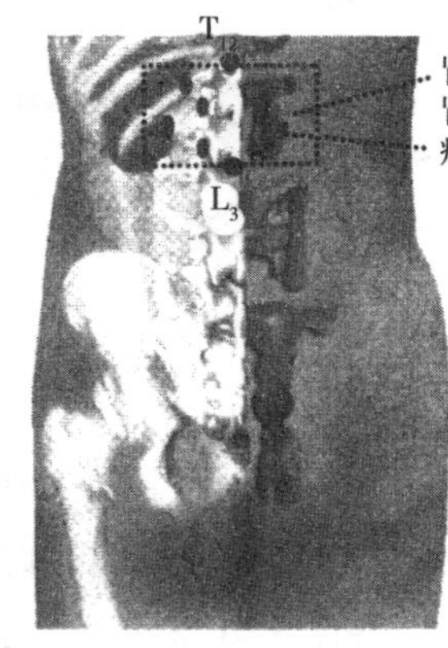

图8–7　肾病相关诊疗区

病理及征象：当临床上出现肾脏疾病，或 T_{12}~L_2 小关节错位时，T_{12}~L_2 棘突两侧、后关节囊、横突后方，可出现条索状结节、压痛、弹响声、弹拨痛、酸胀不适、异常感觉、局部色素沉着。当 T_{12}~L_2 出现软组织损伤、小关节移位、增生退行性病变，刺激、牵拉脊神经，椎旁交感神经可引起肾病区肋脊角附近出现阳性结节、压痛反应。

临床主症：当该区发生以上病理改变时，临床上可出现肾、输尿管牵涉痛，排尿异常、尿急、尿频等症状。最常见的有脊源性排尿异常、肾积水、肾结石、慢性肾盂肾炎。

水针刀微创整脊术：在肾病区沿着患侧肾脏投影区阳性反应区，相当于关节突关节线外缘；脊神经后内侧支治疗线，关节突关节外缘线；脊神经后支的外侧支治疗线，相当于竖脊肌外缘线，进行水针刀注射分离松解 $T_{11\sim12}$ 椎周软组织结节，留植药磁线，配合整脊手法纠正脊椎关节错位，治疗脊源性排尿异常、肾积水、肾结石、慢性肾盂肾炎，配合生殖区治疗男女生殖性疾病等。

8．肠病相关诊疗区

该区又称肠病区，为肠道相关诊疗区。

定位：从 L_3 棘突下到 L_5 棘突上，至竖脊肌外缘线，大约 6cm 处，两条横线的连线所构成的长方区（图 8–8）。

病理及征象：该区位于腰椎中下段，为腰骶关节杠杆力支撑点，是腰椎病变多发节段。本段常可引起腰椎间盘脱出，也为治疗腰痛、腰三横突综合征、腰肌劳损、腰椎椎管狭窄病变的重要部位，为水针刀新针法治疗的重要部位。当临床上出现肠道疾病，$L_{3\sim5}$ 软组织损伤、小关节移位、退变增生，或 $L_{3\sim5}$ 小关节错位时，在 $L_{3\sim5}$ 棘突两侧、后关节囊、横突后方，可出现条索状结节、压痛、弹响声、弹拨痛、酸胀不适、异常感觉、局部色素沉着。

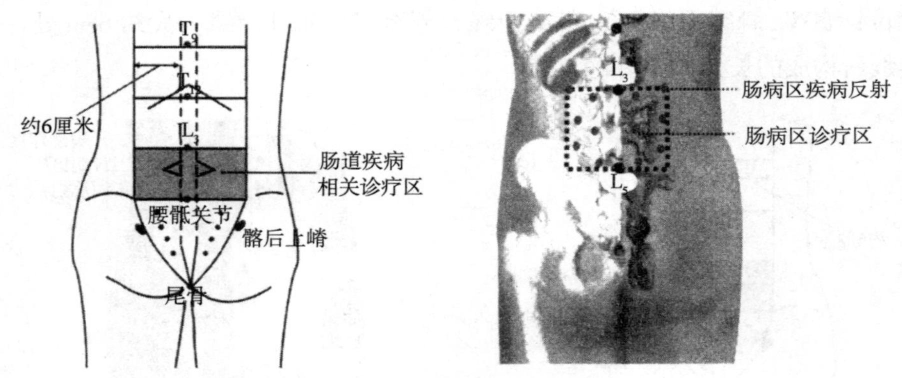

图8–8　肠病相关诊疗区

临床主症：当该区发生以上病理改变时，临床上可出现肠道功能紊乱而出现腹痛、腹泻、便秘、下腹部坠胀甚至梗阻，最常见的有脊源性肠炎、慢性肠炎、结肠炎、肠易激惹综合征、慢性阑尾炎及腰腿痛等。

水针刀微创整脊术：在肠病诊疗区沿着内脏神经治疗线，相当于关节突关节线内缘；脊神经后内侧支治疗线，关节突关节外缘线；脊神经后支的外侧支治疗线，相当于竖脊肌外缘线，进行水针刀注射分离松解后 $L_{1\sim3}$ 椎周软组织结节，留植药磁线，配合整脊手法纠正脊椎关节错位治疗脊源性肠炎、慢性肠炎、结肠炎、肠易激惹综合征、慢性阑尾炎及腰腿痛等。

9．生殖疾病相关诊疗区

该区又称生殖病区，为男性及女性的生殖病诊疗区。

定位：上从腰 5 棘突水平线下缘，外至双侧骶髂关节，下至尾骨端的自然骨性倒置三角区（图 8–9）。

病理及征象：当腰骶部损伤、软组织损伤、骶髂小关节移位、增生退变、骶尾椎损伤、尾骨骨折、错位、尾骨偏歪、错位刺激奇神经节，可引起男女生殖疾病及肛肠疾病。或腰骶关节错位时，髂嵴两侧、骶髂关节周围、骶后孔外口、骶髂筋膜区，可出现条索状结节、包块、压痛、弹响声、弹拨痛、酸胀不适、异常感觉、局部色素沉着。

临床主症：当该区出现以上病理改变时，临床上可出现生殖系统疾病，如男性阳痿、性欲低下、腰骶部酸沉；女性可出现痛经、闭经、功能性不孕症、盆腔炎、大小便障碍、肛门坠胀等症。

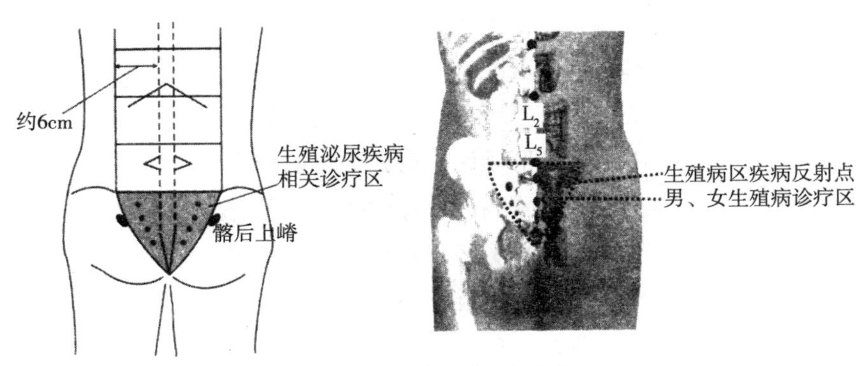

图8-9　生殖疾病相关诊疗区

水针刀微创整脊术：在生殖病区或肾病区进行水针刀松解及骶髂筋膜软组织结节留植药磁线，同时水针刀可进行骶后孔注射分离术，配合整脊手法纠正脊椎关节及骶髂关节错位，治疗脊源性生殖病，男性阳痿、性欲低下、不育症、前列腺炎、遗尿症；女性痛经、闭经、不孕症、盆腔炎及肛肠病等。

四、脊柱区带九大系统相关疾病诊疗区划分依据

经过临床20余年的临床实践与总结，结合大量的尸体解剖，划分出了人体九大系统诊疗区，并在临床治疗中逐步得到完善，其划分依据如下。

（1）根据内脏疾病的体表反射规律及生物信息原理，人体内脏疾病在脊柱区带有规律性的阳性反射区或反射点，如肺部疾病往往反射在 $T_{1\sim3}$ 的肺病区即脊柱两侧及肩胛骨的棘突两侧；胆囊炎往往反射在 $T_{7\sim9}$ 的肝胆病区即脊柱右侧及右肩胛区；肾积水、肾绞痛往往反射在肾病区即患侧的肋脊角；男、女生殖病往往反射在生殖病区即盆腔后骶髂筋膜区内等等。

（2）根据同名内脏的解剖位置与体表投影，每个相关诊疗区，在相应脊柱节段解剖区域内，对应相同的内脏，如肺、气管疾病相关诊疗区，在相应节段解剖区对应肺部组织，其体表投影也在该区域内；心脏疾病相关诊疗区对应心脏投影区。

（3）根据内脏神经、脊神经分布特点，脑部相关诊疗区，相应节段的解剖区域对应小脑和延髓；颈交感疾病相关区域，对应相应交感神经节，如星状神经节。

（4）根据传统经穴的分布规律，祖国医学认为背部属阳，而脊椎正中线为人体的督脉线，督脉为“阳脉之海”即总督一身之阳气，“缘督为治”语出《华佗神医秘传》。因督脉是十二经的根本，所以全身十二经脉、五脏六腑、四肢百骸有病，都应沿督为

治，脏腑、经络、肢体的疾病才能得以治疗。

九大诊疗区歌诀

脑区中枢神经病，枕下倒置三角形。
颈椎中下平衡区，交感分泌官能症。
肺区居于五脏首，肩胛冈嵴相平行。
心区心脏投影区，主治功能心脏病。
七至九节肝胆区，肩胛下角记分明。
胸椎中下胃病区，脊柱两侧有反应。
肾区肾脏投影区，结石积水肾绞痛。
肚脐环状水平线，肠道病区治肠病。
生殖骨性三角区，主治男女生殖病。
骶骨岬旁四对孔，针刀留线角度清。
水针刀线相结合，灵活运用祛顽症。

五、关于背部九大诊疗区神经治疗线的分布

脊柱区带九大诊疗区的划分，是横向的节段划分，通常运用水针刀、针刀、针灸或手法诊治内脏疾病时，可灵活地运用九大诊疗区。在临床实践中，通过大量的尸体解剖及临床总结，在脊柱区带，创立了几条神经线的分布投影线路，运用水针刀微创针法治疗脊柱相关疾病及临床疑难病，通常沿着这几条神经投影线路进行纵向治疗，这几条神经投影线路与传统经穴有一定的出入，它是实实在在的神经投影线，而不是抽象的经络线，因而将几条纵线确定为神经治疗线（图 8-10）。

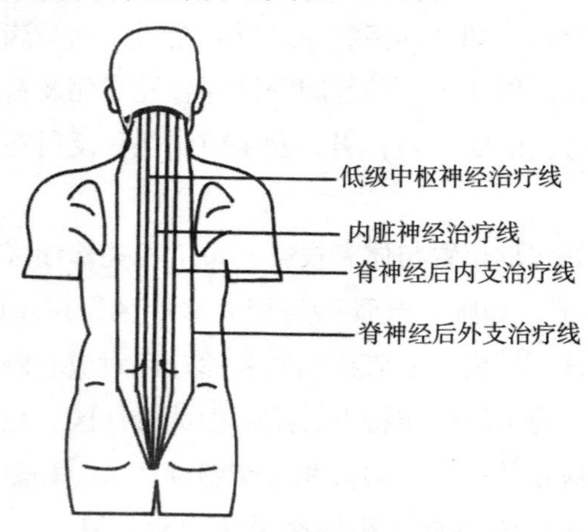

图8-10　神经治疗线的分布

1．低级中枢神经治疗线

定位：该线位于棘突线的后正中线，至环枕关节下（风府穴），下至尾骨尖端，贯

穿整个脊柱为脊髓的外在投影线，为低级中枢治疗线。

局部解剖：该线为脊髓的外在投影线，作为治疗中枢性疾病的低级中枢治疗线。脊髓为人体中枢神经上通下达的传导通路，联络全身内脏及四肢百骸，31 对脊神经分别从脊髓侧角发出，通过交通支与交感神经节相连，支配内脏，传统经穴的督脉线为针灸治疗内脏病的主干，当脊柱小关节错位，椎周软组织损伤时，可累及脊髓周围的神经支，出现脊柱相关性病症。

水针刀微创整脊术：在该治疗线上由皮层至棘上韧带逐层切开，逐层分离，水针注药，留植药磁线，但磁线只留在肌筋膜层。在低级中枢治疗线注射分离留植药磁线，主治脑部病变、脑部相关疾病、神经系统疾病。

脊诊整脊：沿该线用三指触诊法，触及棘突是否有偏歪，是否有过长（凸起）或过短（凹陷），是否有软组织结节、压痛。若有棘突偏歪，结合影像诊断，先用一指禅弹拨松解，然后用动静整脊法成角弹扳复位。

2．内脏神经治疗线

定位：内脏神经治疗线位于棘突根部两侧，关节突关节内缘与脊髓的联络线，距后中线 1.5~2cm。

局部解剖：棘突两侧的小关节囊，其前方对应的是椎前筋膜，椎前筋膜上方附着的是椎旁交感神经节。该线为脊髓背面两侧与椎旁交感神经节的后内侧线交接处。它们借节间支连成交感神经干，后关节囊线是交感神经干与脊神经的连接点在体表的投影。

水针刀微创整脊术：由浅入深逐层切开、逐层分离，直达后关节囊，水针刀分离后关节囊可以解除内脏神经节的刺激、压迫，从而达到治疗内脏疾病的作用。该线在脊柱区带作为第一条治疗内脏疾病的治疗线。

脊诊整脊：沿该线用三指触诊法，触及小关节是否有错位，是否有软组织结节、压痛。若有小关节错位，结合影像学检查，先用一指禅弹拨松解，然后用动静整脊法成角弹扳复位。

3．脊神经后内支治疗线

定位：脊神经后内支治疗线在小关节囊外侧，竖脊肌中内 1/3 处穿出，距后中线 3cm 左右。

局部解剖：脊神经从椎间孔发出后，分为后内支与后外支，后内支从横突根部的乳副突韧带的下方穿出，分布在横突背面、棘突两侧的竖脊肌筋膜层。脊神经后内支通过交通支与内脏神经联络，当局部软组织损伤，刺激压迫脊神经后内支时，也可出现临床相关症状。

而内脏疾病也可以沿此线在脊柱区带传导反射，出现软组织改变的相关征象。

水针刀微创整脊术：由浅入深逐层切开、逐层分离软组织结节，解除脊神经后内支及内脏神经节的刺激、压迫，从而达到治疗内脏疾病的目的，为脊柱区带治疗内脏病的第二条治疗线。

脊诊整脊：沿该线用三指触诊法，触诊横突尖端与椎肋关节背侧面是否有软组织结节、包块、压痛。先用一指禅弹拨松解，然后用呼吸反向推按法复位。

4. 脊神经后外支治疗线

定位：该线距后中线5.5cm左右，是脊神经后外支突出竖脊肌外缘肌筋膜层的外在投影线。该线相当于膀胱经外线，为治疗内脏疾病的第一条治疗线，主要治疗内脏疾病。

局部解剖：脊神经后外支从竖脊肌外侧方，髂肋肌肌筋膜层穿出，分部在脊柱区带的外侧方，主管皮肤的感觉。后外支与后内支通过交通支与内脏神经节联络，因此，当局部软组织损伤引起后外支受刺激压迫时，可引起脊柱相关性疾病。

水针刀微创整脊术：由浅入深逐层切开、逐层分离软组织结节，解除脊神经后外支及内脏神经的刺激、压迫，从而达到治疗内脏疾病的作用。

脊诊整脊：沿该线用三指触诊法，触诊肩胛骨内缘线及髂肋肌背面、骶髂关节周围是否有软组织结节、包块、压痛。先用一指禅弹拨松解，然后用呼吸反向推按法复位。

触诊法顺序：神经线路一般应用三指触诊法检查相应神经治疗线有无病理性改变。对于背部神经治疗线的触诊顺序为：由内到外、由上到下依次触诊。

综上所述，人体背部的经络线是治疗内脏疾病及脊柱相关疾病的治疗线。水针刀微创整脊术，以在背部九大相关疾病诊疗区为治疗区，以脊髓后正中投影线为中枢神经治疗线、椎旁交感神经节线为内脏神经治疗线、脊神经后内侧支线与脊神经后外侧支线四条纵线为治疗线，以阳性反应点为治疗点，以胸、腹部内脏的体表投影区为前面对应治疗区，以四肢的特殊治疗点为辅助治疗点，进行综合治疗。

六、头颈、胸腹部九大对应诊疗区划分

人体脊柱区带九大诊疗区在人体头颈部、胸腹部的内脏解剖对应部位是内脏疾病规律性的反射部位，也是内脏疾病的诊断治疗部位，即胸腹部九大对应诊疗区。

1. 脑病对应诊疗区

定位：位于头顶部帽状腱膜中点，前后左右约6cm区域，该区分布传统俞穴：百会、四神聪穴，故称百会神聪区。

局部解剖：该区对应大脑功能部位为顶部感觉区。因而为百会神聪区。

主要症状：脑部病变及脑部相关疾病，如脑血管意外所致的智力障碍、感觉障碍、老年脑萎缩等病症。

触诊及相关征象：当脑部病变时，采用单指触诊法，可触及帽状腱膜中点软组织异常改变、局部结节、包块、压痛、皮疹等。

水针刀微创整脊术：通常应用水针注射、水针刀分离术或留植药磁线，该区采用

“十字”留线法，平刺进针，水针刀分离层次在帽状腱膜层（图 8-11）。

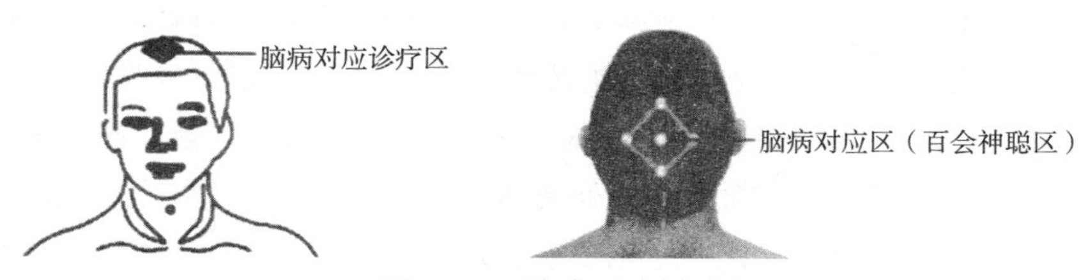

图8-11　脑病对应诊疗区

2．交感病对应诊疗区

定位：位于颈前三角区的筋膜区内。上至喉结节水平线，下至胸锁关节中点，外至胸锁乳突肌前缘，构成倒置三角区。

局部解剖：该区与后颈部交感病诊疗区相对应，深层主要分布有颈交感神经节的中节及下节，即星状神经节。

颈前三角区的三个角，上部两点为咽喉治疗点，位于甲状软骨上缘，气管与食管间隙左右各一。可用针刀注射、分离，能解除喉返神经及舌咽神经的压迫，治疗急慢性咽炎、喉炎。三角区下角治疗点为气管胸骨间隙，传统经穴为天突穴。

主要症状：神经官能症、顽固性失眠、慢性咽炎、癫痫、歇斯底里综合征及全身各系统神经功能性疾病。

触诊及相关征象：采用双指“八”字触诊法，当该区出现病变时，可触及喉结节肿大、淋巴结肿大、软组织异常改变、局部结节、包块，或甲状腺肿大、压痛；部分可观察到红丘斑、色素沉着等改变。

水针刀微创整脊术：通常应用水针注射或水针刀分离术，该区为颈前三角区，一般不在此区留植药磁线。针刀不宜向内下方进针，防止伤及气管及主动脉弓（图 8-12）。

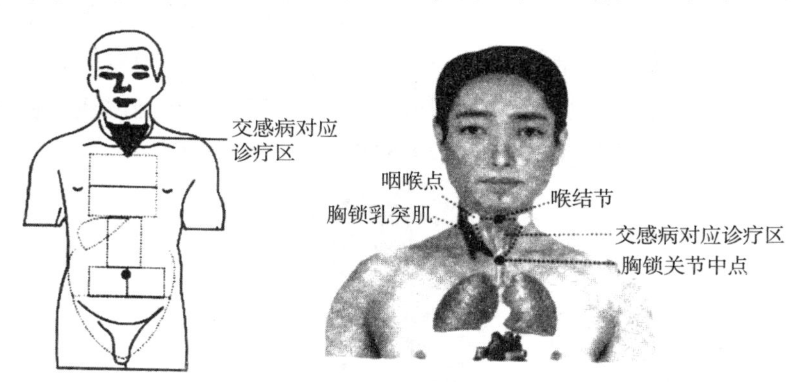

图8-12　交感病对应诊疗区

3．肺病对应诊疗区

定位：位于胸前筋膜区中上段，上至胸锁关节中点水平线旁 6cm，下至两乳头内缘所构成的正方区。

局部解剖：该区深在解剖组织对应肺门处，其后方与背部的肺部诊疗区相对应。

主要症状：慢性支气管炎、哮喘、迁延性肺结核、轻度肺气肿等呼吸系统疾病。

触诊及相关征象：采用三指动静触诊法，肺部发生疾病时，可触及胸前筋膜增厚，胸小肌或胸大肌肌腱弹拨痛，部分肋软骨处局部隆起，或软组织异常改变、局部结节、包块、压痛；部分可观察到红丘斑、色素沉着等改变。

水针刀微创整脊术：通常应用水针注射、水针刀分离或留植药磁线法，在该区应用水针刀扇形分离法，然后采用"十"字留线法或单行留线法（图 8-13）。

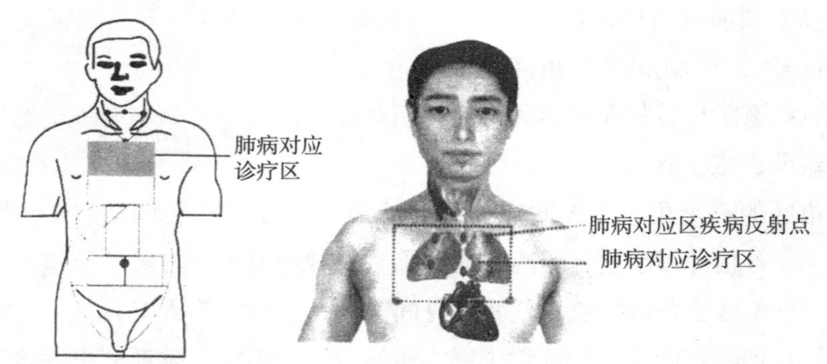

图8-13　肺病对应诊疗区

4．心病对应诊疗区

定位：位于胸前筋膜区中下段，两乳头内纵线至剑突根部水平线，以左侧为治疗区。

局部解剖：该区与背部的心脏疾病诊疗区相对应，深在结构为心尖部。

主要症状：功能性心脏病、心律不齐、类冠心病等心脏系统疾病。

触诊及相关征象：采用三指动静触诊法，心脏发生疾病时，可触及胸前筋膜区中下段增厚，胸小肌或胸大肌肌腱弹拨痛，部分肋软骨处局部隆起，软组织异常改变，局部结节、包块、压痛、剑突根部触及痛；部分可观察到红丘斑、色素沉着等改变。

水针刀微创整脊术：通常应用水针注射、水针刀分离或留植药磁线，在该区主要用扇形分离法，然后采用"十"字留线法或单行留线法（图 8-14）。

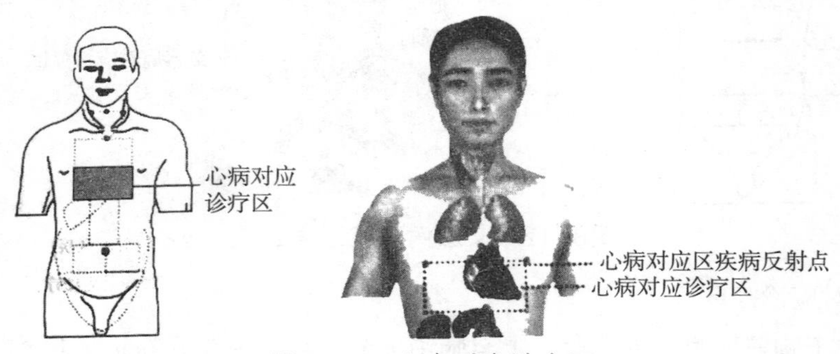

图8-14　心病对应诊疗区

5．肝胆病对应诊疗区

定位：位于右胸肋筋膜区，由剑突根部至右肋弓下缘尖端，上下 6cm 斜形带状区。

局部解剖：右肋弓中点为治疗点即墨菲氏点。该区与背部肝胆病诊疗区相对应，其深在结构为肝脏及胆囊。

主要症状：在该区主要治疗慢性肝炎、胆囊炎、胆石症等肝胆系统疾病。

触诊及相关征象：采用单指呼吸触诊法，肝胆病变时，可触及右胸肋筋膜区增厚，右肋弓中点疼痛明显，软组织异常改变，局部结节、包块；部分可观察到红丘斑、色素沉着等改变。

水针刀微创整脊术：通常应用水针注射、水针刀分离或留植药磁线，该区应用水针刀扇形分离法，然后采用“十”字留线法或单行留线法（图 8–15）。

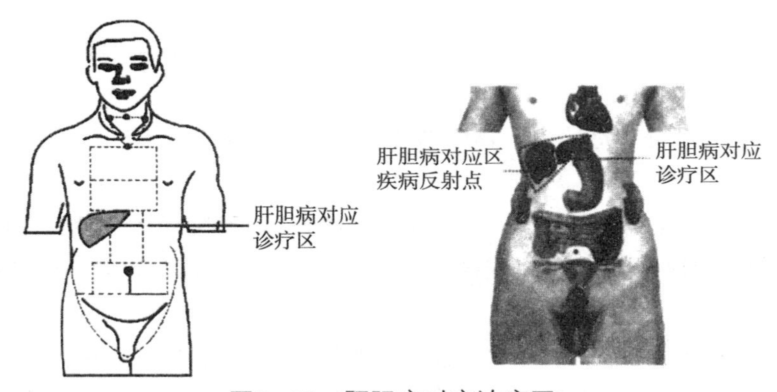

图8–15　肝胆病对应诊疗区

6．胃病对应诊疗区

定位：位于腹前筋膜区上段，由剑突根部与肚脐连线间，外至腹直肌外缘 6cm 左右区域。

局部解剖：该区与背部胃病诊疗区相对应，其深在结构为食管、贲门部及胃的中上部。

主要症状：治疗食道炎、贲门炎、胃炎、胃及十二指肠溃疡，中下段主要用于治疗胃下垂等多种胃部疾病。

触诊及相关征象：采用三指呼吸触诊法，胃部出现病变时，可触及腹前筋膜区中上段增厚，腹直肌起点及腱划触及痛或软组织异常改变，局部结节、包块、压痛；部分可观察到红丘斑、色素沉着等改变。

水针刀微创整脊术：通常应用水针注射、水针刀分离或留植药磁线，采用扇形分离法，然后采用“十”字留线法或单行留线法（图 8–16）。

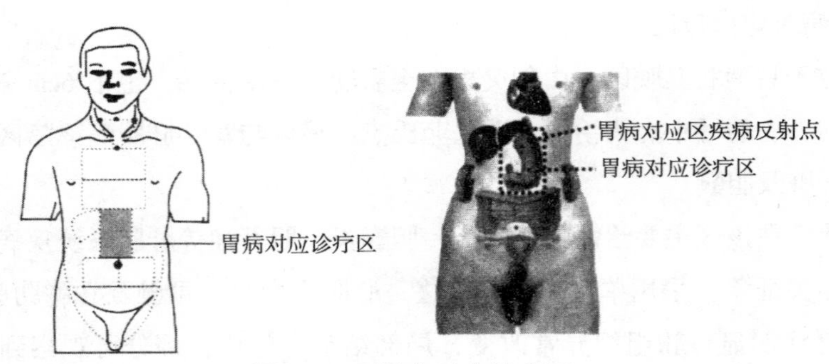

图8-16　胃病对应诊疗区

7．肾病对应诊疗区

定位：位于腹外筋膜区与腰肋筋膜区交汇处，由肋脊角前下方，腹股沟区后上方，构成6cm左右的斜形带状区。

局部解剖：通常肾、输尿管病变时，可反射在该区。与背部肾脏疾病诊疗区相对应。其内在结构为肾及输尿管。

主要症状：治疗肾小球肾炎、慢性肾盂肾炎，输尿管、肾结石，阳痿、早泄等多种疾病。

触诊及相关征象：采用三指呼吸触诊法，肾脏病变时，可触及腹外筋膜区增厚，患侧肋弓外下方软组织异常改变，局部结节、包块、压痛；部分可观察到红丘斑、色素沉着等改变。

水针刀微创整脊术：通常应用水针注射、水针刀分离或留植药磁线，在该区主要治疗慢性肾炎、肾及输尿管结石等肾脏及输尿管疾病。

该区应用水针刀扇形分离法，然后采用“十”字留线法或单行留线法（图8-17）。

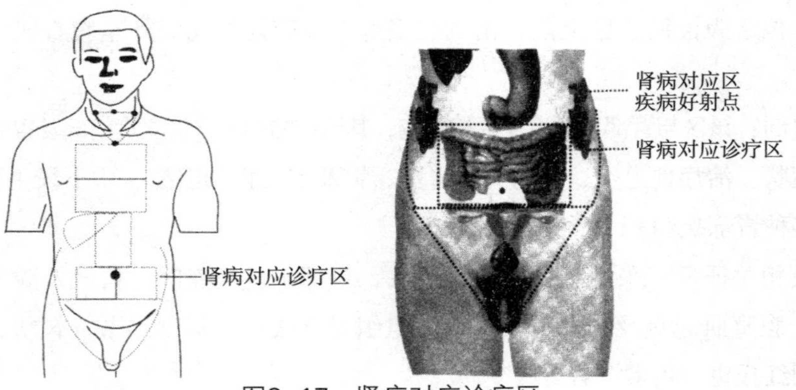

图8-17　肾病对应诊疗区

8．肠病对应诊疗区

定位：位于腹外筋膜区中下段，由肚脐与髂前上棘上3cm连线中内1/3处上下左右6cm的区域内。

局部解剖：该区与背部肠道疾病诊疗区相对应，其内在结构为升结肠、降结肠。

主要症状：在该区主要治疗慢性肠炎、结肠炎、慢性阑尾炎等肠道系统疾病。

触诊及相关征象：采用三指呼吸触诊法，肠道病变时，可触及腹前筋膜区肚脐两侧升、降结肠投影区，或阑尾麦氏点压痛明显，软组织异常改变，局部结节、包块；部分可观察到红丘斑、色素沉着等改变。

水针刀微创整脊术：通常应用水针注射、水针刀分离或留植药磁线，该区应用水针刀扇形分离法，然后采用“十”字留线法或单行留线法（图 8-18）。

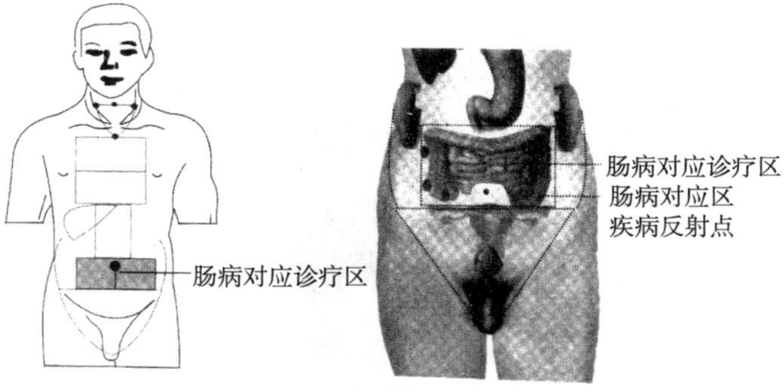

图8-18　肠病对应诊疗区

9．生殖病对应诊疗区

定位：位于腹前筋膜区下段，即下腹部，于肚脐与耻骨结节之间，外至腹股沟区的倒置三角区。一般中轴线为治疗区。

局部解剖：该区与背部生殖病诊疗区相对应，其内深在分布有男女内生殖器官。

主要症状：在该区主要用于治疗男性前列腺炎、男性性功能障碍、女性慢性盆腔炎、痛经、闭经、不孕症等男女性生殖性疾病。

触诊及相关征象：采用三指动静触诊法，当出现男性前列腺炎，女性盆腔炎、附件炎时，可触及腹前筋膜区中下段、腹股沟内侧方及耻骨结节周围增厚，软组织异常改变，局部结节、包块、压痛；部分可观察到红丘斑、色素沉着等改变。

水针刀微创整脊术：通常应用水针注射、水针刀分离或留植药磁线，该区应用水针刀扇行分离法，然后采用“十”字留线法或单行留线法（图 8-19）。

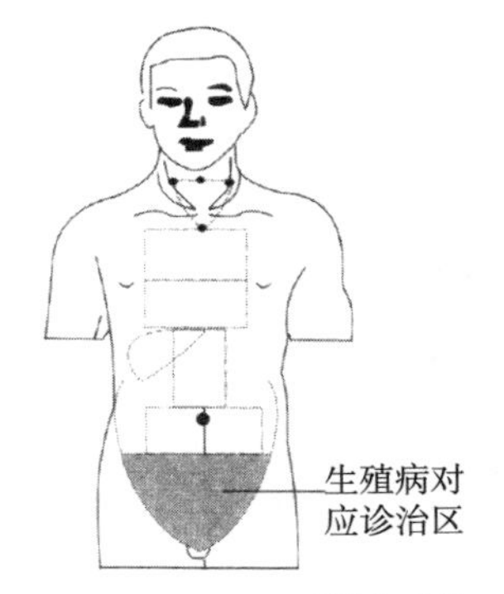

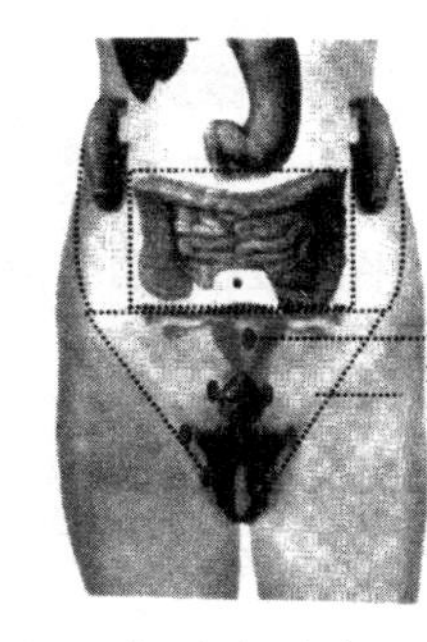

图8-19　生殖病对应诊疗区

七、四肢疾病辅助治疗点

水针刀微创整脊术，通常治疗原则以脊柱区带九大疾病诊疗区为主要治疗区，以胸、腹部内脏疾病对应治疗区为辅助治疗区；在四肢治疗疾病时，不是沿着传统经穴去寻找治疗点，因为许多传统经穴正是血管、神经束投影点，这些穴位只可以针灸，而不能用针刀留线，否则易损伤血管、神经束，所以运用水针刀微创整脊术在四肢治疗时，总是要避开传统经穴，寻找血管、神经稀疏的内脏疾病治疗点作为辅助治疗点，以下几个治疗点是治疗疾病的常规辅助点。

1. 肺病治疗点

定位：曲池穴外 1.5cm 处，又称外曲池穴（图 8–20）。

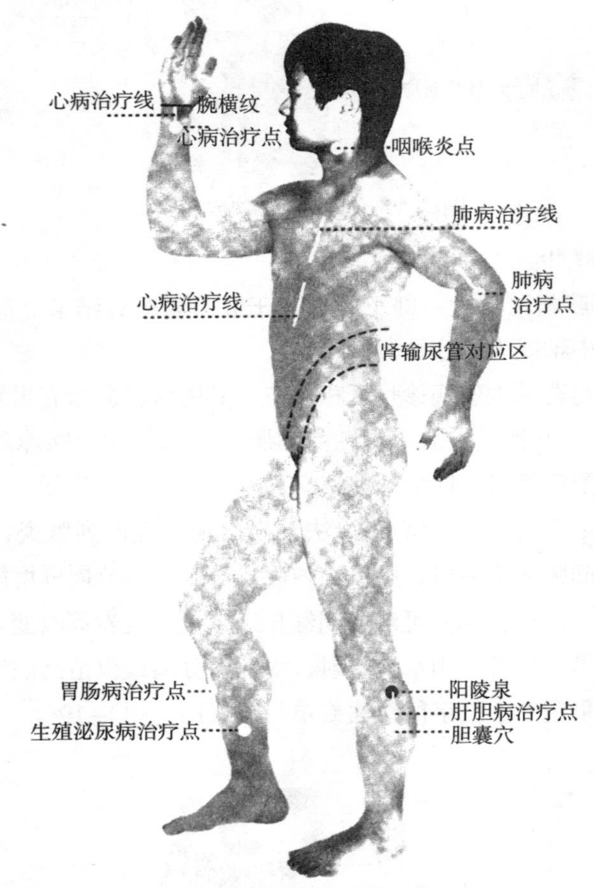

图8–20　四肢治疗点图

解剖结构：位于肱桡肌肌腹中点外侧，肱二头肌腱的后外方，即屈肘 90° 时，肘横纹尽头外 1.5cm 处。

功能：主要用于治疗呼吸系统疾病。

主治：颈源性哮喘、慢支、急慢性哮喘、早期肺气肿、支气管扩张、迁延性肺结核等，有效解除胸闷、气喘、咳嗽、呼吸困难、过度换气等临床症候群。

水针刀微创针法治疗：采用垂直松解留线法，避开肘窝神经、血管丛；亦可采用向心性松解留线法留于肌筋膜层，扇形分离阳性结节。

手法松解：采用一指禅弹拨分离法，配合鱼际揉推法松解局部结节，使磁线充分舒展。

2．心病治疗点

定位：内关穴上 3cm 处，又称上内关。

解剖结构：位于尺桡间隙中下 1/3 处，桡侧腕屈肌与尺侧腕屈肌之间，掌长肌腱的外侧方。

功能：主要治疗循环系统疾病。

主治：颈源性心脏病、心脏神经官能症、功能性心律失常、胸肋部疼痛、胸闷、心悸心慌、心动过速或过缓等。

水针刀微创针法治疗：采用垂直松解留线法，用拇指分开掌长肌腱，避开正中神经与血管；亦可采用向心性松解留线法留于肌筋膜层，扇形分离阳性结节。

手法松解：采用一指禅弹拨分离法，配合鱼际揉推法松解局部结节，使磁线充分舒展。

3．胃肠病治疗点

定位：足三里下 3cm 处，又称下三里穴。

解剖结构：位于胫腓骨间隙中上段，胫前血管丛的外侧。

功能：主要治疗消化系统疾病。

主治：脊源性胃脘痛、慢性胃炎、贲门炎、胃溃疡、十二指肠溃疡、胃下垂等。

水针刀微创针法治疗：采用垂直松解留线法，用拇指分开胫前肌，避开胫前神经与血管；亦可采用向心性松解留线法留于肌筋膜层，扇形分离阳性结节。

手法松解：采用一指禅弹拨分离法，配合鱼际揉推法松解局部结节，使磁线充分舒展。

4．肝胆病治疗点

定位：位于胆囊穴与阳陵泉之间，即肝胆病治疗点。

解剖结构：位于胫腓骨的间隙上段，腓前肌群下方，腓总神经内上方。

功能：主要用于治疗肝胆系统疾病。

主治：脊源性胆囊炎、慢性胆囊炎、胆石症、胆绞痛及慢性肝炎等，有效治疗肝胆区不适、腹部胀满、恶心呕吐、食欲不振、右肋及右肩胛区疼痛等临床症候群。

水针刀微创针法治疗：采用垂直松解留线法，进针刀时切记避开腓总神经；亦可采用向心性松解留线法留于肌筋膜层，扇形分离阳性结节。

手法松解：采用一指禅弹拨分离法，配合鱼际揉推法松解局部结节，使磁线充分舒展。

5. 生殖泌尿病治疗点

定位：在三阴交上3cm处，又称上三阴交穴。

解剖结构：位于小腿三头肌腱与肌腹移行处，胫腓骨中下1/3处内缘。

功能：主要治疗生殖泌尿系统疾病。

主治：脊源性生殖病、男性阳痿、性欲低下、不育症、前列腺炎、遗尿症；女性痛经、闭经、不孕症、盆腔炎；泌尿系疾病如肾积水、肾结石、慢性肾盂肾炎等。

水针刀微创针法治疗：采用垂直松解留线法，用拇指分开胫前肌，避开胫前神经与血管；亦可采用向心性松解留线法留于肌筋膜层，扇形分离阳性结节。

手法松解：采用一指禅弹拨分离法，配合鱼际揉推法松解局部结节，使磁线充分舒展。

第三节　水针刀微创整脊术诊断方法

一、诊断要点

具有自觉症状：如脊背疼痛、脊柱活动障碍、疼痛、酸胀、沉痛麻木、相对应器官功能障碍等，一项或几项表现者。

望诊检查：从病人的上至寰枕关节，下至尾骨在内，外至肩胛骨内缘线，仔细观看脊柱中线及脊柱两侧，脊柱是否有侧弯、棘突凹陷或凸起，偏离或偏歪中线，脊柱区带内色素改变。

触诊：采用三指触诊法，可发现棘突增粗、压痛、偏离中线，及与脊柱有关的肌肉、韧带附着点有明显的痉挛、增粗、条索状或沙粒状硬结、剥离、摩擦音等阳性反应物。

X线及其他辅助检查：有一项以上支持脊柱综合征诊断，早期错位辅助检查难以发现，用触诊加自觉症状即可确诊。

各专科会诊：排除骨折、脱位、肿瘤、结核、嗜伊红细胞肉芽肿及严重的器质性病变。

化验室检查：排除炎症、风湿等因素。

二、四步定位诊断法

第一步，神经定位诊断法：问诊时，根据患者疼痛、麻木的部位，按神经定位诊断分析神经根受压部位，初步确定错位的脊椎或关节。

第二步，望诊定位法：望脊椎的形态，观察有无偏歪、凹陷或凸起，脊椎区有无皮肤颜色改变及色素斑等。

第三步，触诊定位法：通过三指触诊法，确定棘突有无偏歪、吻棘，关节突有无错位摩擦音、弹响音，横突压痛有无阳性反应物，如硬结、条索状肿块或代偿性肥大等。

通过三步触诊，符合前两项望诊、神经系统检查结果符合第一、第二步定位诊断，即可进一步明确脊椎错位的诊断。

第四步，脊柱影像定位法：首先仔细观察 X 线侧位片各椎间关节的变化、椎轴动力学改变，生理曲度是否变直、是否有反弓、是否侧弯；椎体后缘是否变锐、是否有骨桥形成；寰椎错位时会出现的仰位、倾位、侧旋等改变，各椎间关节形态改变或移位时，都属脊椎错位的表现。各椎间盘变性、椎体关节骨质增生，各韧带钙化的部位、程度等，与前三步定位诊断综合分析，可做出最后定位诊断结论。

应注意排除骨折、脱位、结核、肿瘤、化脓性炎症等。

三、动静触诊方法

单指动静触诊法：以拇指指腹尖为着力点，在局部软组织损伤点、内脏疾病反射点进行滑动触诊，感受局部组织有无紧张、压痛、结节、条索等。主要用于诊断软组织损伤的疾病。

三指动静触诊法：以食指、中指及无名指三指指腹尖端分别按压在脊柱三突上，上至环枕关节，下至尾骨尖端，外至竖脊肌外侧，由上向下，由内向外以三指触诊法用一定压力由上向下、由内到外滑动，仔细触摸各棘突连线是否为直线，各棘突有无偏歪、肥厚、压痛，同时食指与环指分别感觉两侧骶棘肌有无压痛、硬结、条索等。主要用于诊断脊柱病变及脊柱相关性疾病。

指点试验：嘱患者用一手指准确指出疼痛部位，以便了解疼痛部位和疼痛范围大小。若指点部位明确，反复数次指点位置不变，则说明此部位可能有器质性病变或损伤。反之，无肯定疼痛位置，说明多无器质性病变或损伤。

总之，以上方法一定要结合实际情况，灵活运用，诊断脊柱错位，首先要掌握脊椎节段的定位方法。

第四节　水针刀微创整脊术的针具

水针刀系列刀具是一种将九针针具、特种针针具、水针针具几种功能融合在一起的新型微创手术器械，它的模型及质量要求是依据它的治疗需要而总结研制出来，在治疗骨伤科、脊柱相关性疾病及临床疑难杂症过程中，既能做微创松解术，又能根据疾病所需注射药物与氧气，同时还可留植药线、磁化，结合激光等；既要避免手术时的创伤，同时又要保证医疗效果。所以在应用水针刀过程中，要精心对水针刀系列刀具进行维护。

一、水针刀微创针具性能及分型

根据水针刀微创针具的临床应用性能特点，及针刀结构和针头形状结构不同，可分为以下 9 种。

1．圆刃水针刀

圆刃水针刀刀头呈半圆形（图 8–21），根据长短不同，又可分为大、中、小 3 种型号，其针体粗细相同。3 种型号的水针刀可以广泛用于治疗软组织损伤、脊柱相关疾病、骨质增生、骨刺切割及外伤后遗症等疾病。

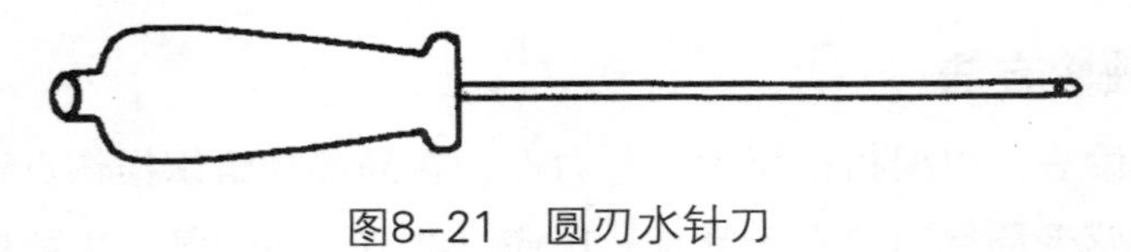

图8–21　圆刃水针刀

2．平刃水针刀

平刃水针刀刀头呈平刃（图 8–22），它的松解范围比圆刃水针刀大，切割力度强。根据长短分 3 种不同型号，即大、中、小号，其针体粗细相同。主要用于治疗肌肉丰满处的软组织损伤。

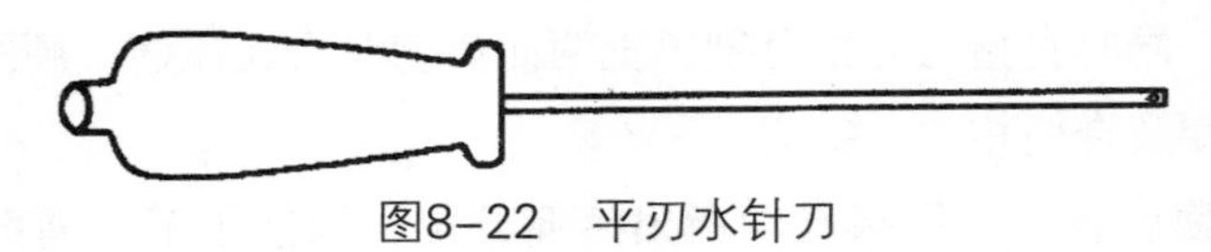

图8–22　平刃水针刀

3．马蹄水针刀

马蹄水针刀刀锋呈马蹄形状（图 8–23），背有钝刃，故名马蹄形水针刀，分大小号。主要用于切割较粗大的肌腱炎、疤痕挛缩等，也可用于滑囊炎、滑囊腱囊肿的治疗。

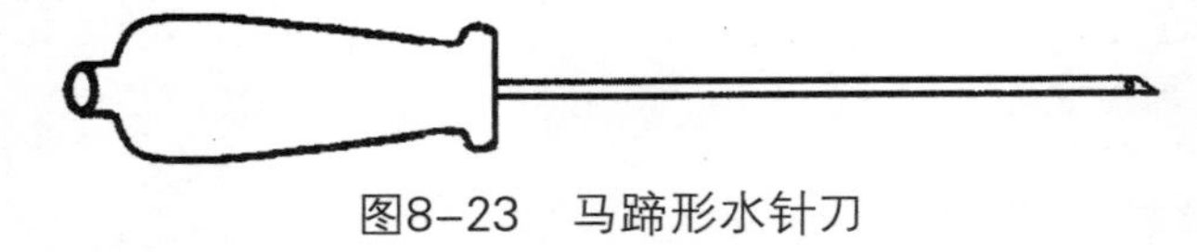

图8–23　马蹄形水针刀

4．镰状水针刀

镰状水针刀刀头呈镰状，带钩，刀锋呈平头，刀刃在尖端前方（图 8–24），刀背与针体呈直角，用刀尖治疗软组织，刀背向后稍推进，然后向前割拉。按针体长短、针头大小分为大、小两种型号，其针体粗细相同。主要用于表浅部软组织结节等治疗。

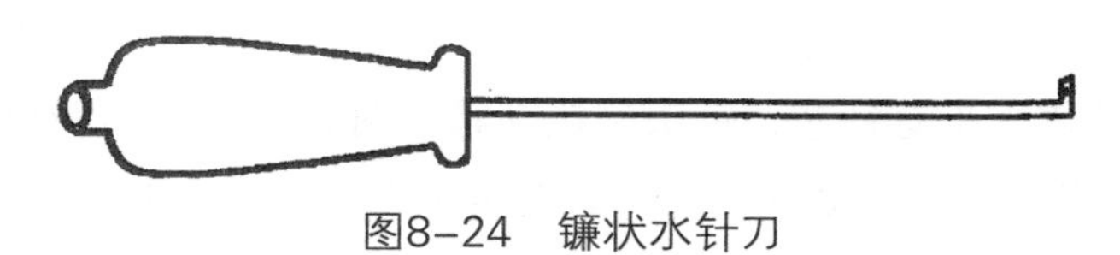

图8-24　镰状水针刀

5．鹰嘴水针刀

鹰嘴水针刀刀头呈鹰嘴形状（图 8-25），刀尖背部带钝刃，刀锋锐利，用刀尖刺入软组织，刀背向后稍推进，然后向前割拉。按针体长短、针头大小分为大、小两种型号，其针体粗细相同。主要用于狭窄性腱鞘炎、类风湿关节炎、肌腱挛缩、肌肉浅表处软组织损伤、血管神经分布稀疏处的软组织粘连等治疗。

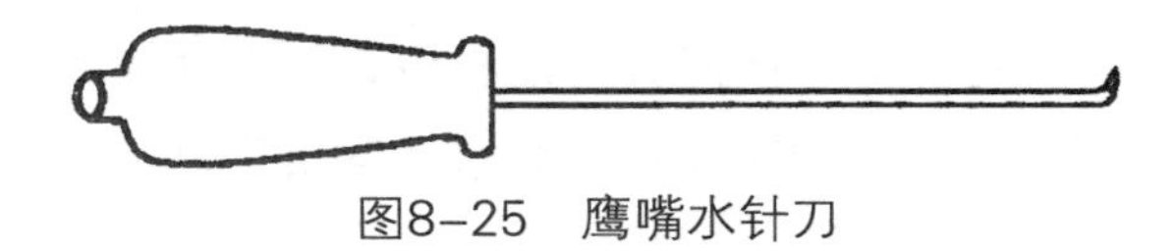

图8-25　鹰嘴水针刀

6．燕尾水针刀

燕尾水针刀刀锋呈燕尾形状，刀头中间有缺口，刀刃两端锋利，刀刃两侧长度相等（图 8-26）。分大、小两种型号，其针体粗细相同。用于腱鞘炎、浅表肌筋膜炎等的治疗。治疗过程中推铲、分离、注药一次性完成。

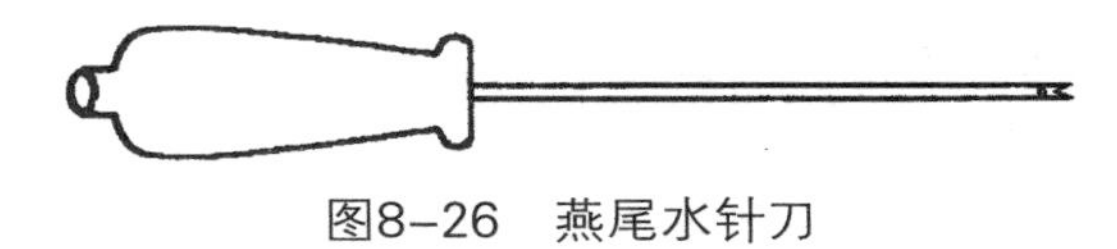

图8-26　燕尾水针刀

7．勺状水针刀

勺状水针刀刀头呈勺状，一侧稍弯曲（图 8-27），刀头中间有缺口，刀刃两端锋利，一侧比另一侧稍短。分大、小两种型号，其针体粗细相同。主要用于腰椎间盘脱出症的治疗。治疗过程中推铲、分离、注药一次完成。

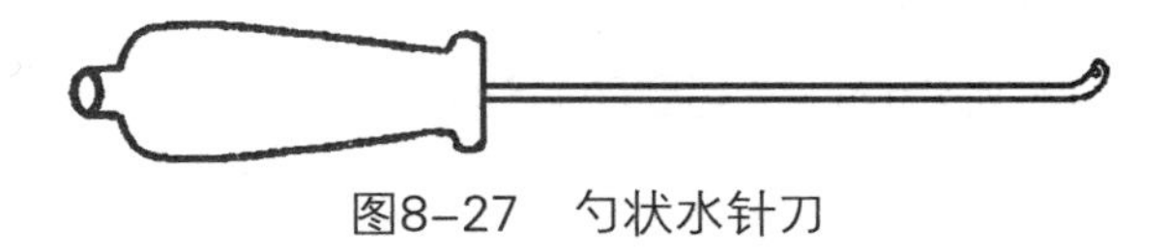

图8-27　勺状水针刀

8．樱枪水针刀

樱枪水针刀针头呈樱枪状（图 8-28），故名樱枪形水针刀，双背带锋刃，因呈双刃可上下左右切割松解，通透分离。分大、小两种型号，其针体粗细相同。主要用于治疗滑囊炎、腱鞘囊肿等疾病。

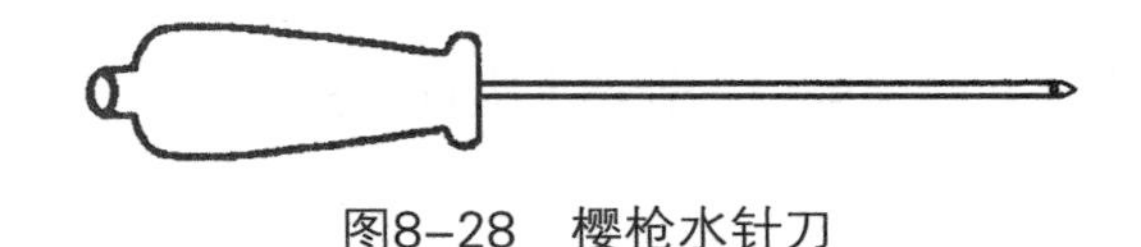

图8-28　樱枪水针刀

9. 留线水针刀

留线水针刀针体内带有针芯，针头呈锐利状（图 8-29）。根据针体长短分大、中、小三号，其针体粗细相同。主要用于背部九大疾病相关诊治区的针刀松解、水针注药与药物埋线，故名药物埋线型水针刀。

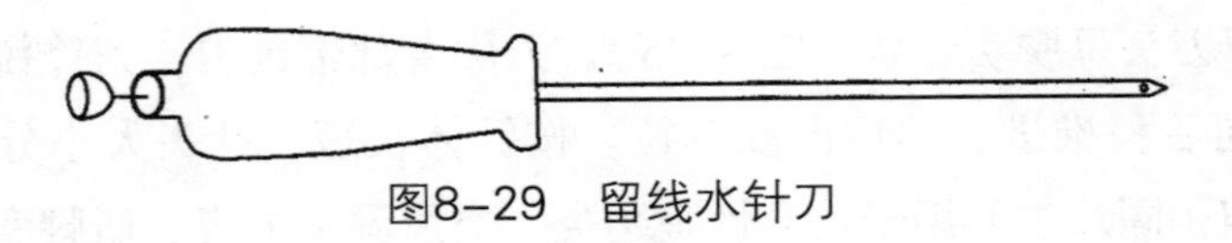

图8-29 留线水针刀

二、水针刀微创针具的维护

（1）水针刀使用前，对针体、针刀头要细心检查，发现隐约断裂、卷刃要停止使用；发现卷刃要在油石上磨利，同时注意用开水、酒精反复冲洗针体内的异物，严格高压消毒后再用。

（2）水针刀每次使用后，对针体、针刀头要细心检查，注意用开水反复冲洗针体内的异物，然后用高压消毒。

水针刀微创整脊术之所以能够解决急、慢性软组织损伤和脊柱相关疾病等临床上近百种疑难顽症，除了由于对这类病的病因病理有新的明确的认识之外，其次就需要制造出精致的、符合要求的水针刀系列刀具。

第五节 水针刀微创整脊术的操作方法

（一）具体操作规程：一明二严三选择

一明：明确诊断，对所治疗的疾病要明确诊断。

二严：

（1）严格掌握适应证。

（2）严格无菌操作。

三选择：

（1）体位选择：根据疾病的部位不同选择不同体位。

（2）治疗选择：即水针刀微创整脊术治疗点为病变阳性反应点、压痛点、酸胀点。即肌腱起止点、交叉点、骨端附着点、骨性突隆点、相邻点、经络穴位交会点、内脏疾病的反射点等。

（3）刀口方向选择：首先要避免损伤血管、神经及内脏。刀口方向与血管、神经与肌腱走向平行一致。

（二）水针刀刀法总要领：天人合一、医患共鸣

水针刀刀法是针刀治疗效应的根本保障，治疗效果是否显著，与针刀医师的手法操作是否规范、灵活、准确，有着直接的、密不可分的因果效应。

1．“天人合一”

根据中医的整体观念，人与自然相表里，水针刀刀法特别强调对人体治疗疾病时，因季节的不同而不同，季节的更替、环境的改变，无不影响着人体的各个脏器功能的变化。从人体的生理现象来说：冬季人体的脂肪组织即浅筋膜相应要增厚；到了夏季，由于人体能量的大量消耗，代谢加快，脂肪纤维组织相应变薄。因此，冬季时节水针刀进刀要深0.3~0.5cm；夏季时节水针刀进刀要浅0.3~0.5cm。再如雨季和晴天相比，在阴雨季节，水针刀治疗后要用红外线照射，以促进炎性物质的吸收，驱除寒冷因素的侵袭；晴天水针刀治疗后就不需要红外线照射。所以在针刀治疗学领域，首次创立了电热针刀与电疗针刀。

2．治疗手法

北方的手法以强硬为主流；南方的手法以柔和为主，所以说水针刀治疗在北方手法分离力度要大一些，在南方治疗手法分离力度要轻柔一些。

3．音乐针刀

水针刀在治疗时，不仅注重季节气候的变化，而且重视针刀治疗的环境因素对疗效的影响，所以首先在针刀治疗学领域开创了音乐与针刀的结合，即音乐针刀。

音乐不仅可以消除患者在针刀治疗时的恐惧心理，而且可以减轻患者的肌肉与筋膜的张力，从而提高了针刀治疗效果。

（三）四种无痛快速进针方法

（1）快速无痛刺入法：用于血管、神经分布少且痛觉敏感部位，如肌腱炎、腱鞘炎等。

（2）快速摇摆进水针刀方法：用于神经、血管丰富及肌肉丰厚处，当针刀快速刺入皮下后，再加压缓慢进入病变部位，然后给予摇摆松解，避免提插损伤血管、神经。

（3）快速垂直进水针刀方法：用于四肢躯干部位的治疗，如肩背、腰臀部、四肢肌肉丰厚处等。

（4）快速斜行进水针刀方法：用于脊柱两旁治疗，如枕部、肩峰下、肩胛骨内上角、尾骨、髌骨下缘、踝关节等处。

（四）具体操作步骤

（1）快速无痛刺入→逐层切开分离→回抽注射药氧。

（2）快速无痛刺入→回抽内容物→行水针刀松解术→回抽注射药氧。

（五）水针刀十种常用刀法

根据中医“痛则不通，不通则痛”，现代软组织损伤原理为“痛则不松，不松致痛”。“以松治痛”水针刀刀法强调了动静结合法，传统的针刀手法都是刀动患静，那么水针刀内手法根据人体的病因学动静态失衡的原理，大胆创立了“刀静患动法”“双手动静针刀法”。故产生以下水针刀微创整脊术的十大松解手法，具体刀法如下。

1．刀静患动分离法

对于一些特殊部位，在水针刀治疗当中，主动活动患者身体某个部位，以增加水针刀松解力度。如菱形肌损伤，水针刀治疗当中要求患者屈肘背张活动肩胛骨；腰椎间盘突出症，水针刀进入椎间孔外口松解或侧隐窝或骶后孔，让患者足背伸试验后，针刀不动，推动患者，要求刀静患动；弹响指在水针刀治疗时，用鹰嘴水针刀治疗腱鞘炎时，要患者屈伸指关节等，都是应用刀静患动法，增加水针刀松解度。

2．八字分离法

选用扁圆刃水针刀在脊柱两旁神经根分布处，沿神经根方向以60°度角，八字入路、八字分离法，分离神经根周围粘连。

3．一点三刀分离法

选用樱枪双刃水针刀，适用于治疗滑囊炎、腱鞘囊肿、滑囊积液，先抽取滑液，同时注入适量松解液，然后行水针刀一点三刀法（图 8–30）。

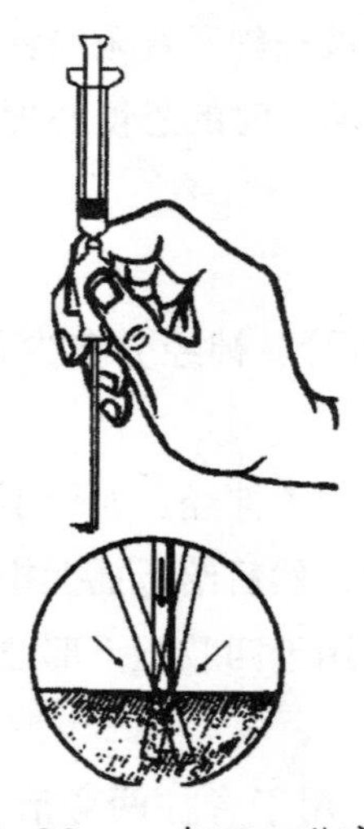

图8–30　一点三刀分离法

4．椎间孔旋转分离术

选用樱枪刀或扁圆刃水针刀治疗根性颈椎病或腰突症时，水针刀按八字定位法进入椎间孔外口，旋转针刀分离神经根周围突出物、粘连物及与神经根粘连的纤维隔、脂肪组织。

5. 扇形分离法

选用扁圆刃水针刀或马蹄形水针刀，适用于治疗骨质尖端的增生或退变，或骨质边缘的肌腱韧带损伤粘连、肌筋膜挛缩等病变（8–31）。

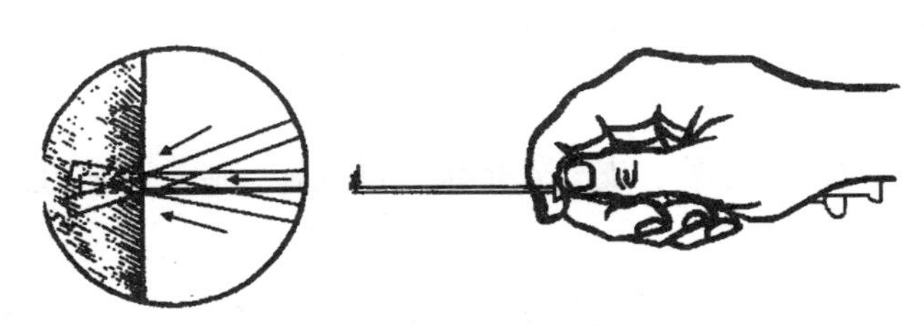

图8–31　扇形分离法

6. 推划分离法

选用燕尾形水针刀，用于治疗腱鞘炎、肌筋膜炎，也可选用扁圆水针刀微创整脊术治疗骨质增生。

7. 双手动静分离法

选用马蹄刀或扁圆刃刀治疗颈椎病、颈胸部肌筋膜炎、腰部软组织损伤，左右开弓，应用双手动静针刀法。

8. 割拉分离摇摆注药法

选用鹰嘴形水针刀，用于治疗四肢末端病，如肌腱炎、腱鞘炎、肌筋膜挛缩、骨神经纤维管卡压综合征、风湿、类风湿性关节炎。局部注入适量松解液后，割拉增厚的腱鞘，挛缩的肌腱、腱膜和疤痕条索等。

9. 纵横摇摆松解注药法

此手法是一种复合性手法，选用扁圆刃水针刀与局部纵轴平行刺入，纵行分离，横行摇摆，然后回抽旋转注药。

10. 药磁线植入法

斜行进针，平推注药，扇形分离，退留药线。

第六节　水针刀微创整脊术的适应证

水针刀微创整脊术适应证相当广泛，对功能及部分器质性疾病均有确切疗效。

1．神经系统疾病

如颈源性头痛、颈源性眩晕、颈源性失眠、神经官能症、面肌痉挛、面神经麻痹、癫痫。

2．五官科疾病

如颈源性咽炎、颈源性鼻炎、颈源性耳鸣耳聋、颈源性牙痛等。

3．循环系统疾病

如颈源性心脏病、心脑血管意外后遗症、脊源性心律失常、心神经官能症等。

4．呼吸系统疾病

如脊源性慢支、脊源性哮喘、支气管扩张、慢性肺气肿、迁延性肺结核等。

5．消化系统疾病

如脊源性胃脘痛、脊源性胃炎、脊源性胃及十二指肠溃疡、胃下垂、脊源性类胃神经官能症、脊源性类胆囊炎、脊源性腹泻、脊源性肠炎、脊源性呃逆等。

6．泌尿系统疾病

如脊源性排尿异常、肾积水、肾结石、慢性肾盂肾炎等。

7．生殖系统疾病

脊源性生殖病、脊源性阳痿、性欲低下、脊源性不育症、前列腺炎、遗尿症；女性痛经、月经不调、闭经、慢性盆腔炎、乳腺增生、不孕症及肛肠病等。

8．儿科疾病

如小儿支气管炎、小儿消化不良、遗尿症等。

第七节　水针刀微创整脊术的禁忌证和注意事项

一、禁忌证

（1）患者全身感染发热者。

（2）患者凝血机制不全者，如血友病。

（3）患者局部有化脓灶。

（4）患有严重的器质性病变，如严重的心脏病、脑出血等。

（5）患有严重传染病，如淋病、梅毒。

（6）局部皮肤有破损者。

二、注意事项

（1）严格无菌操作。水针刀微创整脊术治疗时，要严格高压消毒，微创手术时要在无菌环境下进行，戴口罩、帽子，穿无菌隔离衣，戴手套，严防感染。

（2）选择治疗点要领。在脊柱区带九大诊疗区后关节囊，水针刀可以垂直进针，脊神经后支内、外支阳性反应点，水针刀进针一般要求平刺，达肌筋膜层，松解软组织结节，避免垂直进针，防止刺入胸腔。

（3）注射药物要领。注药时，根据年龄大小、体质强弱、肌肉深浅等来确定注药量大小，注入药物时注意回抽有无回血，以避免将药磁线留入血管。

（4）术后处理。个别病人局部可轻度肿胀，痒感及体温升高等，均属于正常反应，不需处理，一般多在 1~3 天内自动消失，也可以用纱布湿盐水局部热敷。

（5）孕妇注意。孕妇的腹部、腰部及四肢末端等部位一般不宜留植药磁线，以免引起流产。

（6）严防折针、断针。术前术后要仔细检查刀头针体，防止有隐患。手术时手法要稳、准、轻、巧，防止断针。

第八节　微创水针注射用药选择

（1）局麻类药：利多卡因，布比卡因。

（2）软组织损伤常用药：胎盘组织液，肌生注射液，雪莲注射液。

（3）抗炎类：倍他米松，曲安奈德。

（4）维生素类：维生素 B 注射液，维生素 B_{12} 注射液，维生素 K 注射液，醋酸维生素 E 注射液，维丁胶性钙。

（5）安喘类：复方蛤蚧注射液，二羟丙茶碱注射液。

（6）活血化瘀、通经活络类：西比灵注射液，脉络宁注射液，刺五加注射液，复方当归注射液，复方川芎注射液，复方丹参注射液，复方三七注射液。

（7）通络开窍类：清开灵注射液，勒马回注射液，抗菌注射液。

（8）免疫增强剂：神经生长因子注射液。

（9）镇静类：安宁注射液，复方灵芝注射液。

（10）其他类药物：胞二磷胆碱钠。

第九章　药物整脊术

药物整脊是指通过药物达到整理脊柱、治愈相关疾病的一种整脊方法。目前临床常用的药物整脊术有中药整脊法和西药整脊法。

第一节　中药整脊法

中药整脊法是以中医基础理论为基础，以经络学说为指导，通过中药来扶正祛邪、矫正脊柱的一种方法。临床目前常用的有中药内治整脊法和中药外治整脊法，其中内治整脊法包括中药辨证整脊法，中药药酒整脊法，中药药膳整脊法；外治整脊法包括中药外敷整脊法，中药穴位注射整脊法，中药离子导入整脊法，中药熏蒸整脊法等。

一、中药内治整脊法

中药内治整脊法是指在辨证论治的基础上，因人制宜制定相应的处方，通过中药内服、中药药酒、中药药膳等达到调理脊柱、治愈疾病的方法。

1．中药辨证整脊法

临床常见的证型和处方如下。

（1）风寒湿型：表现为脊柱僵硬，或见颈肩背疼痛、麻木，或见腰部疼痛，活动不利，恶风寒，无汗，遇寒痛增、得温痛减，全身发紧、口不渴。舌质淡红，苔薄白，脉弦紧。

治则：祛风散寒除湿，通络蠲痹止痛。

方药：蠲痹汤加减。黄芪 30g，当归 15g，白芍 15g，防风 12g，炙甘草 6g，葛根 20g，桑枝 15g，桂枝 12g，生姜 5 片。

如寒邪偏盛可加熟附子 10g，肉桂 10g；若湿邪偏盛者可加益母草 15g，独活 10g，茯苓 10g；若偏于颈椎和上胸椎可加羌活 15g，姜黄 10g；若偏于下胸椎和腰椎加独活 15g。

（2）气滞血瘀型：表现为头颈、肩背、腰骶疼痛麻木，疼痛多为刺痛，痛有定处，固定不移，夜间加重，舌质紫暗，或有瘀点瘀斑，脉弦涩或细涩。

治则：活血化瘀，行气止痛。

方药：身痛逐瘀汤加减。川芎 15g，桃仁 15g，红花 10g，秦艽 10g，羌活 10g，没药 10g，五灵脂 10g，香附 15g，当归 15g，葛根 20g。

如兼有面色不华、神疲乏力者可加党参 15g，炒白术 15g；如病久入络，加地龙 10g，全虫 5g，蜈蚣 3 条，以加强通络之功。

（3）痰浊中阻型：表现为头重头晕、恶心、泛泛欲呕，肢倦乏力，胸脘痞闷，苔白厚腻，脉濡滑。

治则：燥湿化痰，通络止痛。

方药：二陈汤加减。陈皮 20g，半夏 15g，茯苓 15g，葛根 15g，菖蒲 15g，丹参 15g，枳实 15g，竹茹 15g，生甘草 5g，生姜 5 片。

呕恶重者，可加代赭石 15g 降逆止呕；郁久化热出现痰热明显者加郁金 15g，黄芩 15g；失眠多梦者可加莲子肉 15g，夜交藤 15g。

（4）气血两虚型：表现为头晕、目眩，面色苍白，身疲乏力，四肢倦怠，心悸气短，舌质淡，苔薄白，脉细无力。

治则：益气养血，通络止痛。

方药：归脾汤加减。当归 15g，白术 15g，党参 12g，黄芪 35g，酸枣仁 15g，木香 12g，远志 12g，龙眼肉 10g，炙甘草 10g，茯苓 15g。

心悸明显者可加五味子 10g，麦冬 15g；兼有气虚血瘀者可加桃仁 15g，红花 15g，丹参 15g。

（5）肝肾亏虚型：表现为腰酸膝软，头晕眼花，耳鸣、耳聋，倦怠乏力，失眠多梦，或五心烦热，颧红盗汗等症，舌质暗红，脉沉细数。

治则：补益肝肾，益阴清热。

方药：虎潜丸加减。黄柏 15g，龟板 25g，知母 15g，生、熟地各 15g，陈皮 10g，白芍 15g，锁阳 15g，干姜 10g，当归 10g，地龙 10g，菟丝子 15g，杜仲 15g。

热象明显者，可减锁阳，干姜；若兼见气血不足可酌加黄芪，党参。

（6）肾阳不足：表现为气怯神疲，腰膝酸冷，舌淡，苔白，脉沉细。

治则：温肾填精，强壮筋骨。

方药：右归饮加减。熟地 8~50g，山药 6g，枸杞 6g，山茱萸 3g，杜仲 6g，肉桂 4g，附子 7g。

如气虚加人参、白术大补元气。如血少血滞，腰膝软痛，加当归补血活血。

2. 中药药酒整脊法

药酒又称为酒剂，是祖国医学方剂学的重要组成部分，指将一定的中药放入酒中浸泡，除去药渣而得。药酒整脊是指通过药酒来协助调理脊柱、治愈相关疾病的方法，常用的整脊药酒如下。

（1）祛风散寒类。

①药酒。

功用：祛风，利湿，补虚。

配方：白石英120g，酸枣仁30g，羚羊角30g，磁石120g，石斛90g，黄芪30g，羌活30g，生地60g，牛膝90g，肉桂60g，云苓60g，杜仲45g，酒3500mL。

制法：将上述药材一同碎为细末，装入布袋内，悬挂在干净的坛子内；倒入酒浸泡，密封；10日后开启。

用法：每次10mL，每日早晚1次，将酒温热空腹服用。旋饮旋添酒，味薄止。

②三藤酒。

功用：祛湿，舒筋，通络。

配方：络石藤90g，海风藤90g，鸡血藤90g，桑寄生90g，五加皮30g，木瓜60g，白酒3000mL。

制法：将上述6味药材，切成薄片，放入干净的器皿中；倒入白酒浸泡，按冷浸法制成药酒2000~3000mL即成。

用法：每次30mL，每日1~2次，将酒温热空腹服用。

③乌梢蛇酒。

功用：祛风通络，攻毒。

配方：乌梢蛇1条，酒500mL。

制法：将乌梢蛇放入干净的瓶中；倒入酒浸泡3~4日，药酒则成。

用法：每次10~20mL，每日3次。

（2）补益气血类。

①桑寄生酒。

功用：补养气血，益肝强肾，除祛风湿，止腰腿痛。

配方：桑寄生30g，牛膝45g，独活25g，秦艽25g，杜仲40g，人参10g，当归35g，白酒1000mL。

制法：将所有药材洗净后切碎，放入纱布袋中，缝口，放入酒中，浸泡30天，将药渣取出，过滤备用。

用法：每次10~30mL，每日1次（上午9~11点服用为佳）。

②人参固本酒。

功用：补肝肾，填精髓，益气血。

配方：何首乌 60g，枸杞子 60g，生地黄 60g，熟地黄 60g，麦门冬 60g，天门冬 60g，人参 60g，当归 60g，茯苓 30g，白酒 6000mL。

制法：将所有药材捣成碎末，装入纱布袋，放进干净的坛子里；倒入白酒浸泡，加盖再放在文火上煮沸，约 1h 后离火，冷却后将坛子密封；7 天后开启，将药渣除去，装瓶备用。

用法：每次 10~20mL，每日早晚 1 次，将酒温热空腹服用。

③八珍酒。

功用：滋补气血，调理脾胃，悦颜色。

配方：全当归 26g，炒白芍 18g，生地黄 15g，云茯苓 20g，炙甘草 20g，五加皮 25g，肥红枣 36g，胡桃肉 36g，白术 26g，川芎 10g，人参 15g，白酒 1500mL。

制法：将所有的药用水洗净后研成粗末；装进用三层纱布缝制的袋中，将口系紧；浸泡在白酒坛中，封口，在火上煮 1h；药冷却后，埋入净土中，5 天后取出来；再过 3~7 天开启，去掉药渣包将酒装入瓶中备用。

用法：每次 10~30mL，每日服 3 次，饭前将酒温热服用。

（3）强筋健骨类。

①史国公药酒。

功用：壮筋骨，祛风湿，舒筋活络。

配方：狗胫骨（酒浸 1 日，焙干酥炙）62.5g，炙鳖甲 62.5g，川牛膝 62.5g，枸杞子 156g，干茄根（蒸熟）250g，当归 62.5g，革薜 62.5g，防风 62.5g，秦艽 62.5g，松节 62.5g，蚕沙 62.5g，羌活 62.5g，黄酒 12000mL。

制法：将上述药材装入绢袋内，放入干净的器皿中；倒入黄酒浸泡，密封；10 日后开启，去掉药袋，过滤装瓶密封，在干燥阴凉处存放。

用法：随量服用，每日早晚 1 次，不可间断。

②豨莶草药酒。

功用：祛风利湿，通利关节，补肾活血，和调血脉。

配方：豨莶草 712g，海风藤 80g，炒苍术 80g，千年健 80g，威灵仙 80g，油松节 80g，牛膝 80g，伸筋草 80g，熟地黄 80g，桑寄生 80g，制乳没各 80g，炒白术 80g，地枫皮 80g，防风 80g，狗脊 80g，木瓜 80g，防己 110g，秦艽 80g，茜草 80g，独活 80g，川芎 80g，红花 80g，杜仲 80g，玉竹 130g，当归 80g，肉桂 60g，陈皮 80g，川断 80g，麻黄 20g，红糖 4~5kg，白酒 25000mL。

制法：将所有药材一同放入酒瓮中，加酒密封浸泡；每天搅拌 1 次；1 周后每周搅动 1 次；1 个月后滤取上清液，药渣压榨过滤，合并滤液；将红糖用少量白酒加热溶化，过滤，和入药酒坛内，搅匀；静置10天，取上清液，滤过即得。

用法：每次服20mL，每日3次。

（4）滋阴壮阳类。

①长春酒。

功用：补虚损，壮筋骨，调阴阳。

配方：山茱萸30g，巴戟天45g，石菖蒲30g，地骨皮40g，覆盆子45g，枸杞子100g，菟丝子45g，肉苁蓉120g，柏子仁40g，五味子24g，熟地45g，山药40g，牛膝70g，杜仲70g，茯苓30g，人参10g，木香15g，川椒9g，泽泻40g，远志30g，天冬（去心）30g，麦冬（去心）30g，白酒3500mL。

制法：将所有药材捣成碎末；装入纱布袋，放进干净的坛子里；倒入白酒浸泡，加盖再放在文火上煮沸；约1h后离火，冷却后将坛子密封；7天后开启，将药渣除去，装瓶备用。

用法：每次10~20mL，每日早晚1次，将酒温热空腹服用。

②三仙酒。

功用：补肾养肝，益精血，润燥。

配方：桑葚60g，锁阳30g，蜂蜜60g，白酒1000mL。

制法：将桑葚捣烂，锁阳捣碎，两药一起倒入干净的器皿中；倒入白酒浸泡，密封；7日后开封，过滤去渣；将蜂蜜炼过，倒入药酒中，拌匀，贮入瓶中，即可饮用。

用法：每次10~20mL，每日2次，将酒温热空腹服用。

③五精酒。

功用：补肝肾，益精血，健脾，祛风湿。

配方：枸杞子500g，松叶600g，黄精400g，白术400g，天冬500g，糯米12.5kg，细曲1.2kg。

制法：先将细曲加工成细末，备用；枸杞子、黄精等药置于大砂锅中，加水10L煮沸，待冷备用；若无大砂锅，可分数次煮；将糯米淘净，蒸煮后沥半干，倒入净缸中待冷；将药并汁倒入缸中，加入细曲末，用柳枝搅拌匀，加盖密封，置保温处；21日后开封，压榨去糟渣，过滤装瓶备用。

用法：每次10~20mL，每日2次，将酒温热空腹服用，或每次随量饮之。

二、中药外治整脊法

中药外治整脊法是指通过中药外治法，如外敷、穴位注射、离子导入、熏蒸等以达到整理脊柱的方法。这里重点介绍中药外敷整脊法、中药熏洗整脊法和中药离子导入整脊法，中药穴位注射整脊法具体参见针灸整脊、注射整脊和水针刀整脊。

（一）中医外治整脊法常用的处方

1．湿热敷、熏洗常用处方

（1）海桐皮汤。

组成：海桐皮6g，透骨草6g，乳香6g，没药6g，当归5g，川椒10g，川芎3g，红花3g，威灵仙2g，白芷2g，甘草2g，防风2g。

主治：因跌打损伤而引起的疼痛。

（2）散瘀和伤汤。

组成：番木鳖15g，红花15g，生半夏15g，骨碎补10g，甘草10g，葱须30g。用水煎滚后，再加入醋60g。煎使之滚。

主治：碰撞损伤，瘀血积聚。

（3）五加皮汤。

组成：当归10g，没药10g，五加皮10g，皮硝10g，青皮10g，川椒10g，香附子10g，丁香3g，麝香0.3g，老葱38g，地骨皮38g，丹皮6g。

主治：舒筋和血、定痛散瘀，治疗伤后瘀血疼痛。

（4）八仙逍遥汤。

组成：防风3g，荆芥3g，川芎3g，甘草3g，当归6g，黄柏6g，苍术10g，丹皮10g，川椒10g，苦参15g。

主治：跌扑损伤而引起的体表肿硬疼痛，并治风湿疼痛、肢体酸痛等。

（5）传统整脊热敷方。

组成：红花10g，桂枝15g，乳香10g，没药10g，苏木50g，香樟木50g，宣木瓜10g，老紫草15g，伸筋草15g，钻地风10g，路路通15g，千年健15g。

主治：扭伤，挫伤，风湿疼痛，局部怕冷，关节酸楚等。

（6）简化整脊热敷方。

组成：香樟木50g，豨莶草30g，桑枝50g，虎杖根50g。

主治：扭挫伤而引起的疼痛肿胀，以及肢体酸楚等。

2．操作方法

（1）中药外敷整脊法：一般选用“传统推拿热敷方”，由医者为患者进行热敷治疗。

①取一个布袋，将中药置入布袋内，然后用一根短绳将布袋口扎好。

②准备一口直径72cm的锅，将药袋放入此锅内，再往锅内注入冷水，使水平面离顶端边缘约3cm。

③将盛着药袋及水的锅放在炉子上烧，待其沸后，改用小火，使药液继续保持于较热的温度。

④用一条或两条毛巾，如一般洗脸用的毛巾那么大小，将毛巾对折后再行对折，此时毛巾成了四层，毛巾的横径也比纵径为大。用双手的拇指和食、中指，分别捏住毛巾的右上角和左上角，让毛巾浸入锅内热的药液中，数秒钟或十数秒钟后，将毛巾从药液中取出，卷拢、拧干。

⑤将拧干的毛巾敷于局部，若患者感到毛巾过热而难以忍受，医者应将毛巾取起，等待片刻后，再敷于患者的应敷之处。待毛巾不太热时，再换一条从锅内热的药液中浸过而拧干的毛巾，如此轮换 2~4 次。

⑥根据传统做法在热敷时可隔着毛巾用拍法，但据临床观察，这样治疗并不能提高疗效。不要在热敷时及刚热敷后，在其局部应用其他推拿手法。

（2）中药熏蒸整脊法：选取上述的处方或根据病人的具体情况辨证用药，用现代熏蒸仪对患者进行熏蒸整脊治疗。

（3）中药离子导入整脊法：选取上述的处方或根据病人的具体情况辨证用药，用中频治疗仪对患者进行离子导入的整脊治疗。

3．外部敷贴常用处方

（1）消炎散（湖南中医学院附属第一医院经验方）。

组成：大黄 3 份，姜黄、蒲公英、白芷、赤芍、栀子、当归各 1 份，羌活、香附、薄荷各 0.5 份。

主治：活血化瘀，消肿止痛。适用于伤筋早期肿胀疼痛。

用法：上药共研细末，和匀备用。取药末适量，水、蜜各半调敷患处。

（2）消瘀止痛膏（《中医伤科学讲义》经验方）。

组成：栀子、土鳖虫、乳香、没药各 1 份，木瓜、蒲公英各 2 份，大黄 5 份。

主治：活血化瘀，消肿止痛，用于骨折、伤筋早期肿胀疼痛剧烈。

用法：上药共研细末，和匀备用。取药末适量，加入饴糖或凡士林调敷患处。

（3）温经通络膏（《中医伤科学讲义》经验方）。

组成：乳香、没药、麻黄、马钱子各等量。

主治：温经通络，祛风止痛。适用于骨关节、软组织损伤后期肿痛或风寒湿侵注，局部痹痛。

用法：上药共研细末，和匀备用。取药末适量，加入饴糖或蜂蜜调敷患处。

（4）舒筋活络药膏（《中医伤科学讲义》经验方）。

组成：赤芍、红花、南星各 1 份，生蒲黄、旋复花、苏木各 1.5 份，生草乌、生川乌、羌活、独活、生半夏、生栀子、生大黄、生木瓜、路路通各 2 份，饴糖或蜂蜜适量。

用法：上药共研细末，取药末适量，加饴糖或蜂蜜调敷。

主治：活血止痛。适用于跌打损伤中后期肿痛。

（5）活血散（《中医正骨经验概述》）。

组成：乳香、没药、血竭、羌活、生香附、煅自然铜、独活、续断、虎骨、川芎、木瓜各5份，贝母、厚朴、炒小茴香、肉桂各3份，木香2份，制川乌、制草乌各1份，麝香0.5份，当归、白芷、紫荆皮各8份。

用法：上药共研细末，和匀备用。取药末适量，用开水调成糊状外敷。

主治：活血舒筋，理气止痛。适用于跌打损伤瘀肿疼痛或久伤不愈。

（二）注意事项

（1）患者必须精神状态正常；对于局部皮肤知觉迟钝者，对其进行热敷或熏蒸时，必须注意防止烫伤。

（2）中药外治的局部必须没有皮肤损害。

（3）中药外治的局部应暴露，可在局部先用推拿整脊手法治疗，然后再在此处加用中药外治。这样做，既可以加强整脊手法的治疗效果，又能减低因整脊手法刺激不当而引起的不良反应。

（4）在对患者进行中药外治的过程中，医者应自始至终观察患者，以防止发生烫伤和晕厥。

第二节　西药整脊法

西药整脊法是指通过西药消除病理因素达到协助调理脊柱、治愈相关疾病的一种方法，目前常用西药整脊法有内服整脊法和痛点封闭整脊法。

一、西药内服整脊法

临床常用的药物有：

（1）非甾体类抗炎药：如阿司匹林，布洛芬，萘普生，双氯芬酸钠，吲哚美辛，酮洛芬，氯诺昔康，美洛昔康，罗非昔布等。

（2）阿片类药物：如吗啡，二乙酰吗啡，美散痛，丙氧吩，芬太尼，曲马朵，镇痛新，异丙嗪，氯丙嗪，地西泮，氯硝安定，卡马西平等。

（3）糖皮质激素：如泼尼松，泼尼松龙，甲泼尼龙，曲安奈德，地塞米松，倍他米松等。

（4）局部麻醉药：如利多卡因，布比卡因，罗哌卡因等。

（5）维生素：如维生素 B_1，维生素 B_{12} 等。

二、西药痛点封闭整脊法

临床上一般选用糖皮质激素、局部麻醉药、维生素用生理盐水稀释后，进行痛点注射封闭。

三、注意事项

（1）全面掌握药理特点，权衡利弊，正确选择药物。

（2）严格掌握药物的适应证和禁忌证。

第十章　其他整脊术

第一节　刮痧整脊术

刮痧整脊源于刮痧疗法，这种疗法起源于旧石器时代，人们患病时，出于本能地用手或者石片抚摩、捶击身体表面的某一部位，有时竟然能使疾病得到缓解。通过长期的实践与积累，直到《黄帝内经》时代出现砭石，这是刮痧的原始工具，砭石治病的方法也就成为刮痧疗法的雏形。刮痧疗法是指用手指或刮痧器具，蘸一定的刮痧介质在人体表面的特定部位反复刮擦、挤捏，使局部皮肤表面出现瘀点以治疗疾病的一种方法。刮痧疗法以中医基础理论为基础，以经络学说特别是皮部理论为指导，具有较好的疏通经络、平衡阴阳的作用。

刮痧整脊是指在脊柱及其周围皮肤运用刮痧疗法，以解除肌肉痉挛、分离松解粘连、纠正轻微错位来治疗脊柱及脊柱相关疾病的方法。

一、刮痧整脊的器具

刮痧器具种类很多，随着社会的发展刮痧器具也发生了很大的变化，其形状多变，工艺也更精细，表面更光滑，所用材料逐渐向有药物治疗作用的玉石和水牛角发展。临床常用的有以下六种。

（1）石器。这大概是最早的刮痧器具，多选用表面光滑无棱角、便于持握的石块作为刮痧器具。

（2）陶器。一般选取边缘光滑无破损的汤匙、瓷碗、瓷杯等，用其边缘进行刮痧。家庭刮痧较为常用。

（3）木器板。多选用沉香木、檀香木等质地坚实的木材，制成平、弯、有棱角而光滑、精巧适用的刮痧板，用其边缘作为刮痧器具。

（4）玉石板。用玉石加工成表面及边缘光滑、无棱角的长方形、楔形板作为刮痧器具。

（5）水牛角板。目前较多使用水牛角加工成边缘光滑圆润且无棱角的长方形、月牙形、牛角形等形状不同大小不等的刮痧板，是目前临床上最为常用的刮痧工具。

（6）手。这里所说的手是指医者不借助其他工具直接用手指挤捏进行刮痧。

二、刮痧整脊的介质

刮痧疗法所用的介质主要有两方面的作用：一是减少刮痧阻力，增加润滑度和舒适度，避免皮肤被刮伤；二是刮痧介质的药物治疗作用。临床常用的刮痧介质有如下两大类。

1. 液体

是最常用的一种刮痧介质，最简单的如日常生活中的饮用水（冷开水或温开水）或食用油，如芝麻油、菜籽油、花生油等，这些都很方便，可就地取材；但目前应用较多的是选取中草药经泡制提炼而成的各种外涂药液。刮痧时根据不同疾病，选用不同功效的药液，不仅可以起到局部润滑作用，还可以通过介质本身的治疗作用提高刮痧的临床疗效。

2. 膏体

临床常用的膏体如凡士林、护手霜、面霜等，也可根据不同病情选用不同药物配制成具有不同功效的药膏，如活血润肤膏、通络止痛膏等，或者成药药膏如扶他林软膏等。

三、刮痧整脊的手法

根据刮痧的器具临床常见的刮痧方法有器具刮痧法和撮痧法。

1. 器具刮痧法在临床上又分为直接刮痧法和间接刮痧法

（1）直接刮痧法：即医者持刮痧器具在涂抹了刮痧介质的施术部位的皮肤上直接刮拭的一种方法。此法刺激大而强，一般适用于体质较强壮的病人。常用的直接刮痧法有以下几种。

①面刮法：手持刮痧工具与刮痧局部的皮肤表面大约呈 45° 角，用腕力向同一方向（不能往返）多次刮拭，直至出痧。适用于颈背腰部肌肉较平坦或肩臂部肌肉较丰厚部位以及脊椎棘突部位。错位椎体棘突初刮有痛感，继而在隆起处或偏歪处出现红色、紫色或紫黑斑点。斑点颜色越深，面积越大，表明该处损伤较重。正常部位一般刮后无痧或痧痕颜色较浅。

②角刮法：用牛角刮痧板或玉石刮痧板的板角对体表较狭窄的部位刮拭。适用于颈项部。如神经根性颈椎病，可沿病侧胸锁乳突肌或顺着颈 4~6 横突刮拭；背部从内向

外角刮；上臂主要刮外、后侧。

③按揉法：把牛角刮痧板或玉石刮痧板倾斜，与皮肤表面呈 20° 角，用板角压在穴位或治疗部位上，由轻到重做柔和的按压、旋转，交替、持续进行刺激。用于背、腰骶等肌肉丰厚部位。

④弹拨法：双手持刮痧板，把刮痧板边缘垂直压在颈项部或腰背部肌肉的肌腹上对肌肉进行左右弹拨，可以明显地松弛痉挛的肌肉。其特点是刺激强，有很好的剥离松解粘连的作用。

（2）间接刮痧法：即医者在刮痧部位垫上纱布或毛巾，持刮痧工具在纱布或毛巾上刮拭，刮痧工具不直接接触局部皮肤。此法刺激轻柔，多用于小儿或年老体弱及某些皮肤病患者。

2．撮痧法

指医者在患者体表的一定部位，用手指拧、挤、抓直至出现痧痕的一种刮痧方法。临床常见的有拧痧法、挤痧法、抓痧法。

（1）拧痧法：即医者五指自然屈曲，以食、中二指的第二指节将施术部位的皮肤及肌肉拧起后松开，反复操作，直至局部出现痧痕为止。一般适用于颈项部。

（2）挤痧法：即医者以双手拇、食二指置于施术部位，同时相对用力反复挤压，直至出现痧痕为止。一般适用于头部额部。

（3）抓痧法：即医者以拇、中、食三指相对用力，反复而均匀地抓提施术部位的皮肤和肌肉，直至出现痧痕为止。一般适用于四肢部。

四、刮痧整脊的体位

在进行刮痧治疗时，应根据刮治的部位来选择恰当的体位。体位的选择不仅关系到医者能否方便地进行刮痧操作，也关系到患者能否很好地配合治疗。临床上选择体位的基本原则是患者感觉舒适、能持久，医者施术方便自如。临床常用的刮痧体位有以下五种。

（1）仰卧位：患者面部朝上，平卧于床上。适用于刮拭面部、手部、胸腹部、下肢部。

（2）俯卧位：患者面部朝下，平卧于床上。适用于刮拭背部、腰部及下肢后面的穴位。

（3）侧卧位：患者面部朝向一侧，侧卧于床上。适用于刮拭头面部、颈侧、胸胁部及身体侧部。

（4）仰靠坐位：患者仰面靠坐于椅子上。适用于刮拭头面部、颈部、上胸部及肩部。

（5）俯伏坐位：患者背向医者伏靠在椅背上。适用于刮拭头项部、肩部及背部。

五、刮痧整脊的补泻手法

刮痧整脊操作时力度的轻重，速度的急缓，时间的长短，选择部位的不同及多少等，都可直接影响刮痧的补泻作用和治疗效果，而上述动作的完成都是依靠手法的技巧来实现的。

刮痧整脊补泻一般可以根据以下要求进行掌握。

（1）刮拭时间较短，力量渗透表浅，作用范围比较局限者，对皮肤、肌肉、细胞有兴奋作用的手法称为“补法”；反之，凡刮拭时间较长，力量渗透较深厚，作用范围比较广泛，对皮肤、肌肉组织有抑制作用的手法称为“泻法”。

（2）刮拭的方向顺经脉运行方向者为“补法”；逆经脉运行方向者为“泻法”。

（3）刮痧后加温灸法为“补法”；加拔罐者为“泻法”。

在刮痧治疗中，若能结合辨证，恰当地采用“补法”或“泻法”，往往会收到事半功倍的效果。

六、刮痧整脊的施术部位和穴位的选取

刮痧整脊术是以中医基础理论为基础，以经络学说为指导的一种整脊技术，因此在临床上进行刮痧整脊治疗时除脊柱及其周围部位和穴位外，还应根据脏腑理论和经络学说辨证加减施术的部位和穴位。刮痧整脊术的部位和穴位的选用基本有以下几方面。

1．呼吸系统疾病

肺部疾病主要取背部第1~5胸椎间各线和胸部乳房以上的穴位，以及上肢桡侧线的穴位。本系统疾病亦可配伍风门、肺俞、脾俞、中府、膻中等穴；上呼吸道疾病主要取上肢肘关节以下的手掌桡侧线和手背桡侧线及正中线的相关经络的穴位，以及口鼻区、颈前区的穴位。

2．消化系统疾病

背部可取膈俞、肝俞、胆俞、脾俞、胃俞、三焦俞、大肠俞，胃病可加取脐以上各线的穴位；肠病取平脐和脐以下各线的穴位；食管的病，可配合取胸部正中任脉的穴位；肝脏的病取背部、上腹部和右侧乳以下胸部的穴位。

3．循环系统疾病

背部取心俞、厥阴俞、督俞、肝俞、脾俞、神道、灵台等穴，配伍上肢肘部和肘以下掌面正中线、尺侧线和背面尺侧线相关经络的穴位，也取后颈部和下肢前正中线和前外侧线相关的穴位，以及上肢肘部以下掌面和背面正中线相关经络的穴位、下肢膝部以下前正中线和后正中线相关经络的穴位。

4．泌尿生殖系统疾病

主要取腰骶部的穴位，配合下腹部，以及下肢内侧面的穴位。泌尿系统疾病亦可取肝俞、脾俞、肾俞、膀胱俞、八髎、关元、中极。

5．神经系统疾病

主要取头部、头顶部和后颈部的穴位，配合背部和四肢远端的穴位，如心俞、厥阴俞、肝俞、脾俞、肾俞、神道、灵台等穴。

6．运动系统疾病

主要取第 11 胸椎至腰骶椎两侧的穴位，配合肩部、臀、大腿的穴位，如肾俞、脾俞、肩髃、肩贞、肩中俞、肩外俞、秩边、环跳、殷门、伏兔、风市、命门、阳关等穴。

七、刮痧整脊的适应证和禁忌证

1．适应证

刮痧疗法的适用范围十分广泛，凡针灸、按摩疗法适用之疾病均可用本疗法：临床经验证明，本疗法不仅适用于痧证，凡内科、儿科、妇科、外科、皮肤科、眼科和耳鼻喉科等临床各科常见病和部分疑难病症均可用刮痧治疗，而且都有较好的疗效。

（1）内科疾病：如感冒、上呼吸道感染、外感热病、支气管炎、支气管哮喘、肺炎、肺结核、肺气肿、头痛、偏头痛、胃脘痛、呕吐、反胃、腹痛、腹泻、高热、腰痛、便秘、眩晕、细菌性痢疾、结肠炎、失眠、胸膜炎、急性胃肠炎、消化性溃疡、肾炎、风湿性关节炎、类风湿关节炎、肩周炎、慢性肝炎、高血压病、冠心病、风心病、肺心病、心律失常、坐骨神经痛、肋间神经痛、急性阑尾炎、健忘、心悸、癫痫、胆绞痛、泌尿系结石、急性胰腺炎、遗精、阳痿、早泄、膈肌痉挛、胃下垂、饮证、无脉症、郁证、前列腺炎、肠梗阻、糖尿病、甲状腺功能亢进症、肥胖症、面神经麻痹、神经衰弱、贫血、中暑、白细胞减少症、男性不育症等。

（2）妇科疾病：如月经不调、崩漏、痛经、闭经、带下病、妊娠恶阻、产后缺乳、产后腹痛、产后大便困难、产后发热、绝经期综合征、盆腔炎、乳腺增生症、乳腺炎、人工流产后综合征、子宫脱垂、外阴瘙痒、不孕症等。

（3）儿科疾病：如小儿发热、呕吐、泄泻、厌食、夜啼、疳积、百日咳、支气管炎、小儿遗尿、惊风、消化不良、营养不良、腮腺炎等。

（4）伤外科疾病：如落枕、颈椎病、腰椎间盘突出症、腰椎管狭窄、腰肌劳损、急性腰扭伤、颈肩纤维炎、股外侧神经炎、肋软骨炎、骨质增生症、足跟痛、腰腿痛、软组织损伤、脉管炎、毛囊炎、痔疮等。

（5）皮肤科疾病：如湿疹、丹毒、带状疱疹、过敏性皮炎、荨麻疹、神经性皮炎、寻常性鱼鳞病、硬皮病、皮肤瘙痒症、雀斑、黄褐斑等。

（6）眼科疾病：如睑腺炎、睑缘炎、目囊炎、沙眼、结膜炎、目痒、目翳、远视、近视、视神经萎缩等。

（7）耳鼻喉科疾病：如鼻塞、鼻衄、鼻炎、鼻窦炎、慢性咽炎、扁桃 体炎、喉喑、口疮、牙痛等。

（8）其他：如美容、减肥、保健等。

在上列适应证中，有些单独使用刮痧整脊疗效好；有些可以刮痧整脊为主，配合其他疗法治疗；有些病症刮痧整脊仅起到辅助治疗作用。在刮痧整脊无效时，应调整治疗方案，或改用其他疗法施治，以免贻误病情。

2. 禁忌证

以下几种疾病，为刮痧整脊的禁忌证：

（1）精神失常及精神病发作期。

（2）血小板减少症。

（3）活动性出血性疾病，血友病，白血病以及有凝血障碍者。

（4）恶性肿瘤中晚期。

（5）危重病症，如急性传染病或有心、肾、肺功能衰竭者。

八、刮痧整脊的注意事项

（1）凡传染性皮肤病、疖肿、痈疽、瘢痕、溃烂、新骨折及性传染性皮肤病、不明原因皮肤肿块等，均不宜直接在病灶部位刮拭。妊娠妇女、经期妇女的腹部及双侧乳房部也不宜刮拭。

（2）年老体弱、空腹的患者以及女性的面部，均忌用大面积强力刨刮（重刮）。对有皮肤过敏史的患者，不宜以其过敏物为工具刮痧。

（3）刮拭力度要轻而不浮，重而不滞，由轻至重，能忍受为度。

（4）刮痧间隔一般为1~3日，以痧退为标准。

（5）孕妇、妇女经期禁刮三阴交、合谷、足三里等穴位，且刮拭手法宜轻，用补法。

第二节　扳机点整脊法

肌肉本身或其他组织的损害、积累性劳损或长期姿势不良所引起的长时间的肌肉紧张、职业性疾病或情感压抑等都能引起肌肉及其辅助结构（筋膜、滑膜囊和腱鞘）的疼痛，肌筋膜疼痛综合征是引起慢性疼痛的最常见原因。而肌筋膜扳机点与肌肉疼痛有很密切的关系，也在疼痛治疗中发挥着治疗点的作用。

一、扳机点的概念及特征

自从 Travell 等人于 1942 年首次提出"扳机点"的概念以来，扳机点经常用于描述肌肉痛性损害。目前许多学者把肌筋膜扳机点定义为：在骨骼肌纤维中可触及的紧张性索条上高度局限和易激惹的点。其常见的临床特征为：

（1）按压扳机点可以诱发出局部疼痛和 / 或牵涉痛，这种疼痛与患者主诉的疼痛感受相似，按压亦可加重已存在的疼痛。

（2）快速按压扳机点可诱导出局部的肌肉颤搐反应，该反应是索条内部及围绕索条的肌纤维的快速收缩，快速用针刺入也能诱导出该反应。

（3）索条及周围相关的肌肉紧张性增高。

（4）由于疼痛，存在于肌筋膜扳机点附近的肌肉可能变得无力，但并没有明显萎缩。

（5）存在肌筋膜扳机点的病人可伴有自主神经现象，包括血管收缩、竖毛反应、出汗、寒冷、过度分泌等。

扳机点存在两种状态，活化和隐匿状态。活化状态的扳机点可以出现自发性疼痛，受到刺激时，在身体的其他部位可以出现牵涉痛，肌肉内有条索状物；活动范围减少，长度减少。活化的扳机点受到刺激时，可以出现肌纤维收缩。隐匿状态的扳机点也可以出现肌肉表现，但仅出现局部颤动。隐匿性扳机点不像活化状态的扳机点那样出现自发性疼痛，仅在触摸时有痛感。其他的表现和活化的扳机点一样，隐匿状态的扳机点也位于拉紧的肌肉条索处，可增加肌肉紧张度，活动范围减少，触摸隐匿状态的扳机点不会出现牵涉性疼痛。

扳机点一般位于受累肌肉的中部或肌腹上，在被动牵拉放松后的肌肉上触诊最易检出这些小的分散的压痛点，持续压迫或针刺常可引起该肌肉相关区域的牵涉痛，此处亦可触及小结节。扳机点也常位于使关节活动度降低的紧张性索条内。一旦找到了紧张性索条，顺其走行方向触诊就可触及最敏感的压痛点——扳机点。对该索条的快速触诊可以引起另一种肌筋膜疼痛综合征的主要体征——局部颤搐反应。

二、扳机点整脊治疗方法

只要是能破坏扳机点结构的治疗方法都有效，目前常用的有推拿、局部封闭、局部注射、针刺、小针刀剥离等。

（1）推拿手法：先以扳机点为中心从外围向中心施以㨰法、揉法，重点在扳机点处。再在扳机点处施以点按、弹拨手法。如在关节处还可施以扳法。最后在局部施以搓法。

（2）针刺方法：在扳机点可采用毫针刺法。

①常规刺法：根据扳机点位置采用斜刺或直刺方法，进针深度以有明显得气感为度，行针施以泻法或根据病症性质加用温针、电针等方法。

②齐刺法：在扳机点的上下或左右 0.5~1.5 寸处向中心各斜刺 1 针，再于中心位置直刺 1 针。一般进针深度以有明显得气感为度，行针施以泻法或根据病症性质加用温针、电针等方法。

③扬刺法：用 4 根毫针在扳机点四周向中心等分斜刺，再在中心直刺 1 针。一般进针深度以有明显得气感为度，行针施以泻法或根据病症性质加用温针、电针等方法。

④刺络拔罐法：用三棱针在扳机点处散刺数针后再拔火罐。

（3）小针刀疗法：可根据病症采用纵行疏通剥离法、横行剥离法、切开剥离法等方法。具体操作见本书有关章节。

（4）局部注射疗法：用 10% 葡萄糖注射液 10mL 加复合维生素 B 注射液 2mL，或 10% 葡萄糖注射液 10mL 加 30% 胎盘注射液 2mL 注射。

（5）局部封闭疗法：由扳机点垂直刺入，如回抽无血，即注入封闭药液，如普鲁卡因等。

第三节　国外整脊技术发展概况

西医整脊疗法（chiropractic）也称为“脊医”“脊骨神经科”“脊椎矫正学”等。这些名称都是根据不同的理解或不同地域环境而称呼的。其实 chiropractic 是来自两个希腊文字：“Cheir”（指 Surgeon，手术科医生）和“Praktos”（指 Donebyhand，手法），全称是“用手法技术的医生”。由于这种手法技艺主要集中在脊柱椎体关节功能的整复矫正，从而保证脊椎和神经系统处于正常的健康功能，而无须使用药物或创伤手术。

一、整脊疗法的起源

现代整脊疗法的起源可以追溯到古希腊。根据古希腊文献记载，早在医圣希波克拉底以前，古希腊人就广泛采用手法方式来治疗许多疾病，而希波克拉底则对脊柱矫正情有独钟并为脊柱矫正的发展做出了极大的贡献。希波克拉底在其两本专著《手法与对健康的重要性》《以杠杆力整复关节》中，大量地描述了当时所用的脊柱手法和脊柱牵引设备。希波克拉底教导医生："掌握脊柱的有关知识，这对许多疾病有关系。"从希氏的著作中可以看到，早期古希腊人已经发明多种原始的机械设备来牵伸脊柱以恢复其解剖位置。希波克拉底认为："如果医生和病人配合得好，采用这种牵伸手法是不会造成多大损害的，除非有人要故意造成损害。一个受过良好训练的、精于医道的医生和助手，应将他的一只手掌按在患者的脊柱上，另一只手掌应有力地，但也必须自然地径直向下，或向头部方向，或朝臀部方向牵伸，使弧度减小。这种牵伸手法，不会造成损伤，事实如此。即使在背部某个部位做牵伸时，将患者举起，使其振荡，甚至将医生的足压在患者背上，以医生的全部体重施压，使患者缓缓振荡，也不致造成伤害。"

Herodicus 是和希波克拉底同时代的医生，被称为非药物治疗医生的鼻祖和运动医学之父。Herodicus 以手法矫正脊柱畸形来恢复健康及训练病人进行运动锻炼增强体质为其赢得了巨大的声誉。人们称赞 Herodicus "使老人恢复青春并极大地延长了他们的生命"。

在 Herodicus 和希波克拉底之后，晚期的古希腊著名医生 Galen 之所以能够获得"医学王子"的称号，正是因为其治愈了当时著名的罗马学者 Eudemus 的瘫痪右手。Galen 凭着长期的临床经验，在检查了 Eudemus 的病情之后，认为其右手的瘫痪源于错位的颈椎干扰了右手神经传导。Galen 通过准确的手法整复，治愈了 Eudemus 的疾病。同希波克拉底一样，Galen 也认识到神经系统的重要性，他教导其学生："要把神经系统看做是影响健康最主要的关键因素。"

然而，西方早期文明在 2000 年里积累起来的有关脊柱矫正的知识随着 Galen 的逝世及古罗马的消亡而烟消云散。公元 476 年，罗马帝国被北方蛮族征服这一历史事件同时标志着人类早期文明的摧残和破坏，同样人类对疾病的防治知识也出现了极大倒退，医学被占卜、迷信、魔药、巫术等所取代。

在中世纪，脊柱矫正被赶出医学圣堂，但并未完全消亡，而是在民间有一定的市场。民间的西方脊柱矫正医师自称为 Bone-setting（整骨），主要以父子相传或母女相传的方式延续。由于这些整骨医生不可能得到正规的医学教育，使得当时的脊柱推拿与科学之间产生了分裂，反而与迷信结成了同盟，认为"天赋"是影响一个推拿医生治疗效果的决定因素，有些家族一生下来就具有治病的天赋，与这些家族无血缘关系的人就不具备治病的天赋。整骨医生在进行手法治疗前及手法操作过程中不断地念一连串的谁也听不懂的咒语，而每当手法过程中发出"咯嗒"声时，就声称是恶魔被赶出了病人的身体。由于伴随着手法的"咯嗒"声，患者的痛苦往往明显地缓解，就对整骨医生产生了盲目的崇拜。

随着西方资本主义生产方式的兴起和文艺复兴，自称为"整骨"的脊柱推拿医师逐渐公开与正统的西方医学展开角逐。18 和 19 世纪，整骨在英国非常盛行，成为当时西方正统医学的强有力竞争者。据医学史记载，一位叫做马普夫人的女整骨师凭着她高超的脊柱手法技艺在伦敦取得了很高的声望，也引起了英国皇家医学会成员的妒忌。于是他们就设计了一个诡计，让其中的一名会员伪装成脊柱错位病人到马普夫人处求诊。但马普夫人并非只会手法操作而不懂得检查诊断，她马上就发现该求诊者的脊柱错位症状是假装出来的。于是马普夫人将计就计，她把这个伪装成脊柱错位的假病人用手法造成真的脊柱错位，然后把他带到皇家医学会，要求皇家医学会的成员把这个原是假错位而被手法造成真错位的病人治疗好。最后结果当然可想而知，皇家医学会弄巧成拙，反而使马普夫人的名声大振，以致当时的伊丽莎白女王也成为马普夫人的病人。因而，当时英国皇家医学会从原先的鄙视、不相信整骨转而以务实的态度看待整骨，把整骨看做是有力的竞争对手并采用整骨的理论和方法来解决一些临床问题，既丰富了治疗手段，同时也影响了脊柱手法发展的方向，使其回到科学的道路上来。

欧洲民间的整骨成员随着后来的移民浪潮来到了北美，将此技艺带到了新大陆，并在新大陆当时特殊的医疗环境中茁壮地成长，由此产生了西方近代脊柱矫正的代表按骨疗法（Osteopathy）和整脊疗法（Chiropractic）。

直到19世纪末期，戴尼尔·大卫·帕默（Daniel David Palmer）——现代整脊疗法的创始人移居美国并开设诊所，现代整脊疗法才终于诞生了。整脊疗法的诞生可以说完全出于帕默非常偶然的一次治疗经历，作为一名魔医，帕默偶然也应用手法来替病人治病。1895年秋季的一天，帕默诊所所在大楼的看门人里拉德向他求诊。里拉德在17年前的一次意外事故中损伤了背部，随之则丧失了听力。由于帕默没有受到过正规的医学教育，就想当然地把里拉德的背部受伤与耳聋联系在了一起。凑巧的是，当帕默检查患者背部，发现第2胸椎存在错位现象并用手掌猛推胸椎后，奇迹突然出现了，里拉德大声地对帕默说："我听到了大街上马车发出的隆隆声。"帕默被这一临床奇迹吸引住了，以后的两年中他以自己文化水平所能，努力钻研脊柱和中枢神经解剖知识，形成了一整套奇特的理论，认为人体的疾病与脊柱的错位有着密切的关系，脊柱错位干扰了中枢神经系统的调整机能，使各系统的功能活动出现紊乱，也干扰了疾病的自愈能力，进而导致疾病。两年之后，帕默正式打出了整脊疗法的旗号，在其诊所的楼上建立了以他名字命名的帕默整脊学院。首届15名毕业生中，多数人在入学前就已经拥有博士学位，这些人后来都成为了推动整脊疗法发展的功臣。根据帕默自己的说法，脊柱短杠杆手法是整脊疗法的特色。帕默说："我不是第一个使用脊柱手法的人，但我确实是第一个应用短杠杆手法整复脊柱的人。"（作者按：其实我国清代《捏骨秘诀》中的颈椎整复手法和腰椎整复手法就采用了直接按压病变节段棘突的短杠杆手法。）就在帕默创立美国脊椎矫正学的同年，X线学也在德国创立，经过一段时日的开发，人体透视X线摄像机发明了。美国脊椎矫正学于1910年将其应用于脊椎结构的分析和临床诊断。

关于现代整脊疗法还有一个人非常重要，他就是帕默的儿子，B. J. 帕默医生。如果我们说帕默是美国脊椎矫正学的发明者，那么 B. J. 帕默就是奠基人或发展人。B. J. 帕默对脊椎矫正学的最大贡献在于他奠定并坚决坚持住了美国脊椎矫正学特有的哲学理念。B. J. 帕默认为，人体具有一种与生俱来的、非常完美的生理上的自我调节能力。这种能力首先体现在大脑及中枢神经系统之内。无论人类的现代科学理论与手段如何发达，在这个完美的自我调节能力面前却常常显得非常渺小。另外，也由于整脊疗法关于脊柱错位是影响健康及引起人体疾病的主要因素与人们的生活常识相差太远，得不到美国主流社会的认可。

因而整脊疗法从它诞生之后的几十年的历史里，一直处于一种非法的地位。整脊疗法不仅不能受到主流医学同样的医疗保险待遇，反而常常因美国医学会的告发而被指控为“非法行医”，如帕默本人就曾 3 次因“非法行医”被捕。直到 20 世纪 60 年代，纽约市还出现了几十个整脊疗法医生被同时以“非法行医”罪被判入狱的事件。

公正地说，整脊疗法认为脊柱半脱位是人类疾病的主要影响因素的观点，确实言过其实，但这一理论毕竟扩大了人类对自身健康与疾病的认识。目前有关“脊柱相关性疾病”的理论已逐渐被主流和非主流医学界共同接受，表明脊柱病变确实会引起某些疾病，特别是以内脏功能紊乱为特征的疾病。许多主流治疗方法如药物、手术、理疗并不能解决这些问题，而脊柱手法却对这类疾病显示了神奇的治疗效果。

二、整脊疗法在欧洲的发展

西方现代整脊疗法在欧洲发展的标志是英法等国矫形内科（Othorpeadic Medicine）的建立。最早采用矫形内科一词的是英国医生 J. 塞瑞克斯。Othorpeadic 的拉丁文意思是矫形的，传统上属于外科手术的范畴，塞瑞克斯在其后面加上 Medicine，主要是强调用非手术的方法解决骨科问题。故在翻译成中文的时候，矫形内科更能反映作者的本意。这一名词能被国际上广泛熟悉，则应归功于法国著名脊柱手法医生 C. 梅琴。梅琴在其著作 *Othorpeadic Medicine——A New Approch to Vertebral Manipulations* 中，对该脊柱矫正流派进行了系统的阐述，引起了国际整脊界的重视，一些典型的脊柱矫正手法也被介绍到中国。

矫形内科站在现代矫形外科学、神经科学的角度上研究和应用以脊柱手法解决被西方正统医学视为临床难题的颈肩腰腿痛，从基础到临床都对脊柱手法做出了积极的作用。当西方医学仍在把有脊柱损伤和脊柱退变引起放射性神经痛的病理机制集中在机械压迫理论上时，矫形内科就已根据自己在临床经验、实验研究及理论探索中所得到的结果对放射性神经痛的机制做出了更全面的阐述，提出了肌肉反射性痉挛、炎症反应和硬脊膜痛等假说。塞瑞克斯在讨论腰腿痛病理机制时，认为脊柱后关节对其内在紊乱并不敏感，单纯的椎间盘组织突出也不一定引起放射性神经痛，但当病变影响到硬脊膜时，就会引起相应的临床症状，同时他还用该理论解释了远节段牵涉痛的形成机制。他还认为脊柱手法是通过对硬脊膜向上或向下的牵伸，使神经根也发生牵伸位移，从而减少了对硬脊膜组织的机械刺激，使临床症状缓解或消失。

为了证实硬脊膜痛的理论，塞瑞克斯对几万名腰腿痛患者进行了硬膜外封闭治疗，结果使许多原先需要实施椎板减压治疗的病人免除了手术。梅琴引用最新的研究资料认为，颈椎椎间盘突出的病例可以在一个很长的时期内存在神经根的压迫而没有任何临床症状，但当病变引起椎管内损伤性炎症时，由于机械压迫和炎症介质化学刺激的双重作用，引起神经纤维的脱髓鞘变性，使神经纤维间出现电信号的短路。这样，由运动神经发放的神经冲动会通过短路而传到感觉神经纤维，使之出现持续的顽固性自发疼痛；与此相反，由感觉神经冲动发放的神经电信号也可经短路使运动神经兴奋，使肌肉处于持续的紧张状态。

梅琴认为脊柱手法是一系列完整的动作，分为三个阶段：首先是姿势准备，要根据脊柱解剖的特点使病人和医生摆好特定的姿势；其次是松弛阶段，医生要在病人无痛、肌肉松弛的前提下将病人的脊柱向某一特定方向运动至限制位；最后才是加力推冲阶段，即医生以突发、有控制的动作强制脊柱运动突破某一限制位，达到整复病变活动节段的目的。梅琴认为，在手法的前两个阶段中，医生应仔细地观察和体验病人对手法操作的反应，准确地测量或估计脊柱运动已达到的角度和所能达到的角度。如果出现异常情况，医生应立即中止手法操作。而在手法的加力推冲阶段，由于已对患者脊柱运动的功能有了较明确的了解，就能避免手法操作中的失误和手法意外。

矫形内科把脊柱手法划分为直接手法（即按脊疗法所谓的短杠杆疗法）、间接手法（即按脊疗法所称的长杠杆手法）和半间接手法（相当于中医推拿手法中的膝顶法）。梅琴显然对间接手法情有独钟，认为间接手法可对脊柱运动的角度进行精确测量或估计，临床上容易掌握，而直接手法看似简单，但在临床操作中不容易掌握用力的大小和方向，因而是危险的。梅琴还十分重视脊柱手法操作质量的控制和评价问题。许多其他脊柱手法技术规定，施力于脊柱上下端的双手应同时以方向相反的力将脊柱扭转或弯曲，但梅琴反对这种做法。他认为手法的最后阶段中，术者的一手应保持不动，将脊柱的一端固定，另一只手，才能加力于脊柱的另一端，完成整复脊柱病变节段的任务。否则，势必会影响到对脊柱运动幅度的精确测量和估计，更谈不上对手法操作进行分级控制的能力。其次，梅琴认为，手法操作不能像投标枪那样，从中立位开始一下子把力量使出去就不管了，手法必须分阶段进行操作，这是唯一精确控制手法力量和幅度的方式。手法最后阶段类似于拳击手的击拳动作，达到目的即迅速收回，与中医手法理论中的寸劲功有异曲同工之妙。

三、整脊疗法在美洲的发展

现代脊柱整脊在美国和加拿大发展的标志是被主流社会和主流医学的接受和融合。经过整整一个世纪的努力奋斗，由于整脊确实是一种不可替代的疗法，在治疗脊柱源性疾病中具有独特的疗效，美国整脊疗法得到了早该得到的社会承认。在20世纪70年代发生了对世界脊柱矫正发展史具有重要意义的三件大事：一是美国国会通过决议批准整脊疗法等脊柱矫正医疗费用可以列入全美医疗照顾和医疗援助法案及联邦雇员医疗保险计划；二是美国教育部批准美国整脊协会教育理事会建立整脊疗法教育认可制度和整脊医生行医执照考试制度；三是部分州整脊疗法协会并入美国医学会。

目前，全美有18所学院或大学招收按脊疗法专业的学生，学制4年，课程设置涉及基础医学（如生理学、解剖学和生物化学）、临床医学（如实验诊断、放射诊断、骨科学、营养学及内科、外科、妇科、儿科、公共卫生等）和临床实践，每个学校除了教授学生相同的基础医学知识及脊椎矫正技术外，还有代表某些主要流派的特色课程，达到毕业水平的学生授予脊椎矫正学博士学位，经国家和各州严格考试后可合法独立行医。全美约有8万多合法的整脊医师，分布于美国的各大、中、小城镇，平均每五千人一位。

美式整脊疗法认为，位于背部的正中的脊柱因为由24块椎骨和一块骶骨、一块尾骨借软骨、韧带和关节连接而成，每块骨头又有6个关节，向6个不同的方向旋转，组成了2亿种不同的排列组合，其中任何一种非正常组合都有可能造成身体的不适。所以，脊柱是“人体第二生命线”，脊柱骨矢状面上正常的生理弯曲以及水平面上正常的垂直状态，是提供植物神经发挥功能的基本条件。脊椎的错位、半脱位干扰了人体神经部分、物理结构、化学成分三者之间的关系而导致疾病。美式整脊疗法认为，100%的人都有脊柱疾患，只是程度不同而已，任何人都可以进行整脊治疗。其实，这种观点应该理解为整脊保健。整脊疗法以调整脊椎的系统性手法为主，从纠正单个椎体的位移着手，改善脊柱各个关节的紊乱状态，调整人体脊柱连带的肌肉骨骼系统，恢复脊椎内外环境的平衡状态，从而减轻周围骨骼、肌肉、关节的疼痛等症状，促进脊柱的健康，提高人体的抗病能力，间接治愈机体的其他病症，使机体得到整体的康复。

四、整脊疗法在亚洲的发展

整脊疗法在亚洲的发展除了中国以外比较有代表性的是日本的整脊疗法。早在18世纪中期，基于我国传统基础理论的中国推拿传入日本，形成日本传统整脊疗法。日本明治维新以后，政府提倡全面学习西方文化，美式整脊疗法随西方医学传入日本。日本最早的美式脊椎矫正学院成立于1974年，学制为5年，课程设置及管理主要采取美国的培养模式。20世纪80年代初，日本国际预防医学实践研究所所长西园寺正幸先生创立日式骨盆矫正压揉法。“骨盆矫正压揉法”共100个施术动作，主要源于日本的指压法和中国的少林整复术及其他国家的手法精华，是矫正法和压揉法的结合。它是以患者骨盆为基础，以髋关节和脊柱为中心，将移位的骨骼复正，消除肌肉和结缔组织的紧张和僵硬，扩大各个关节可动范围，调动人体本身自愈力（生命力），恢复体内平衡，以达到防病治病，强身健体的效果。

西园寺正幸先生创立的“骨盆矫正压揉法”很快因其神奇的治病功效获得日本社会广泛接受，并引起了国际医学界的高度重视。2003年3月俄罗斯卫生部《健康医疗七年计划命令书》认可骨盆矫正压揉法为最好的治疗法。西园寺正幸的著作《骨盆矫正压揉法图解》和《骨盆矫正压揉法病例集》等书被译为英语、法语、德语、意大利语、西班牙语、俄语、汉语等20多种语言，在不同国家和地区出版发行。该疗法的组织者在世界各国建立了协会，开设了医疗中心，取得了卓越成就。从此，日本国内形成了传统整脊、骨盆矫正压揉及美式整脊三种主要流派并存的局面。

日式骨盆矫正压揉法的主要特点是把人体骨盆移位看成是影响健康的根本原因，故该整脊方法以患者骨盆为基础，以髋关节和脊柱为中心，将矫正法和压揉法有机结合在一起，调整骨盆的异常，消除肌肉和结缔组织的紧张和僵硬，扩大各个关节的可动范围，调动人体本身的自愈能力，从而恢复体内平衡状态，达到治病防病，强身健体的效果。因此骨盆矫正压揉法除了临床治疗作用外还有很好的预防保健作用：

（1）消除疲劳，使受术者身体感觉轻松，许多人在受术时都有一种暖和、爽快和舒适的感觉。

（2）预防各种疾病的发生。因为这种方法能调动人体的自然治愈力，增强了抵抗力。

（3）具有美容作用。骨盆矫正压揉法能治疗皮肤的皱纹、疣、湿疹等，对白发、脱发、脚气、鸡眼等疾病也有一定效果。还能使女性的乳房变得丰满起来。

（4）改善性功能。腰椎和骨盆有支配泌尿、生殖系统的神经通过，所以，骨盆矫正压揉法对性功能低下也有一定的改善和提高作用。

（5）运动全身，保护心脏。它能使整个身体变得柔软，动作变得灵活。

骨盆矫正压揉法可以说是一种运动法，但它不是靠患者自身的活动，而是从施术者的动作中得到运动。受术者几乎是处于睡眠状态，全身肌肉松弛。在矫正骨骼和压揉肌肉的过程中，就体力消耗来说，患者相当于跑了1500米。实际上，普通人如果跑了1500米，就会出现呼吸急促，心脏跳动加快。而此时的患者，心跳平稳，肌肉柔软，血液循环趋于正常，有的受术者甚至能入睡。所以说，骨盆矫正压揉法可使患者在既没有加重心脏负担，又没有肌肉疲劳感的情况下，得到与跑1500米相同的运动效果，同时还矫正了移位的骨骼。

其次是韩国的整脊疗法，韩国整脊疗法来源于韩国民间。由家庭式按摩演变而成。韩国整脊疗法集日本整脊疗法和中医传统整脊保健于一体，亦称为韩式松骨，除了松骨这一显著特征外，推油和热敷也是整脊疗法的特色。韩国整脊手法吸取了中国、日本和美国的整脊手法的精华，主要手法有指压、捏拿、拨点、推拉、抖颤、捋理、顶搂、叩击、拍打等。操作速度适中，力度中等，无猛烈过激手法。韩国整脊疗法最大的一个特点就是不断吸取其他整脊疗法的精华并加以改造而逐渐演变出自己的风格。

泰国的整脊疗法是在泰国古法按摩的基础上吸取美式整脊疗法优点发展而来的。泰国古法按摩历史悠久，作为泰国古代医学文化之一，它有着4000多年的历史，其起源可以追溯到2500年前的古印度。据传创始人吉瓦科・库玛是古印度王的御医，他所总结的医药知识和按摩技法通过第一批传教的僧侣带入泰国，并不断流传发展，吉瓦科・库玛至今仍被泰国人民奉为医学之父。

泰国整脊疗法的手法以推拉、拉、扳、按、压等为主，多以活动关节部位、伸展肌肉达到舒筋活络、滑利关节的疗效。其手法刚中有柔、柔中有刚，对促进血液循环和新陈代谢有着极大益处。由于泰国天气酷热潮湿，因此泰国整脊疗法非常注重背部、腰部的舒展，从足部一直按摩至头顶才算结束一套动作。泰国整脊保健有利于快速消除疲劳，恢复体能，还可增强关节韧带的弹性和活力，恢复正常的关节活动功能，令身体、精神和心灵回复平衡，使呼吸系统、神经系统、消化系统运作正常，促进肌肉皮质新陈代谢。因此泰国整脊疗法能有效改善以下症状：

（1）筋骨扭伤、肌肉疼痛。

（2）各种头痛、颌骨痛、颈扭伤、颈骨僵直。

（3）肩胛骨骤痛、僵直、肩周炎。

（4）臀部疼痛、背痛无法俯伏或转身，腰痛无法仰起，大腿骨节痛。

整脊疗法的科学化是社会接受它的一个前提条件。目前世界上的80多个国家已经设立了这个专业，10余个国家开办了脊椎矫正大学，每年有3000余名整脊医师毕业，其中多数人都为整脊治疗学服务。同时，越来越多的人认识到整脊疗法和整脊保健的重要性。

参考文献

[1] 吕选民等．中国整脊学［M］．西安：陕西人民出版社，2004.

[2] 刘向前等．骨伤科常用治疗技术［M］．北京：人民军医出版社，1998.

[3] 陈廷明等．颈肩腰背痛非手术治疗［M］．北京：人民卫生出版社，2007.

[4] 王之虹．推拿手法学［M］．北京：人民卫生出版社，2003.

[5] 李义凯等．中国脊柱推拿手法全书［M］．北京：军事医学科学出版社，2005.

[6] 张颖清．生物全息诊疗法［M］．济南：山东大学出版社，1987.

[7] 赵定麟等．脊柱外科学［M］．上海：上海科学技术出版社，1996.

[8] 吴汉卿．大成水针刀疗法［M］．北京：中国医药科技出版社，1997.

[9] 董福慧等．脊柱相关疾病［M］．北京：人民卫生出版社，2006.

[10] 吴汉卿．水针刀微创三维解剖学［M］．香港：世界医药出版社，2002.

[11] 吴汉聊．脊背诊疗区磁线植入疗法［M］．香港：世界医药出版社，2001.

[12] 韦贵康等．脊柱相关病与手法治疗［M］．北京：人民卫生出版社，2005.

[13] 吴汉卿．生物水针刀动静治疗学［M］．香港：世界医药出版社，2002.

[14] 吴汉卿．脊柱相关病九大诊疗区挂图［M］．北京：人民军医出版社，2006.

[15] 苗彦霞等．水针疗法［M］．北京：人民卫生出版社，1993.

[16] 蔡光先，赵玉庸．中西医结合内科学［M］．北京：中国中医药出版社，2005.

[17] 潘朝曦．中国药膳学［M］．上海：上海科学普及出版社，2001.

[18] 程爵棠．中国药酒配方大全［M］．北京：人民军医出版社，2003.

[19] 曹仁发．中医推拿学［M］．北京：人民卫生出版社，2006.

[20] 陈廷明，刘怀清等．颈肩腰腿痛非手术治疗［M］．北京：人民卫生出版社，2007.

[21] 王岩松，姚猛．肌筋膜扳机点的研究进展［J］．哈尔滨医科大学学报，2001，35（3）：230、231.

[22] 齐峰，韩梅．筋膜疼痛综合征扳机点的影像学研究［J］．中国麻醉与镇痛，2007．9（1）：47~50.

[23] 盖亚男．轻轻松松学刮痧［M］．北京：军事医学科学出版社，2006.

[24] 程爵棠，程功文．刮痧疗法治百病［M］．北京：人民军医出版社，2004.

[25] 鲁玉来，孙永华．最新腰腿痛诊断治疗学［M］．北京：人民军医出版社，2007.

[26] 孙启良 . McKenzie 疗法和腰痛治疗体操［J］．中华物理医学与康复杂志，2001，23（4）：197~198.

[27] 徐军．麦肯基力学诊断治疗技术（续一—续五）［J］．中国临床康复，2002，7（14~18）：2029.

[28] 彭月，王廉．下腰痛运动体操［J］．运动与健康，2007，11：26~27.

[29] 徐军．颈椎病患者的医疗体操［J］．中老年保健，2001，8：29.

[30] 彭向军．颈椎病患者的医疗体操［J］．中老年保健，2001，7：32.

[31] 刘晓敦，刘娜娜．腰痛的运动疗法［J］．日本医学介绍，1995，16（5）：226 ~ 227.

[32] 杨磊．腰痛的运动疗法［J］．日本医学介绍，2002，23（2）：87~88.

[33] 朱汉章．小针刀疗法［M］．北京：中国中医药出版社，1992.

[34] 王富春．百病全息按摩疗法［M］．沈阳：辽宁科学技术出版社，2007.

[35] 林厚省．太极气功十八式［M］．上海：上海中医学院出版社，1987.